Gánele a la glucosa

Prevention®

GÁNELE
A LA
GLUCOSA

**Aprenda cómo controlar el azúcar
en sangre naturalmente para
vencer enfermedades, bajer de peso
y mejorar su salud en grande**

por las editoras de **Prevention** magazine
con **Ann Fittante, MS, RD**

RODALE®

Título original de la obra: *Prevention's The Sugar Solution*
Publicado originalmente en inglés en 2004

Impreso en los Estados Unidos de América
Rodale Inc. hace lo posible por utilizar papel reciclado ♻ y libre de ácidos ∞.

Ilustraciones de Narda Lebo

Diseño de Faith Hague

ISBN-10 1–59486–128–5 hardcover
ISBN-13 978–1–59486–138–3 paperback
ISBN-10 1–59486–138–2 paperback

Distribuido en las librerías por Holtzbrinck Publishers
2   4   6   8   10   9   7   5   3   1 tapa dura
2   4   6   8   10   9   7   5   3   1 rústica

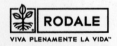

Todos los días nuestras marcas sintonizan con millones de personas, inspirándolos a vivir una vida de la mente, el cuerpo y el espíritu — una vida plena.

Sobre nuestros libros

Como editoras, nos dedicamos a proporcionarle asesoría autorizada, confiable e innovadora con el objeto de que su vida sea más saludable y activa. En todos nuestros libros nos planteamos el propósito de presentarle información completa acerca de los más importantes descubrimientos recientes en áreas como tratamientos naturales, investigaciones médicas, métodos alternativos de curación, hierbas curativas, nutrición, buena forma física y pérdida de peso. Acabamos con la confusión de los datos conflictivos que diariamente se publican sobre la salud a fin de proporcionarle información clara, concisa y definitiva en la que usted pueda confiar. Y le explicamos en términos prácticos lo que cada descubrimiento nuevo significa para usted para que pueda tomar medidas concretas enfocadas en mejorar su salud y bienestar.

Todas las recomendaciones que se presentan en nuestros libros se basan en fuentes fidedignas, incluyendo entrevistas con autoridades calificadas en cuestiones de salud. Además, nuestro consejo de asesores está formado por profesionales de la salud de primer nivel. Comprobamos de manera minuciosa la exactitud de todos los datos que se incluyen en nuestros libros y hacemos todo lo posible por confirmar las recomendaciones, dosis y advertencias. Los consejos que se ofrecen en este libro ayudarán a mantenerla bien informada al tomar sus decisiones personales en materia de salud, con la finalidad de ayudarle a disfrutar una vida más feliz, saludable y larga.

Este libro sólo debe utilizarse como volumen de referencia, no como manual de medicina. La información que se ofrece en el mismo tiene el objetivo de ayudarle a tomar decisiones con conocimiento de causa con respecto a su salud. No pretende sustituir ningún tratamiento que su médico le haya indicado. Si sospecha que usted o algún familiar suyo tiene un problema de salud, la exhortamos a buscar la ayuda de un médico competente.

Las menciones que en este libro se hagan de empresas, organizaciones o autoridades específicas no significa que la casa editorial las avale. La mención de empresas, organizaciones o autoridades específicas no significa que estas avalen el contenido del presente libro.

Las direcciones de Internet y los números telefónicos que se proporcionan en este libro eran correctos cuando se mandó a la imprenta.

Índice

Introducción

SI ALGUIEN LE PREGUNTARA A USTED QUÉ COSA sería capaz por sí sola de llenarla de energía en unas cuantas horas, acabar con el mal humor y la fatiga crónica en un día y permitirle bajar de peso (¡por fin!), *además de* reducir de manera radical el riesgo que corre de sufrir un ataque cardíaco, derrame cerebral o demencia senil en algún momento de su vida, usted seguramente diría que sólo un acto de magia. O bien, en todo caso, un medicamento milagroso.

Me da gusto poderle decir que esa cosa maravillosa efectivamente existe. Se trata de algo capaz de transformar su vida sin recurrir a los medicamentos ni a la magia. Lo único que usted tiene que hacer es *controlar la glucosa en su sangre.*

En mi cargo como redactora de noticias de salud para la revista *Prevention,* he aprendido que no sólo los diabéticos se benefician de controlar los niveles de azúcar en su sangre. Se trata de algo que beneficia a todos los que desean estar en forma y vivir sanos y felices: mujeres, hombres e incluso niños. Por fortuna, *Gánele a la glucosa* lo convierte en un proceso divertido donde aprenderá cómo cuidarse mejor mientras disfruta unas comidas deliciosas.

Este libro es para usted si:

- utiliza golosinas y bebidas dulces para superar el tan temido "bajón" de las 3:00 P.M., y a las 4:45 se siente más aturdida y cansada que nunca
- cuando se propone bajar de peso siempre termina saqueando el refrigerador a altas horas de la noche
- quiere hacer todo lo posible por reducir su riesgo de sufrir un ataque cardíaco, derrame cerebral o demencia senil
- padece problemas de fertilidad o antecedentes de diabetes gestacional

- tiene un poco de sobrepeso, un nivel de glucosa en la sangre ligeramente superior al promedio y un nivel algo elevado de colesterol o de triglicéridos, lo cual es una combinación mortal que la mayoría de los médicos generales pasan por alto

- busca un plan de alimentación en el que las proteínas, las grasas "buenas" y los carbohidratos mantengan el equilibrio entre sí, para poder disfrutar durante el resto de su vida los alimentos que le gustan e incluso salir a comer sin sentirse culpable

En este libro conocerá los descubrimientos médicos más recientes sobre la glucosa, la resistencia a la insulina, la diabetes y otras afecciones afines. Los investigadores más importantes en materia de Medicina han averiguado que el riesgo de sufrir un ataque cardíaco o un derrame cerebral —dos de las tres causas de muerte más frecuentes en los Estados Unidos— puede aumentar varias veces lo normal mucho antes de que los niveles de glucosa en la sangre alcancen un punto que la mayoría de los médicos considerarían peligroso. Los resultados de investigaciones aún más recientes indican que un nivel alto de glucosa y el mal que lo provoca —la resistencia a la insulina—, por una parte, están vinculados con la pérdida de las facultades mentales y tal vez incluso con el cáncer, por otra.

También encontrará mucho más: un atractivo plan de alimentación diseñado en torno a alimentos que tienen un índice glucémico bajo; un programa de ejercicio que podrá adaptar a su condición física y horarios particulares; y sugerencias para aliviar el estrés que le permitirán controlar aún mejor el nivel de glucosa en su sangre. Haga la prueba. Verá que por fin podrá bajar de peso, asegurar un buen estado de salud para el futuro y cumplir con todas sus tareas, incluso en los días más ajetreados, de manera fácil y con energía de sobra.

Le deseo mucha salud.

—Sarí Harrar, editora de noticias sobre la salud de *Prevention*®

I

La importancia de la glucosa

CAPÍTULO 1

A *todos* nos afecta

LA PERSONA COMÚN que vive en los Estados Unidos consume más de una libra (450 g) de azúcar refinada a la semana. Tal vez el dato resulte difícil de creer hasta que uno se da cuenta de que el azúcar tiene más de 50 nombres, además de aparecer como ingrediente en prácticamente todos los alimentos procesados, desde el *donut* matutino hasta la *catsup (ketchup)* con la que bañamos las hamburguesas.

Si la consume en exceso (junto con demasiada grasa y calorías) y luego se la pasa sentada todo el día, subirá de peso. Y esto es justo lo que hacen muchas personas en los Estados Unidos. A diferencia de los cigarrillos, no hay etiquetas que adviertan sobre los peligros de hacer esto. Sin embargo, no sería mala idea, ya que ingerir demasiada azúcar y grasa podría hacer subir a niveles peligrosos otro tipo de azúcar, la glucosa en la sangre, lo que bien puede conducir a una serie de enfermedades peligrosas.

La glucosa es la fuente principal de combustible del cuerpo y desempeña un papel indispensable para asegurar el bienestar físico y mental. No obstante, cuando se eleva tan sólo un poco por encima de los niveles normales —debido al exceso de grasa corporal, la falta de ejercicio o la herencia genética—, la salud, los niveles de energía y los esfuerzos para adelgazar se ven comprometidos.

3

Por lo tanto, un nivel "normal alto" de glucosa en la sangre en realidad no es tan normal.

Tanto los médicos como los pacientes han hecho caso omiso durante mucho tiempo del nivel "normal alto" de glucosa en la sangre, es decir, de un nivel demasiado alto para ser saludable, pero aún demasiado bajo para calificarse de diabetes. No obstante, se calcula que 16 millones de personas lo padecen en los Estados Unidos, entre ellas decenas de miles de niños y adolescentes. La aparición de la epidemia del nivel "normal alto" de glucosa está relacionada de manera directa con el aumento en los casos de sobrepeso y obesidad en el país. Nuestro estilo de vida ha cambiado, pero nuestros cuerpos no le han seguido el paso.

"Nuestro organismo es en esencia el mismo desde hace 40,000

El alto costo de un nivel "normal alto"

Un nivel normal de glucosa en la sangre sería de 60 a 90 miligramos por 100 decilitros de sangre (mg/dl) antes de comer. El nivel "normal alto" de glucosa se define como 100 a 125 mg/dl (se diagnostica la diabetes del tipo II cuando el nivel de glucosa alcanza o rebasa los 126 mg/dl).

Sin un análisis de glucosa es imposible saber si el nivel de glucosa en la sangre de una persona se encuentra dentro de los límites normales. En vista de que un nivel alto de glucosa suele dañar el cuerpo sin producir señales evidentes, es fácil hacer caso omiso de los pocos síntomas que se den, como fatiga y cambios repentinos en el estado de ánimo.

Un nivel "normal alto" de glucosa puede provocar las siguientes afecciones, las cuales se comentan en la Tercera Parte.

- Sobrepeso
- Síndrome X
- Diabetes gestacional
- Diabetes del tipo II
- Síndrome de ovarios poliquísticos
- Enfermedades cardíacas y derrame cerebral

años, pero nuestros hábitos de comida y ejercicio han cambiado muchísimo —afirma el Dr. Bryant Stamford, director del Centro de Fomento para la Salud y el Bienestar en la Universidad de Louisville en Kentucky—. El mismo número de calorías que nuestros antepasados prehistóricos hubieran tardado todo un día en cazar y recolectar las podemos recibir en la puerta de nuestra casa con simplemente hacer una llamada telefónica. Lo que sucede es que comemos demasiado y hacemos muy poco ejercicio".

El resultado: un nivel alto de glucosa en la sangre. El peligro: un número cada vez mayor de investigaciones establecen una relación entre un nivel incluso "ligeramente" alto de glucosa en la sangre y los antojos de comida, cambios bruscos en el estado de ánimo y sobrepeso, así como problemas del embarazo y de fertilidad, ataques cardíacos, derrames cerebrales, casos plenamente desarrollados de diabetes del tipo II además de, según lo indican los resultados preliminares, algunos tipos de cáncer. El problema es grave. Por eso la revista *Prevention* recomienda hacerse análisis del nivel de glucosa en la sangre, además de tomar medidas para mantenerlo dentro de límites saludables.

¿Y cómo se hace esto? Siga el plan que se presenta en este libro. *Gánele a la glucosa* ofrece un programa sencillo y delicioso que no recurre a medicamentos; bajará la glucosa en su sangre a un nivel saludable y le permitirá abandonar la montaña rusa de los altibajos del azúcar, la cual puede convertirse en una de las causas de un aumento de peso difícil de combatir, fatiga y cambios constantes en el estado de ánimo. ¿Cómo se logra el triunfo? A través de la estrategia sensata de alimentación diseñada por *Prevention*, la cual se basa en los carbohidratos "buenos"; un programa de actividades físicas diseñado a la medida de su personalidad y horario; y técnicas de relajamiento dignas de un *spa*, con el fin de reducir el estrés y ayudarle a dormir mejor. Los beneficios serán enormes: desde mejorías inmediatas (más energía, mejor estado de ánimo y una silueta más delgada) hasta una mejor salud por el resto de su vida (un riesgo menor de sufrir enfermedades cardiovasculares, diabetes y sus terribles complicaciones y tal vez hasta cáncer).

7 razones para equilibrar el azúcar

El *test* del Capítulo 2 le ayudará a evaluar su riesgo personal. Sin embargo, antes de hacerlo queremos que se entere de varias razones muy convincentes para reducir —y equilibrar— la glucosa.

1. Mayor facilidad para bajar de peso/no más antojos. Un alto nivel de insulina, la hormona que saca la glucosa del torrente sanguíneo para introducirla a las células y los tejidos, impide que la grasa se descomponga, por lo que se dificulta bajar de peso. Cuando se da un nivel bajo de glucosa en la sangre —lo cual ocurre cuando la insulina es demasiado eficiente— es posible que se produzcan antojos de comida, mismos que a su vez impulsan a comer de más y a subir de peso.

Al normalizarse el nivel de azúcar en la sangre así como el de la insulina se propicia la descomposición de la grasa almacenada y se controlan los antojos, lo cual ayuda a evitar el hábito de comer de más. Asimismo desaparece la fatiga que tal vez impida hacer ejercicio de manera regular, pero que al mismo tiempo la impulsa a comerse esa galletita de más a las 3 P.M.

2. Mayor energía. Los alimentos que se ingieren afectan los niveles de energía y también el peso. Cuando se consume un exceso de azúcares simples, como los que se encuentran en galletitas, pastelillos y otras golosinas, el torrente sanguíneo se inunda de azúcar, lo cual desencadena una descarga semejante de insulina a fin de sacarla de la sangre. El resultado: un nivel bajo de glucosa en la sangre, lo cual causa fatiga y letargo. Al optar por un combustible de mejor calidad para el cuerpo, como frutas y verduras ricas en fibra además de grasas saludables, se permanece alerta y lleno de energía durante muchas horas.

3. Mayor fertilidad. El síndrome de ovarios poliquísticos (o *PCOS* por sus siglas en inglés) es la principal causa de infertilidad en las mujeres en edad reproductora. Cuando existe la sospecha de que se padece PCOS (haga el *test* del Capítulo 11), mantener un nivel constante de glucosa en la sangre puede ayudar a reducir los problemas de insulina que alteran el funcionamiento de los ovarios y tal vez permita concebir con mayor facilidad.

4. Mejor salud durante el embarazo y para el bebé. Equilibrar la glucosa en la sangre por medio de una alimentación saludable así como la realización de alguna actividad física regular pueden servir para evitar la diabetes gestacional, lo cual reduce el riesgo de padecer diabetes del tipo II más adelante en la vida. Estas medidas también protegen al bebé: los bebés de mujeres que padecen diabetes gestacional tienden a sufrir com-

Desayune para estar más delgada y sana

Una investigación realizada por la Escuela de Medicina de Harvard observó que cuando una persona desayuna se reduce a la mitad su riesgo de padecer obesidad y de sufrir resistencia a la insulina, en comparación con quienes se lo saltan.

"Cuando comemos nuestro organismo experimenta el 'efecto térmico', lo cual significa que quemamos calorías por el simple hecho de digerir y asimilar los alimentos —indica Lona Sandon, R.D., profesora adjunta en el Centro Médico de la Universidad de Texas Southwestern en Dallas—. Si alguien se levanta a las 7 A.M., se salta el desayuno y no come nada hasta el mediodía, su capacidad para quemar calorías se habrá hecho más lenta durante 5 horas", según explica la experta.

Por si fuera poco, de acuerdo con diversos estudios las personas que acostumbran desayunar también consumen menos grasa y menos alimentos densos en calorías durante el resto del día, además de que al ingerir la mayoría de las calorías durante la primera parte del día es menos probable que coman de más o que recurran a las meriendas nocturnas.

El truco para desayunar de manera saludable es tener a la mano alimentos fáciles de preparar y de comer. Sandon recomienda agregar los siguientes a su carrito del supermercado: leche descremada (*fat-free milk* o *nonfat milk*), yogur bajo en grasa, jugo de naranja (china) enriquecido con calcio, crema de cacahuate (maní), almendras, nueces, plátanos amarillos (guineos, bananas), cereales integrales, panes y *waffles*.

No obstante, cuando los planes para desayunar fracasan, aun con la mejor de las intenciones, simplemente hay que desayunar en la oficina. Para estos casos, es importante tener a la mano en la oficina o el lugar de trabajo alimentos saludables y fáciles de transportar como fruta, recipientes de 4 onzas (112 g) de requesón o yogur o bien cajitas de *All-Bran* o de algún otro cereal alto en fibra.

plicaciones durante el parto o después de este. El plan que presentamos en este libro —cuando se aplica *antes* de embarazarse— permite adquirir hábitos saludables que ayudarán a cumplir con las recomendaciones de alimentación que el médico haga durante el embarazo.

5. Niños sanos que serán adultos sanos. Póngales a sus hijos el ejemplo de cómo vivir de manera saludable y habrá mayor probabilidad de que coman bien y hagan ejercicio tanto ahora como en los años por venir. Actualmente resulta más importante que nunca aprovechar todos los momentos que se presten a esta enseñanza: un número alarmante de niños estadounidenses, quienes son poco activos y comen en exceso, se están enfermando de diabetes del tipo II. Usted puede ayudarles a sus hijos a desarrollar hábitos saludables. Vea el Capítulo 12 para obtener consejos al respecto.

6. Una alta calidad de vida por más tiempo. Un nivel alto de glucosa e insulina en la sangre daña prácticamente todas las células y los órganos del cuerpo y puede desencadenar problemas graves de salud, como enfermedades cardíacas, derrames cerebrales, presión arterial alta (hipertensión) y diabetes del tipo II. Al controlar el nivel de glucosa en la sangre por medio de cambios estratégicos en el modo de vida, tal como se describe en este libro, es posible reducir el riesgo de conocer a estos asesinos en potencia así como las complicaciones que causan.

7. Una memoria más aguda. Muchas de las personas que no procesan la glucosa de manera normal padecen problemas de memoria, e incluso es posible que se reduzca de tamaño la región de su cerebro imprescindible para recordar las cosas. Por el contrario, un estilo de vida saludable que incluye la costumbre de hacer ejercicio con regularidad (vea la página 10) puede ayudar a proteger al cerebro contra la pérdida de la memoria relacionada con la edad.

Adelgace y renuévase en tan sólo 30 días

Nuestro plan para ganarle a la glucosa en 30 días —el cual fue diseñado por una nutrióloga del prestigiado Centro Joslin para la Diabetes en Seattle, muy conocedora de las estrategias necesarias para controlar el azúcar en la sangre— se basa en tres principios clave: una buena nutrición, actividades físicas regulares y el control del estrés.

Comer de manera saludable es uno de los requisitos básicos para controlar el nivel de glucosa. Nuestro plan de alimentación toma como referencia el índice glucémico (IG), el cual clasifica los alimentos de acuerdo con la rapidez con la que elevan el nivel de glucosa en la sangre, así como según la proporción en que este aumento ocurre. Se ha considerado que el IG es "el hallazgo más significativo que se haya dado en materia de alimentación durante los últimos 25 años". En el Capítulo 14 usted aprenderá de qué manera un plan basado en el IG permite acabar con los antojos, reducir la tendencia a comer de más e impulsar la pérdida de peso.

Por si fuera poco, también descubrirá que es posible sumar sabor y satisfacción al comer de manera saludable. Nuestros menús se basan en alimentos con un índice glucémico bajo, así como en cinco comidas y meriendas deliciosas —y llenadoras— al día, de modo que en ningún momento sentirá que se está privando. Muchos de los platos de los menús aparecen entre las más de 100 deliciosas recetas que encontrará a partir de la página 347.

La actividad física también es un factor crucial para mantener el equilibrio de la glucosa. Por ejemplo, desarrollar los músculos le ayuda al cuerpo a aprovechar la insulina de manera más eficiente, lo cual promueve la pérdida de peso y un mejor estado de salud en general. Nuestro plan incluye sugerencias sencillas para darle más movimiento a su vida; encontrará más acerca de la actividad física en la Quinta Parte. Si le encanta caminar o desea empezar a hacerlo, encontrará en el Capítulo 21 cuatro programas diferentes diseñados por la revista *Prevention*. Alguno de ellos sin duda será el indicado para usted. También valdrá la pena conocer nuestro programa de levantamiento de pesas, ya que se ha demostrado que esta actividad ayuda a bajar el nivel de glucosa en la sangre.

La tercera condición para mantener el equilibrio de la glucosa en la sangre es dormir de manera adecuada para permitir un auténtico descanso, así como reducir el estrés. Cada día de nuestro plan incluye

El equilibrio conserva su cerebro

Una de las consecuencias del envejecimiento es la pérdida de tejido cerebral. No obstante, algunos estudios de investigación recientes indican que el ejercicio —tanto el aeróbico como el levantamiento de pesas— puede evitar este efecto así como la pérdida de la memoria que lo acompaña.

Una de dichas investigaciones produjo imágenes gráficas de los cambios dramáticos que tienen lugar. El escaneo por resonancia magnética (o *MRI* por sus siglas en inglés) reveló indicios de que el cerebro de las personas que se encuentran en malas condiciones físicas se encoge más, en comparación con el de las que tienen buena condición física, según el autor del estudio en cuestión, Arthur Kramer, Ph.D., de la Universidad de Illinois en Urbana.

Los estudios MRI muestran que un nivel mal regulado de glucosa en la sangre hace que se encoja el hipocampo, el principal centro de memoria del cerebro. Por el contrario, entre mejor desarrollados estén los músculos, más capaz se vuelve el cuerpo de regular los niveles de glucosa y de evitar ese encogimiento.

"En vista de que el levantamiento de pesas ayuda a desarrollar los músculos, es una de las mejores técnicas con las que contamos para prevenir o posiblemente incluso revertir los daños cerebrales", según señala el Dr. Antonio Convit de la Escuela de Medicina de la Universidad de Nueva York en la Ciudad de Nueva York.

una técnica fácil para eliminar el estrés y agregar un poco de placer a su vida. Encontrará aún más formas de vencer el estrés y de dormir bien en la Sexta Parte. Sin embargo, en vista de que para tener una vida equilibrada no sólo hay que evitar el estrés sino también buscar el placer de manera activa, consulte el Capítulo 25, donde encontrará muchas maneras de disfrutar la vida.

Conforme inicie su viaje hacia un mejor estado de salud, deberá tener presentes todos los beneficios de controlar el nivel de glucosa en su sangre. Tendrá más energía. Perderá unas cuantas libras de más. Prevendrá los síntomas de un nivel elevado de glucosa que reducen la calidad de vida, como la fatiga, el letargo y los cambios bruscos en el estado de ánimo. Y sólo hemos mencionado los beneficios inmediatos. A la larga reducirá el peligro de sufrir enfermedades capaces de restarle valiosos años a su vida y se asegurará de vivir siempre de acuerdo con su máximo potencial.

Existe un primer paso muy importante que la revista *Prevention* le recomienda dar

¿Cómo anda su glucosa? *Prevention* pronostica que durante los próximos años todos empezaremos a registrar y a mantenernos al tanto del nivel de glucosa en nuestra sangre con la misma atención que ahora dedicamos al nivel de colesterol. Recomendamos a los adultos que empiecen enseguida. Pida un análisis de glucosa (*blood sugar test*) la próxima vez que se haga una prueba de plasma en ayunas (*fasting blood check*) para comprobar su nivel de colesterol. Su médico podrá realizar los dos análisis al mismo tiempo. Una vez que sepa cuál es su índice de glucosa en la sangre, revise la información vital de la página 4 para interpretar el significado de la medición.

Si cualquiera de los factores de riesgo de la diabetes o las enfermedades cardíacas se aplica en su caso, repita la prueba de manera regular. Vea "Tome nota: 8 razones para revisarse" en la página 17 para enterarse de los detalles de los análisis así como de las recomendaciones de *Prevention*.

CAPÍTULO 2

¿Corre usted peligro?

UN ALTO NIVEL DE GLUCOSA EN LA SANGRE se parece mucho a una casa infestada de termitas. Pueden ocurrir daños importantes mucho antes de que uno se dé cuenta de que algo anda mal. No obstante, cuando se descubren a tiempo, la mayoría de los casos de un nivel alto de glucosa pueden corregirse antes de que se den daños permanentes, opina el Dr. Gerald Bernstein, profesor clínico adjunto del Colegio Albert Einstein de Medicina en la Ciudad de Nueva York.

Si bien no siempre es posible prevenir un nivel alto de glucosa, hay muchas cosas que se pueden hacer para reducir el riesgo de que esto suceda. Además, si el nivel de glucosa ya anda arriba de lo normal es posible aplicar varias medidas para reducir la probabilidad de sufrir sus efectos secundarios potencialmente graves, como una enfermedad cardíaca, derrame cerebral o diabetes.

"No hay duda alguna: nuestras investigaciones indican que muchos de los problemas de la glucosa pueden controlarse por medio de hábitos cotidianos como la alimentación y el ejercicio, sobre todo si las personas reaccionan rápido", afirma el Dr. David M. Nathan, director del centro para la diabetes del Hospital General de Massachusetts en Boston y coordinador del Programa para la Prevención de la Diabetes (PPD) en los Institutos Nacionales para la Salud.

El PPD —una investigación clínica de vastos alcances que estudió los efectos de la alimentación y el ejercicio, los medicamentos o un placebo en 3,234 personas con un nivel "normal alto" de glucosa— demostró que un cambio en los hábitos de vida puede resultar muy importante. Además de que la alimentación y el ejercicio previenen la aparición de la diabetes en un 58 por ciento, ¡de hecho demostraron ser más eficaces que los medicamentos utilizados por el estudio, que sólo previnieron la diabetes en un 31 por ciento!

Haga el siguiente *test* para averiguar si su estilo de vida la protege contra un aumento en el nivel de glucosa o bien incrementa el peligro que corre. Al terminar, lea la breve explicación de cada respuesta correcta. (Se enterará de todos los detalles más adelante en otros capítulos).

1. ¿En qué consiste su desayuno normalmente?
    a. Cereal integral alto en fibra o bien avena con frutas frescas y leche descremada
    b. Huevos revueltos y pan tostado con mantequilla
    c. Un pastelillo y una taza de café

2. Usted ve la televisión
    a. 1 hora al día
    b. 2 horas al día
    c. Más de 2 horas al día

3. ¿Qué tipo de leche toma con mayor frecuencia?
    a. Descremada
    b. Semidescremada al 2 por ciento
    c. Normal

4. Necesita subir al tercer piso de un edificio:
    a. Sube por las escaleras y lo disfruta como ejercicio adicional.
    b. Sube por las escaleras, aunque le cuesta un poco de trabajo.
    c. Sube por el ascensor.

5. ¿Cuánto tiempo dedica a la semana a una actividad física que la haga sudar, como caminar o un trabajo físico pesado?
    a. Por lo menos 150 minutos a la semana
    b. Unos 100 minutos a la semana
    c. 0 minutos a la semana, por lo común

6. Se prepara su pan tostado o sándwich (emparedado) con
    a. Pan integral o multigrano
    b. Pan de centeno
    c. Pan blanco

7. Sofríe (saltea) las verduras con
    a. Aceite de oliva
    b. Aceite vegetal
    c. Mantequilla

8. Levanta pesas o realiza algún otro ejercicio de fortalecimiento (ligas de resistencia, máquinas de pesas)
    a. Por lo menos dos veces a la semana.
    b. Menos de dos veces a la semana.
    c. Nunca

9. ¿Qué palabra describe mejor su capacidad para hacer frente al estrés?
    a. Excelente
    b. Regular
    c. Poca

10. ¿Con qué frecuencia come frijoles (habichuelas)?
    a. Con frecuencia, o sea, por lo menos cinco veces a la semana.
    b. Con poca frecuencia, o sea, una o dos veces a la semana.
    c. Casi nunca.

11. ¿Fuma cigarrillos?
    a. No
    b. Unos cuantos al día
    c. 10 o más al día

12. ¿Con qué frecuencia come al día (incluyendo las meriendas), y en qué cantidades?
    a. Cinco o seis pequeñas comidas al día

b. Tres comidas regulares al día

c. Una o dos comidas abundantes al día (sobre todo a la hora de cenar)

13. ¿Qué bebida alcohólica le gusta?

a. No tomo.

b. Vino.

c. Un cóctel o una cerveza.

14. ¿Cuántas horas suele dormir por la noche?

a. 7 horas y media o más

b. Entre 6 y 7 y media horas

c. Menos de 6 horas

15. ¿Con qué frecuencia come pescado?

a. Cinco veces a la semana o más

b. Una vez a la semana

c. Menos de una vez al mes

16. Si le han hecho un análisis de glucosa en ayunas el año pasado, el resultado fue de

a. 99 miligramos/decilitro o menos

b. De 100 a 125 miligramos/decilitro

c. 126 miligramos/decilitro o más

17. Vaya por una cinta de medir y tome la medida de su cintura. El resultado es

a. menos de 35 pulgadas (89 cm) si es mujer

b. 35 pulgadas o más si es mujer

c. 40 pulgadas (102 cm) o más en el caso de un hombre

Los resultados

Sume 3 puntos por cada respuesta "a" que marcó, 2 por cada "b" y 1 por cada "c".

Entre 45 a 41 puntos: ¡Felicidades! Le está usted ayudando mucho a su organismo para procesar la glucosa de manera adecuada.

Entre 40 a 36 puntos: ¡Muy bien! Tan sólo tiene que hacer algunos cuantos cambios, en particular si está excedida de peso o tiene otros factores de riesgo que pudieran provocar un nivel alto de glucosa (vea la página 17).

Entre 35 a 31 puntos: ¡Cuidado! Este resultado no es tan bueno que digamos, sobre todo si usted tiene cualquiera de los otros factores de riesgo para sufrir un nivel alto de glucosa.

30 puntos o menos: ¡Mal! Consulte a su médico, quien podrá hacerle un análisis de glucosa e indicarle qué cambios necesita hacer en sus hábitos de vida.

¿Cómo le fue?

La mejor respuesta a todas las preguntas es "a", y ahora le explicaremos por qué.

1. Las investigaciones han demostrado que los alimentos altos en fibra, sobre todo en fibra soluble como la de la avena, hacen que la glucosa —las moléculas de azúcar que les sirven de combustible a todas las células del cuerpo— sea absorbida de manera más lenta por el torrente sanguíneo, lo cual ayuda a controlar el nivel de glucosa en la sangre.

2. Hacer una cantidad moderada de ejercicio tiene como efecto que las células de los músculos conserven su sensibilidad a la insulina, la hormona que ayuda a introducir la glucosa en ellas. Por el contrario, si alguien no acostumbra levantarse del sillón de su sala, las células se vuelven resistentes a la insulina y a la glucosa se le dificulta entrar en ellas, acumulándose, en cambio, en el torrente sanguíneo.

3. Aunque alguien tenga sobrepeso, consumir una mayor cantidad de productos lácteos como la leche descremada posiblemente ayude a reducir el riesgo de desarrollar resistencia a la insulina. Un estudio de 10 años de duración que abarcó a 3,000 personas observó que en quienes tenían sobrepeso pero consumían una buena cantidad de productos lácteos la probabilidad de desarrollar resistencia a la insulina se reducía en un 70 por ciento, en comparación con quienes evitaban este tipo de alimentos. La lactosa o azúcar de la leche se convierte en glucosa de manera relativamente lenta, lo cual es bueno para controlar el nivel de azúcar en la sangre y reducir el de insulina. También resultan útiles algunos nutrientes contenidos en los productos lácteos (opte por los bajos en grasa o sin grasa), como el calcio, el magnesio y el potasio.

Tome nota: 8 razones para revisarse

Los expertos recomiendan que los adultos afectados por cualquiera de los factores de riesgo que se mencionan abajo se hagan analizar el nivel de glucosa, independientemente de su edad. La revista *Prevention* va un paso más allá: todos los adultos y también los niños pasados de peso deben analizarse la glucosa si uno solo de los siguientes riesgos aplica en su caso.

- Antecedentes familiares de diabetes del tipo II
- Sobrepeso
- Antecedentes de diabetes durante el embarazo (diabetes gestacional) o de haber tenido a un bebé que nació con un peso de 9 libras (4 kg) o más
- Un bajo nivel de colesterol HDL (el bueno) (menos de 50 en el caso de las mujeres, menos de 40 para los hombres), un alto nivel total de colesterol (más de 200) o más de 150 en los triglicéridos
- Presión arterial alta (hipertensión) (arriba de 130/85)
- Más de 45 años
- Un estilo de vida sedentario
- Ascendencia africana, latina, asiática, india norteamericana o de las islas del Pacífico

4. Subir escaleras quema calorías adicionales y significa un buen ejercicio para el corazón. Es una de las formas de prevenir los problemas relacionados con la glucosa propiciados por la falta de actividad y el sobrepeso.

5. Hacer un ejercicio moderado (como por ejemplo caminar a paso rápido) sólo unos 30 minutos al día, cinco días a la semana, llega a reducir el riesgo de desarrollar la diabetes del tipo II entre el 58 y el 80 por ciento. El ejercicio protege más al organismo si se acompaña de una alimentación saludable. En las personas que no hacen nada de ejercicio, el riesgo aumenta en un 25 por ciento.

6. El pan integral contiene más fibra, la cual hace que el azúcar llegue al torrente sanguíneo de manera más lenta. Además, la fibra ayuda a conservar un peso saludable. Para asegurar que realmente esté comprando trigo integral, busque las palabras "*100 percent stoneground whole wheat*" (100 por ciento trigo integral molido por piedra) en la lista de ingredientes.

7. El aceite de oliva y otras buenas fuentes de grasa monoinsaturada, como el aceite de lino (linaza, *flaxseed*), el aguacate (palta) y los frutos secos, les ayudan de manera indirecta a las personas con problemas de glucosa al reducir su riesgo de sufrir enfermedades cardíacas. A manera de contraste, la grasa saturada de la mantequilla y las transgrasas que se encuentran en muchas margarinas hechas de aceites vegetales hidrogenados aumentan el riesgo de sufrir enfermedades cardíacas al elevarse el nivel del poco saludable colesterol LDL en la sangre.

Apáguela para adelgazar

Un grupo de investigadores de Harvard estudió la relación que existe entre el hábito de ver la televisión y la diabetes, así como el riesgo de ser obeso, a partir de un grupo de más de 50,000 mujeres a lo largo de un período de 6 años. Sus observaciones: por cada 2 horas de televisión que las mujeres veían, su riesgo de desarrollar diabetes aumentaba en un 14 por ciento. El riesgo de ser obesas, por su parte, aumentaba en un 23 por ciento por cada 2 horas de televisión.

A manera de comparación, cada período de 2 horas dedicado a otras actividades sedentarias, como leer, escribir, manejar un carro, jugar un juego de mesa o coser, se pudo relacionar con un mayor riesgo de sólo el 7 por ciento, en lo que se refiere a la diabetes, y del 5 por ciento, en cuanto a la obesidad.

En fin: el número de casos nuevos de diabetes se reduciría en un 43 por ciento y el de obesidad en un 30 por ciento si la gente viera menos televisión y caminara más. De manera específica esto equivaldría a menos de 10 horas de televisión a la semana y a un promedio de 30 minutos diarios a pie, según la conclusión a la que llegaron los investigadores.

8. El levantamiento de pesas incrementa la densidad muscular, y unos músculos más fuertes consumen más glucosa. Cuando se acompaña de ejercicios aeróbicos, también ayuda a bajar de peso.

9. Son dos las formas en que un estado de estrés crónico aumenta el riesgo de tener un nivel alto de glucosa: induce al cuerpo a almacenar grasa en el abdomen, donde afecta la capacidad del hígado para manejar la glucosa, y reduce la sensibilidad de las células musculares a la insulina.

10. Los frijoles (habichuelas) contienen grandes cantidades de fibra soluble, la cual vuelve más lenta la introducción de la glucosa al torrente sanguíneo. Además, la fibra soluble ayuda a reducir el nivel del malvado colesterol LDL así como de la homocisteína, un compuesto sanguíneo relacionado con las enfermedades cardíacas.

11. Fumar es terrible para la salud de cualquiera, pero resulta particularmente nocivo para las personas que tienen un alto nivel de glucosa. Es tres veces más probable que una persona con diabetes del tipo II que fuma muera de una enfermedad cardiovascular, en comparación con las personas que padecen diabetes del tipo II pero no fuman.

12. Desde el punto de vista del control de la glucosa, es mejor comer varias comidas pequeñas que hacer comilonas de manera ocasional. Las comidas abundantes provocan que una mayor cantidad de glucosa se introduzca al torrente sanguíneo rápidamente, lo cual afecta la capacidad del páncreas para producir una cantidad suficiente de insulina. Diversos estudios de investigación han demostrado que las personas que optan por pequeñas comidas a lo largo del día tienden a consumir menos calorías y a elegir alimentos más saludables.

13. Un estudio que abarcó a casi 80,000 personas mostró que las mujeres que toman cerveza o una bebida alcohólica fuerte de una a cuatro veces por semana tienden más a cargar con un exceso de peso en el abdomen que las mujeres que no toman. Sin embargo, la investigación no encontró ninguna relación entre el tamaño de la cintura y el vino —se trata de un dato significativo, pues una cintura voluminosa aumenta el riesgo de desarrollar diabetes—, y es posible que en cantidades moderadas proteja al corazón, al contrario de otras bebidas alcohólicas.

Tome nota: cómo hacerse el análisis adecuado

El médico toma una muestra de sangre y un laboratorio mide el nivel de glucosa. Parece sencillo, pero existen tres variantes de esta prueba. Aquí le explicamos cómo escoger la indicada para usted.

PRUEBA DE GLUCOSA EN PLASMA TOMADA AL AZAR (*RANDOM PLASMA GLUCOSE TEST*). Se trata de la más sencilla de las tres pruebas y no requiere estar en ayunas. Se toma una pequeña muestra de sangre, normalmente del antebrazo, y se mide el contenido de glucosa (el cual se expresa en miligramos de glucosa por decilitro de sangre o mg/dl). Las personas con un nivel normal de glucosa rara vez rebasan los 140 mg/dl. Sin embargo, este análisis en ocasiones no registra una elevación leve en el nivel de glucosa, por lo que no puede reemplazar la prueba de glucosa en plasma en ayunas. Una lectura de 200 mg/dl o más es indicio de diabetes, pero el diagnóstico debe confirmarse otro día por medio de una prueba de glucosa en plasma en ayunas o una prueba oral de glucosa (véase más abajo).

PRUEBA DE GLUCOSA EN PLASMA EN AYUNAS (*FASTING PLASMA GLUCOSE TEST*). Primero se ayuna de 8 a 12 horas (para eliminar los efectos de la digestión sobre el nivel de glucosa) y luego se toma la muestra de sangre. El nivel normal es de 99 mg/dl o menos. La prediabetes —a la que también se le llama "glucosa alterada en ayunas"— se diagnostica entre 100 y 125 mg/dl. Más de 126 mg/dl se consideran diabetes (se confirma con un segundo análisis).

PRUEBA ORAL DE TOLERANCIA A LA GLUCOSA (*ORAL GLUCOSE TOLERANCE TEST*). Esta prueba se considera la más confiable para la detección temprana de un nivel de azúcar más alto que lo normal. Hay que ayunar de 8 a 16 horas y luego tomar una bebida azucarada que contiene 75 gramos de glucosa (100 gramos en el caso de una mujer embarazada). La sangre se analiza antes de tomar la bebida y hasta cuatro veces después. Se diagnostica la prediabetes cuando después de 2 horas las mediciones se ubican entre 140 y 199 mg/dl. Una lectura de 200 mg/dl o más se considera un caso plenamente desarrollado de diabetes.

La hora de la verdad: la mañana es mejor

Probablemente obtendrá una idea más certera de su nivel de glucosa si se hace el análisis por la mañana en lugar de la tarde. Así se determinó cuando un grupo de científicos del Instituto Nacional de la Diabetes y las Enfermedades Digestivas y del Riñón compararon los resultados de las pruebas de glucosa en plasma en ayunas que les habían hecho a 12,800 personas. Sólo la mitad de las personas cuyos niveles de glucosa matutinos calificaban como diabetes se hubieran detectado de habérseles hecho los análisis por la tarde.

14. Investigaciones recientes han descubierto que las personas que duermen menos de 6 horas y media cada noche, en promedio, padecen una insensibilidad a la insulina —riesgo importante en lo que se refiere a la diabetes— un 40 por ciento mayor que quienes duermen 7 horas y media o más. Aunque sólo tengan entre 23 y 42 años, la insensibilidad a la insulina de las personas que duermen poco es parecida a la de personas mucho mayores, de entre 61 y 80 años de edad.

15. Un estudio de investigación llevado a cabo por la Escuela de Salud Pública de Harvard, el cual abarcó a más de 5,000 mujeres con diabetes del tipo II, demostró que aquellas que comen pescado cinco veces o más a la semana reducen su riesgo de desarrollar enfermedades cardíacas en un 64 por ciento, en comparación con las que rara vez consumen pescado. En las mujeres que comen pescado una vez a la semana, el riesgo se reduce en un 40 por ciento.

16. ¿Se ha hecho usted un análisis de glucosa? La revista *Prevention* insta a todos los adultos a hacerse una medición del nivel de glucosa en la sangre y, si resulta superior al normal, a tomar medidas para bajarlo. Una prueba del nivel de glucosa es imprescindible para las personas de 45 años para arriba, las excedidas de peso o bien las que tienen algún otro factor de riesgo que pudiera provocar la diabetes (vea la página 17). Si el nivel de glucosa está dentro de lo que se considera normal, hay que repetir el análisis cada tres años. Si resulta ser "normal alto" (vea el Capítulo 8), hay que repetir la prueba cada año o dos.

17. Las investigaciones indican que la grasa abdominal tal vez sea un factor de riesgo aún más importante, en lo que a la diabetes se refiere, que el peso corporal en sí. Si bien los expertos aún no están seguros de la razón, una teoría plantea que las personas con resistencia a la insulina almacenan el exceso de grasa alimenticia en lugares impropios, como las células musculares y el hígado, lo cual les dificulta a sus cuerpos aprovechar el azúcar como combustible.

CAPÍTULO 3

Adelgace al fin

SI USTED SE HA ESFORZADO inútilmente por bajar de peso, es posible que el problema sea la glucosa.

Las dificultades comienzan con la insulina, la cual es producida por el páncreas. Esta hormona es la "llave" que abre las células para permitirle a la glucosa el paso desde el torrente sanguíneo. Una vez que la glucosa se encuentra en el interior de las células, es utilizada de inmediato o bien se almacena para aprovecharse en otra ocasión.

No obstante, cuando las células se vuelven insensibles a la insulina —estado que se llama "resistencia a la insulina"— no hacen caso de las señales enviadas por esta hormona, por lo que la glucosa no puede entrar en ellas. La consecuencia es un exceso de glucosa en el torrente sanguíneo, la cual se convierte en grasa y se almacena como libras de más.

De acuerdo con Alan H. Wayler, Ph.D., gerente ejecutivo de Green Mountain at Fox Run —un centro de retiro dedicado a promover la buena forma física y la pérdida de peso en mujeres, el cual se ubica en Ludlow, Vermont—, los alimentos que comemos afectan la glucosa y la producción de insulina de distintas —e importantes— maneras. Un estado crónico de estrés, la falta de sueño y también la de ejercicio

No se deje llevar por la publicidad

De acuerdo con un informe de la Comisión Federal de Comercio (o *FTC* por sus siglas en inglés), la publicidad que anuncia productos y servicios especiales para bajar de peso muchas veces es engañosa o de plano falsa.

El informe revisó 300 anuncios tomados de la televisión, revistas, Internet y otros medios de comunicación, además de comparar los relacionados con la pérdida de peso que se publicaron en ocho revistas de circulación nacional entre 1992 y 2001. Observó que el 55 por ciento hacían por lo menos una afirmación falsa o carente de fundamento.

Con frecuencia los anuncios se jactaban de resultados "milagrosos", a la vez que pasaban por alto o minimizaban la necesidad de reducir las calorías consumidas y de hacer ejercicio, dos principios fundamentales para bajar de peso con éxito a largo plazo. Muchos anuncios utilizaban testimonios engañosos de consumidores y expertos para "probar" que sus productos funcionaban, en lugar de datos confirmados por métodos científicos.

Al comparar los anuncios para bajar de peso tomados de las ocho revistas de circulación nacional publicadas entre 1992 y 2001, el informe descubrió que el porcentaje de anuncios para bajar de peso que utilizaban testimonios se disparó de un 12.5 por ciento en 1992 a un 76 por ciento en 2001, mientras que el uso de fotografías del "antes" y del "después" aumentó de un 12.5 a un 48 por ciento.

Casi el 40 por ciento de los anuncios afirmaban que sus productos o servicios habían sido "analizados clínicamente" o "probados científicamente". No obstante, la mayoría de ellos no proporcionaban detalles, como por ejemplo el lugar donde se llevaron a cabo tales estudios, quién los realizó o dónde se publicaron. Los anuncios que utilizaban las declaraciones de profesionales de la salud muchas veces no revelaban su interés comercial en el producto ni el hecho de que tal vez no hubieran revisado las pruebas científicas. Lo peor fue que tales "profesionales" tal vez ni existían.

En fin: si un producto para bajar de peso hace afirmaciones que parecen ser demasiado buenas para ser ciertas, es porque probablemente lo sean.

pueden igualmente provocar resistencia a la insulina y contribuir a que se aumente de peso.

No sorprende que la resistencia a la insulina esté directamente relacionada con el sobrepeso y la obesidad. Entre más se pese, más probabilidad hay de que se padezca tal resistencia.

La solución: aumentar la capacidad del cuerpo para aprovechar la insulina, lo cual ayuda a este a convertir mejor la glucosa en energía. Alimentarse de manera adecuada, dormir lo suficiente, controlar el estrés y realizar una actividad física también ayuda. La meta: mantener un nivel constante de glucosa, sin altibajos excesivos, y lo mismo en cuanto a la insulina.

La ventaja: este método también acaba con los antojos y disminuye la sensación de hambre. Según indica el Dr. Wayler, al no ocurrir incrementos y disminuciones extremas en el nivel de glucosa, lo más probable es que los antojos se desvanezcan, no se sienta un hambre feroz con la misma frecuencia y sea posible adelgazar con mayor facilidad.

Tal es la meta de nuestro innovador plan para ganarle a la glucosa en 30 días, el cual incluye un programa de alimentación así como sugerencias para reducir el estrés y aumentar la actividad física. Fue diseñado por una nutrióloga con mucha experiencia en materia de control de glucosa y se describe a partir de la página 299.

Coma bien y acabe con los antojos

Cuando los azúcares de los alimentos llegan al torrente sanguíneo, la respuesta del páncreas es liberar más insulina. La cantidad depende de lo que se haya consumido.

Las grasas y las proteínas suelen producir un aumento lento y gradual en la glucosa, y una liberación igualmente lenta de insulina.

De todos los alimentos, los carbohidratos provocan el aumento más rápido en el nivel de glucosa en la sangre, pero la velocidad precisa depende del tipo de carbohidrato de que se trate. Los carbohidratos no refinados, los cuales se encuentran en alimentos naturales como las legumbres, las féculas y los granos integrales, contienen una mayor cantidad de fibra, por lo que la glucosa se libera más lentamente en el torrente sanguíneo. Por lo tanto, el nivel de insulina también aumenta de manera más gradual.

Los carbohidratos refinados, mismos que se encuentran en los alimentos procesados como el pan blanco, la pasta, las galletas (*crackers*) y los productos horneados de fábrica, suelen contener muy poca o ninguna fibra, por lo que se digieren de manera más rápida. Sus azúcares simples llegan al torrente sanguíneo prácticamente de inmediato, lo cual provoca que el nivel de glucosa se dispare y luego se desplome de forma casi igualmente rápida.

Estos bruscos altibajos en la glucosa pueden producir antojos (normalmente de más carbohidratos refinados) e incrementar la tendencia a comer de más y a aumentar de peso. Se trata de un círculo vicioso, porque entre más carbohidratos refinados se consuman, más se desploma la glucosa en la sangre en última instancia, más hambre se siente y más se come.

"La fibra ayuda a amainar el hambre extrema —señala el Dr. Wayler—. Cuando las personas consumen una gran cantidad de carbohidratos refinados tienden a consumir poca o ninguna fibra, y tal forma de comer llega a provocar un hambre extrema". A fin de perder peso o de mantener el que se tiene, lo ideal es ingerir entre 20 y 35 gramos de fibra al día, sugiere el experto.

También es importante consumir una cantidad suficiente de grasa, afirma el Dr. Wayler. "Se tarda más en digerirla, por lo que la sensación de estar satisfecho dura más". Aproximadamente el 25 por ciento de las calorías diarias deben provenir de la grasa.

Desde luego hay que elegir las grasas correctas. Entre las "buenas" figuran las monoinsaturadas, las cuales se encuentran en alimentos como los frutos secos y las cremas de frutos secos; los aceites de oliva y de *canola*; el queso y el yogur bajos en grasa. Las grasas saturadas —mismas que se encuentran en alimentos de origen animal como la leche de grasa entera y las carnes rojas grasosas— y las transgrasas —las cuales están presentes en muchos alimentos procesados, como las golosinas y las meriendas— deben limitarse al 10 por ciento del total de calorías que consume a diario.

Por último conviene consultar el índice glucémico (IG), en el cual los alimentos se clasifican de acuerdo con la rapidez con que provocan el incremento en el nivel de glucosa en la sangre. Los alimentos con un IG bajo se convierten en glucosa de manera más lenta que aquellos que tienen un IG mediano o alto. El resultado: un aumento más lento en los niveles de insulina y glucosa, lo cual reduce la acumulación de grasa corporal.

En vista de que permanecen en el organismo por más tiempo, los alimentos ricos en fibra con un bajo IG favorecen la sensación de saciedad y controlan el apetito, desalentando de esta manera la tendencia a comer de más y a subir de peso, según explica el Dr. Wayler. Encontrará más información sobre el IG en el Capítulo 14.

La fibra, las grasas buenas y los "carbohidratos buenos" son pilares fundamentales de este plan para ganarle a la glucosa, porque también ayudan a aumentar la sensibilidad de las células a la insulina. Los detalles se presentan en el Capítulo 15, pero en términos generales se trata de reemplazar los carbohidratos refinados que contienen poca fibra con carbohidratos sin refinar de lenta digestión; de agregar grasas buenas y carbohidratos buenos a la alimentación; de aprender a controlar las porciones; y de consumir comidas más pequeñas a lo largo del día. El resultado: las células asimilan más glucosa y queda una cantidad menor que pudiera acumularse en forma de grasa corporal.

Coma más y pese menos

Si alguien acostumbra saltarse las comidas es más probable que aumente de peso, indica el Dr. Wayler. Ahora le explicaremos por qué. Cuando no se desayuna ni se almuerza (ya sea por estar demasiado ocupado para hacerlo o por el deseo de consumir menos calorías) y luego se come una cena muy abundante, el cuerpo inunda la sangre de insulina. Además de provocar la sensación de hambre, un nivel más alto de insulina impide que las células de grasa liberen esta hacia el torrente sanguíneo, donde otros tejidos la pudieran recoger para quemarla.

Por si fuera poco, saltarse las comidas llega a retardar el metabolismo hasta en un 5 por ciento. Cuando el estómago se encuentra vacío,

La grasa, los envases y el engaño

Muchas veces, al leer la indicación "sin grasa" (*"no fat"* o *"fat-free"*) en el envase de un alimento, el cerebro traduce estas palabras como "sin calorías", según indica Alan H. Wayler, Ph.D., gerente ejecutivo de Green Mountain at Fox Run, un centro de retiro dedicado a promover la buena condición física y la pérdida de peso en mujeres, el cual se ubica en Ludlow, Vermont. Sin embargo, las golosinas sin grasa no representan una ganga alimenticia.

De hecho, muchas de las meriendas (refrigerios, tentempiés) sin grasa contienen el mismo número de calorías que las normales. La razón es que los fabricantes, al extraer la grasa de una galletita (*cookie*) de chocolate, por ejemplo, la reemplazan con azúcar, la cual iguala o casi iguala en calorías a la grasa extraída.

Por si fuera poco, los productos sin grasa por lo común contienen harina blanca y azúcar refinada, las cuales provocan altibajos poco saludables en los niveles de glucosa y de insulina y promueven la acumulación de grasa corporal.

Además, en vista de que las meriendas sin grasa refuerzan la tendencia a comer todo lo que uno quiera, resulta muy fácil consumir una enorme cantidad de calorías y de carbohidratos refinados, según explica el Dr. Wayler. Y cuando se ingieren más calorías de las que se queman —sin importar que provengan de alimentos con mucha grasa o ninguna—, se sube de peso y se acumula grasa corporal.

En opinión del Dr. Wayler, la mejor forma de manejar las meriendas sin grasa es consumir una sola porción una o dos veces a la semana o incluso evitarlas por completo. Se trata de carbohidratos refinados que el cuerpo no necesita.

A fin de controlar sus antojos, opte por alimentos que ocasionen un aumento gradual en el nivel de glucosa. Algunas meriendas que influyen favorablemente en el nivel de glucosa son una porción de alguna proteína magra (baja en grasa) (como una lonja de pechuga de pollo o de pavo/chompipe, o bien un huevo duro) o de un producto lácteo bajo en grasa (como media taza de requesón o un trozo de queso *Cheddar* bajo en grasa).

el cerebro piensa que existe el peligro de morirse de hambre, por lo que cierra los mecanismos especiales para quemar calorías con la intención de aprovechar la grasa almacenada en el cuerpo para sobrevivir.

A manera de contraste, cuando se consumen comidas pequeñas de manera regular a lo largo del día, el nivel de glucosa en la sangre permanece constante y no se dispara el de la insulina. Entre menos tiempo pase entre una comida pequeña y otra, menos se dispararán los niveles de glucosa, lo cual se traduce en un menor nivel habitual de insulina.

Además, consumir comidas más pequeñas con mayor frecuencia también quema la grasa de manera más eficaz. Diversas investigaciones han demostrado que consumir de cuatro a seis comidas pequeñas al día de hecho ayuda a acelerar el sistema mediante el cual el cuerpo quema la grasa.

A fin de mantener el nivel de glucosa más o menos uniforme a lo largo del día, hay que consumir una pequeña comida de entre 250 y 300 calorías aproximadamente cada 3 horas, lo cual da un total de cuatro a seis comidas al día.

También es importante que a lo largo del día se elijan comestibles pertenecientes a todos los grupos alimenticios, incluyendo carbohidratos sin refinar, grasas saludables y proteínas magras (bajas en grasa). No es necesario equilibrar los grupos alimenticios en cada comida. Simplemente se trata de lograr el equilibrio entre ellos a lo largo de todo el día.

La manera más sencilla de programar comidas pequeñas y saludables es dividiendo a la mitad lo que normalmente se consumiría a la hora del desayuno, el almuerzo y la cena, lo cual da seis comidas. Por ejemplo, cuando usted tenga planeado almorzar un sándwich (emparedado), coma la mitad a la hora correspondiente y la otra mitad más tarde. También es recomendable guardar los ingredientes necesarios para armar una minicomida en el lugar de trabajo o el carro. Algunas posibilidades serían palitos de queso *mozzarella* de grasa reducida, recipientes de 4 onzas (112 g) de requesón, un puñado de frutos secos en una bolsita de plástico o una fruta acompañada de un trozo de queso de 1 onza (28 g).

A las personas acostumbradas a saltarse las comidas puede resultarles difícil comer tres veces al día de manera regular, por no hablar

El estrés, la glucosa y los antojos

Un estado de estrés crónico despierta el instinto de "pelear o huir", la respuesta involuntaria del cuerpo a las amenazas que aceleran los latidos del corazón y agitan la respiración. Entre las hormonas que se liberan en tales circunstancias destaca la del estrés, el cortisol.

El cortisol estimula el apetito automáticamente, sobre todo en lo que se refiere a carbohidratos refinados como barras de confitura, refresco (soda) o meriendas (refrigerios, tentempiés) azucaradas o saladas. Se trata precisamente de los alimentos que causan elevaciones y caídas bruscas en los niveles de insulina, por lo que se termina sintiendo más hambre que nunca y se provoca el deseo de comer más, según lo explica la Dra. Pamela M. Peeke, M.P.H., asesora de la revista *Prevention*, profesora clínica adjunta de Medicina en la Escuela de Medicina de la Universidad de Maryland en Baltimore y autora de un libro acerca de cómo adelgazar después de los 40 años de edad.

A fin de ayudar a fijar su detector interno de estrés en un nivel normal y posiblemente a reducir los antojos relacionados con el estrés, vea los Capítulos 24 y 25.

de cuatro a seis comidas menos abundantes, afirma el Dr. Wayler. Si tal es su caso, empiece poco a poco. "Para comenzar opte por tres comidas regulares al día, acompañadas de una merienda a media tarde y quizá otra por la noche", aconseja el experto.

Duerma más para quemar más grasa

El estrés propio de la vida cotidiana puede afectar la duración y la calidad del sueño, según comenta el Dr. Wayler. Al perder sueño a causa del estrés emocional el cuerpo sufre estrés físico, y cuando a la falta de sueño se suma el estrés, el resultado es que se come de más.

"Cuando a las tres de la madrugada resulta imposible dormir a causa del estrés, es más fácil comer algo que calzarse un par de tenis y salir a caminar", señala el Dr. Wayler.

No obstante, la falta de sueño no sólo provoca más antojos de comida. Algunas investigaciones científicas también han demostrado que afecta la capacidad normal del cuerpo para procesar y controlar la glucosa y otras hormonas relacionadas con el peso, como el cortisol y las hormonas de la tiroides. Tal desequilibrio anima a las

Descubra una nueva "comida de dieta"

Si a usted le encantan los frutos secos y la crema de cacahuate (maní), tiene suerte. Ambos alimentos son buenos para la glucosa y proporcionan grasas saludables que disminuyen el apetito.

Los investigadores piensan que las grasas monoinsaturadas que se encuentran en los frutos secos construyen una "piel" más saludable alrededor de las células, lo cual le permite a la glucosa introducirse en ellas de manera más fácil. Al parecer la fibra y el magnesio de los frutos secos ayudan a controlar el nivel de insulina, mientras que es posible que sus vitaminas, minerales, antioxidantes y proteínas vegetales contribuyan a regular la glucosa y la insulina.

No obstante, por saludables que sean los frutos secos, contienen muchas calorías: 95 por cada cucharada de crema de maní y unas 165 por cada onza (28 g) de frutos secos. Si usted los come todos los días sin disminuir otra cosa de su alimentación, puede subir de 10 a 17 libras (5 a 8 kg) de peso en un año.

La solución: consuma frutos secos y cremas de frutos secos en una cantidad semejante —en cuanto a su contenido en calorías— a los carbohidratos refinados que acostumbre comer, como el pan blanco, sugiere el Dr. Frank Hu, Ph.D., un investigador en Nutrición de la Universidad de Harvard.

Por ejemplo, puede sustituir de ¼ a ⅓ taza de un cereal bajo en fibra por 1 cucharada de almendras rebanadas; o ¼ taza de crutones por 1 cucharada de nuez picada al preparar su ensalada.

Otra forma de disfrutar los frutos secos es cambiando las galletitas (*cookies*) o los *pretzels* que normalmente come a media tarde por un *Skippy Squeeze Stix*. Cada porción de 140 calorías contiene la respetable cantidad de 2 gramos de fibra.

células a almacenar el exceso de grasa y reduce la capacidad del cuerpo para quemar la misma.

Por fortuna, las investigaciones también han revelado que sólo se requiere de tres noches consecutivas de dormir 9 horas para corregir cualquier desequilibrio en los niveles de glucosa y de hormonas que se haya producido por falta de sueño, y nuevamente resultará más fácil bajar de peso.

Sin embargo, de ahí en adelante será necesario hacer del sueño adecuado una prioridad en la vida. "Cuando descansamos bien somos más capaces de manejar el estrés en la vida cotidiana —afirma el Dr. Wayler—. Privarse de dormir adecuadamente es como matarse de hambre".

Si usted padece insomnio puede hacer varias cosas para facilitar dormirse.

Por ejemplo, programe la hora de acostarse y de levantarse de tal manera que le permita dormir de 8 a 9 horas. Prepárese todas las noches para dormir. Puede darse un baño en la bañadera (bañera, tina), leer un libro sobre la meditación o escuchar música relajante. Su dormitorio (recámara) debe estar a oscuras, fresco y silencioso.

También es importante hacer 30 minutos de ejercicio la mayoría de los días de la semana. Cuando se hace regularmente, el ejercicio reduce el estrés y aumenta la temperatura del cuerpo, lo cual sirve de preparación para dormir.

Por último, evite los alimentos y las bebidas con un alto contenido de azúcar o cafeína, así como el alcohol. Si bien llega a producir una sensación calmante, en realidad el alcohol perturba el sueño.

Si pasó una noche en vela, tome una siesta de 10 minutos al día siguiente. Mejorará tanto su estado de ánimo como su capacidad para seguir alimentándose de manera saludable.

No escatime el ejercicio

Cuando se trata de bajar de peso "resulta tan importante realizar una actividad física como alimentarse de manera saludable —opina el Dr. Wayler—. Además de ayudar a manejar la glucosa, la actividad física favorece varios factores que propician la pérdida de peso, como el control del apetito, el sueño y el manejo del estrés".

Se ha demostrado que tan sólo 30 minutos de caminar, trabajar en el jardín, hacer ejercicio aeróbico o de cualquier otra actividad física vigorosa que se lleve a cabo tres veces a la semana contribuyen a disminuir la resistencia a la insulina. La razón es que el ejercicio ayuda a activar las hormonas que revierten el almacenaje de grasa y que refrenan las ansias de comer. Los músculos contienen muchos receptores de insulina. Entre mayor sea la masa muscular y más calor generen los músculos de manera regular, mayor será la eficiencia con la que se aproveche la insulina y se quemen los carbohidratos y la grasa corporal.

Los beneficios del ejercicio en relación con el control de la glucosa se comentan con mayor detalle en la Quinta Parte. Ahí encontrará un *test* que le ayudará a identificar su "forma de ser" particular en lo que al ejercicio se refiere, lo cual le permitirá elegir las actividades indicadas para usted, así como rutinas disfrutables y variadas para caminar y un programa sencillo de levantamiento de pesas.

Su cuerpo se lo agradecerá

El sobrepeso, un nivel alto de glucosa y el exceso de insulina producen un círculo vicioso, pues cada uno de estos problemas de salud hace que empeoren los demás. Una vez que el cuerpo debe cargar libras adicionales, el peso sobrante hace que las células se resistan más a la insulina, lo cual aumenta cada vez más los niveles de glucosa e insulina en el torrente sanguíneo. A continuación, estos niveles a su vez impulsan al cuerpo a acumular más libras. El ciclo se prolonga, el cuerpo engorda y, lo que es peor, el riesgo de sufrir enfermedades cardíacas, un derrame cerebral o diabetes del tipo II aumenta a la par de los números sobre la pesa (báscula) del baño.

Al interrumpir el ciclo se logra algo más que sólo adelgazar: se reducen estos graves peligros para la salud. De hecho, perder tan sólo el 7 por ciento del peso corporal (unas 12 libras/5 kg en el caso de una persona que pese 175 libras/79 kg) puede reducir de manera significativa la probabilidad de enfermarse.

2

Guía de
la glucosa

CAPÍTULO 4

Los altibajos de la glucosa

CUANDO SE ENCUENTRA EN UN NIVEL SALUDABLE, la glucosa es la principal fuente de energía del cuerpo, el combustible que alimenta las células. Las células y los tejidos del cuerpo requieren esta sustancia de la misma forma en que los pulmones necesitan aire: sin ella no sobreviviríamos.

A fin de que el cuerpo funcione de acuerdo con su máximo potencial, es importante que se mantenga el equilibrio en el nivel de glucosa en la sangre, el cual no debe subir ni bajar demasiado. Es mucho lo que está en juego, pues el exceso o bien la falta de glucosa afectan de manera profunda la salud, la energía y el estado anímico.

El cuerpo regula el nivel de glucosa de una manera muy parecida a la forma en que el termostato de una casa controla la temperatura del aire. En este último caso, cuando la temperatura baja del nivel establecido la calefacción se prende automáticamente. Por su parte, las hormonas que regulan el nivel de glucosa en la sangre funcionan de manera semejante, aunque mucho más compleja. A continuación conocerá estas hormonas y los demás factores que llegan a afectar el nivel de glucosa en la sangre.

De comida a combustible

Todas las personas tenemos azúcar (glucosa) en la sangre, y todo el azúcar proviene de los alimentos que consumimos.

La energía que obtenemos de los alimentos, la cual se mide en calorías, proviene tanto de las grasas como de las proteínas y los carbohidratos. Estos últimos son descompuestos por el proceso de digestión a fin de obtener la glucosa, una especie de azúcar. Una vez que el torrente sanguíneo la absorbe, le decimos "glucosa en la sangre" o "azúcar en sangre".

Después de que se ingiere una comida, el nivel de glucosa en la sangre se eleva. A manera de respuesta, unas células especiales del páncreas liberan la insulina. Esta hormona importante les indica a las células de todo el cuerpo que deben absorber la glucosa. Ya en el interior de las células, la glucosa se quema para obtener energía o bien se almacena para aprovecharse posteriormente. A continuación, el nivel de glucosa en la sangre nuevamente baja poco a poco hasta que se vuelve a comer algo.

Si bien todos los alimentos que contienen calorías en algún momento se transforman en glucosa, se distinguen entre sí en cuanto a la velocidad con la que esta transformación ocurre. Al finalizar el proceso de digestión, las grasas y las proteínas se descomponen y el hígado utiliza los productos de esta descomposición para armar moléculas de azúcar. Tal "conversión" de las grasas y las proteínas en glucosa por lo común tarda de 6 a 8 horas y su impacto sobre el nivel de glucosa en el torrente sanguíneo es mínimo. (No obstante, una parte de la grasa se conserva como tal, al igual que una parte de las proteínas). Los carbohidratos se convierten en glucosa de manera mucho más rápida. Los carbohidratos simples, como las frutas o la leche descremada (*fat-free milk* o *nonfat milk*), se absorben en cosa de 15 minutos. Por su parte, una comida que contiene proteínas y grasa además de carbohidratos tarda de 30 a 60 minutos en absorberse.

Los glóbulos rojos y las células del sistema nervioso requieren grandes cantidades de glucosa para funcionar. De hecho, para el cerebro la glucosa resulta tan esencial como el oxígeno. Más o menos

Una sugerencia sencilla para sacarla

Cuando el nivel de glucosa está alto, el cuerpo trata de eliminar la que sobra excretándola a través de la orina. En este caso es posible que resulte útil tomar varios vasos adicionales de agua al día. "Entre más se bebe, más se orina y más azúcar se saca del organismo", según comenta el Dr. Luigi Meneghini, profesor adjunto de Medicina Clínica y director adjunto del Instituto para la Investigación de la Diabetes en la Escuela de Medicina de la Universidad de Miami. Sin embargo, no opte por refresco (soda) o jugo, los cuales de hecho pueden elevar el nivel de glucosa.

el 25 por ciento del total de glucosa que aprovechamos diariamente —es decir, entre 400 y 600 calorías— les toca al cerebro y a las células del sistema nervioso. Incluso cuando está descansando, el cerebro utiliza un porcentaje mayor de glucosa que el cuerpo en movimiento.

La glucosa que no se transporta a las células para ser aprovechada de inmediato como energía se "deposita" en el hígado y los músculos. Cuando se almacena de esta forma se llama glucógeno. El hígado guarda la tercera parte del glucógeno y lo libera al torrente sanguíneo en forma de glucosa cuando hace falta, como por ejemplo al caer el nivel de glucosa entre comidas. Las células de los músculos guardan las otras dos terceras partes del glucógeno que se encuentra en el cuerpo. Sin embargo, son egoístas, pues lo acaparan y lo utilizan de manera exclusiva para hacer ejercicio o realizar alguna otra actividad física. Ninguna otra célula lo puede aprovechar ya.

La capacidad de almacenaje de glucógeno del cuerpo sólo alcanza por 12 horas. Por lo tanto, a fin de proporcionarles al cuerpo y al cerebro la glucosa que requieren es preciso consumir con frecuencia su fuente preferida de combustible: los carbohidratos. (A pesar de que la grasa y las proteínas también se convierten en glucosa, son menos eficientes en este sentido). Desde luego es importante ingerir el tipo adecuado de carbohidrato, según lo verá más adelante.

¡LE GANÓ A LA GLUCOSA! *Alice McColgin*

Alice McColgin se hizo cargo de su salud y ahora controla su glucosa de manera natural: por medio de la alimentación y el ejercicio.

Hace dos años y medio Alice McColgin, de 53 años, no se sentía muy bien. Estaba sumamente cansada y padecía mucha sed. Tenía la vista borrosa y se veía obligada a ir al baño con frecuencia. También le daban sudoraciones frías. Cuando sufrió una infección aguda de las vías urinarias consultó a su médico, quien le hizo un análisis de glucosa. "Resultó que tenía más de 400 de glucosa —explica McColgin, una directora de cuentas de Indianápolis, Indiana—. Había subido de peso, hacía menos ejercicio que nunca y estaba pagando el precio".

A fin de reducir su nivel de glucosa más rápidamente, su médico le recetó 20 miligramos diarios de *Glipizide (Glucotrol)*, una pastilla que aumenta la sensibilidad de las células a la insulina. Sin embargo, McColgin estaba decidida a no volverse dependiente del medicamento y se hizo cargo del asunto personalmente. Empezó a caminar de 10 a 15 minutos cuatro o cinco veces a la semana. "A mi médico le impresionó la reducción que logré en mi nivel de glucosa en cuestión de

El acto de equilibrio hormonal

Un nivel normal de glucosa se mantiene dentro de un rango de 60 a 90 miligramos de glucosa por decilitro de sangre (mg/dl) antes de comer y hasta 120 mg/dl después de haber comido. Entre estos estrechos márgenes la sangre contiene una cantidad suficiente de glucosa para proporcionarles combustible a las células, pero no tanta como para que se vuelva perjudicial.

Si controlar la glucosa es un acto de equilibrio, las hormonas funcionan como la vara del equilibrista. "Regular la glucosa requiere establecer un equilibrio entre las hormonas que la hacen subir y aquellas que la hacen bajar", según explica el Dr. Robert Cohen, profesor de Medicina en la división de Endocrinología y Metabolismo del departamento de Medicina de la Universidad de Cincinnati, y director de la clínica para la diabetes del University Hospital de Cincinnati.

6 semanas. A partir de ahí y con el apoyo de mis familiares y amigos, el ejercicio se volvió parte de mi rutina cotidiana".

Actualmente McColgin evita los azúcares refinados y cuida su consumo de calorías y de grasa. A fin de ayudarse a rechazar las tentaciones, "me digo a mí misma que todavía quiero hacer muchísimas cosas y que consumir azúcar probablemente acortaría mi vida".

McColgin ha aumentado la cantidad de ejercicio que hace a 50 ó 55 minutos de alguna actividad aeróbica —caminar, subirse a la bicicleta fija o usar la *NordicTrack*, una estera mecánica (caminadora, *treadmill*)— 4 ó 5 días a la semana, lo cual le ha permitido bajar más de 30 libras (13 kg). La dosis de *Glucotrol* que debía tomar disminuyó a 5 miligramos y finalmente lo dejó por completo.

"Tengo más energía, duermo mejor y pienso con mayor claridad", indica. A las otras mujeres que se encuentran en situaciones parecidas a la suya de hace 2 años y medio, McColgin les tiene la siguiente sugerencia: "Trata de hacerte cargo de tu vida y de lo que metes a tu boca. Aparta un tiempito para el ejercicio. Vas a ver que te sentirás muchísimo mejor tanto física como emocionalmente".

La insulina es producida por las células beta del páncreas, las cuales detectan los niveles de glucosa en el torrente sanguíneo y ajustan su producción de insulina de acuerdo con ello. Después de haber comido, el nivel de insulina aumenta. Una vez que se libera, la insulina saca la glucosa del torrente sanguíneo y la entrega a las células que la están esperando en todo el cuerpo.

Cuando no se ingiere comida por un rato largo, las células alfa del páncreas envían glucagón a la sangre. Esta hormona hace subir el nivel de glucosa indicándole al hígado que entregue sus reservas de glucógeno y libere glucosa a la sangre para alimentar las células del cuerpo, ansiosas de recibir combustible. Otras hormonas que ocasionan un aumento en la glucosa son las contrarregulatorias: la epinefrina, el cortisol y la hormona del crecimiento.

"El glucagón y la epinefrina son las hormonas contrarregulatorias más importantes, porque provocan una liberación inmediata de la glucosa almacenada en el hígado", indica el Dr. Luigi Meneghini, profesor adjunto de Medicina Clínica y director adjunto del Instituto para la Investigación de la Diabetes en la Escuela de Medicina de la Universidad de Miami.

Los altibajos de la glucosa

Los niveles de glucosa experimentan fluctuaciones de entre 20 y 50 mg/dl como reacción a los alimentos, el ejercicio y el estrés, entre otros factores, según señala el Dr. Cohen.

El nivel de glucosa invariablemente se eleva un poco después de haber comido, pero la rapidez y la magnitud de esta elevación dependen en gran medida de lo que se haya comido. La cantidad de carbohidratos que se consumen resulta determinante en este sentido. Por otra parte, cuando se agregan grasa o fibra a los carbohidratos el azúcar se absorbe con mayor lentitud. Por ejemplo, un *donut* glaseado (que consiste principalmente en carbohidratos) hará que la glucosa suba más rápido que un sándwich (emparedado) de pavo (chompipe) (el cual contiene carbohidratos, grasa y proteínas).

Cuando hacemos ejercicio, la glucosa abandona la sangre y pasa a las células de los músculos, lo cual hace que su nivel descienda en la sangre mientras dura el ejercicio al igual que varias horas después de haberlo terminado. Para la mayoría de las personas esto no representa un problema; sin embargo, las que tienen un nivel alto de glucosa tal vez necesiten comer más carbohidratos, hacerse un análisis de glucosa o tomar menos insulina (si la utilizan) durante sus sesiones de ejercicio.

El estrés físico —como una enfermedad, una lesión o una operación quirúrgica— o el emocional también pueden elevar el nivel de glucosa. Este tipo de tensiones inducen al cuerpo a producir grandes cantidades de epinefrina (adrenalina), la hormona que lo prepara para enfrentar amenazas o huir de ellas. A la vez que la epinefrina hace aumentar el ritmo cardíaco, acelera la respiración y dilata las pupilas, también provoca que el hígado inunde al cuerpo de glucosa procedente de sus reservas de glucógeno.

CAPÍTULO 5

La glucosa y el organismo

SE REQUIEREN 7 ONZAS (196 G) de glucosa al día —menos de 1 taza— para mantener funcionando el preciso metabolismo del cuerpo. La mayor parte de esta glucosa va al cerebro. Tal vez no parezca mucha, pero sin ella no podrían tener lugar ninguna de las reacciones que normalmente se dan al interior de las células.

La exquisita obra de arte que es el cuerpo humano requiere cantidades precisas de su combustible preferido. Si los niveles de glucosa descienden demasiado (por debajo de 40 miligramos/decilitro o mg/dl), puede producirse un estado de coma o incluso la muerte. Si suben mucho, todo el organismo se pierde en un estado de caos.

Sin embargo, aún no ha sido posible definir con precisión las razones por las que se causa tal perjuicio.

"Sabemos que un nivel sumamente alto de glucosa daña algunas células y órganos —como los ojos y los riñones— más que a otros —según señala el Dr. David M. Kendall, profesor clínico adjunto de Medicina en la Universidad de Minnesota en Mineápolis e investigador principal del estudio Acción para Controlar el Riesgo Cardiovascular Relacionado con la Diabetes (o *ACCORD* por sus siglas en inglés), llevado a cabo por el Instituto Nacional para el Corazón, los Pulmones y

(continúa en la página 46)

Las edades y la glucosa

Ciertas épocas de la vida —incluso ciertos momentos del ciclo menstrual— llegan a afectar el nivel de glucosa. He aquí lo que sucede.

La pubertad. Esta etapa de la vida va acompañada de una resistencia a la insulina que no tiene nada que ver con el peso o la grasa, según indica Michael Goran, Ph.D., profesor de Medicina Preventiva en la Universidad del Sur de California en Los Ángeles.

"Los jóvenes, al pasar por la pubertad, desarrollan una fuerte resistencia a la insulina —explica—, independientemente de lo gordos, delgados, altos o bajos que sean". En términos generales experimentan una baja aproximada del 30 por ciento en su receptividad a la insulina. Si están delgados, sus cuerpos son capaces de superar este estado sin sufrir efectos a largo plazo. Pero si tienen sobrepeso es posible que el estrés al que se ve sometido el páncreas durante la pubertad lleve a todo el organismo más allá de los límites de lo soportable, lo cual puede dar por resultado una mayor duración de su insensibilidad a la insulina o incluso la diabetes.

El embarazo. Casi todas las mujeres embarazadas desarrollan cierta resistencia a la insulina, según indica el Dr. Thomas A. Buchanan, profesor de Medicina en la Escuela de Medicina Keck en Los Ángeles. Es más, durante el tercer trimestre la sensibilidad de una mujer embarazada a la insulina se ubica entre un 45 y un 70 por ciento por debajo de la de una mujer que no está embarazada.

Son dos los procesos que pueden contribuir a la resistencia de la insulina durante el embarazo. De acuerdo con el Dr. Buchanan, las hormonas liberadas por la placenta interfieren con la actividad de la insulina. Otra posibilidad aún más sencilla es que las mujeres engordan durante el embarazo, lo cual se suma a los efectos hormonales y termina por producir la resistencia a la insulina, según explica el experto.

¿Y por qué la Madre Naturaleza permite que las mujeres embarazadas padezcan tal resistencia a la insulina? "Conforme aumenta cada vez más la resistencia a la insulina, la glucosa y otros nutrientes siguen circulando por más tiempo después de haber comido de lo que sucedería con una capacidad normal de reacción por parte de la insulina —indica el Dr. Buchanan—. Quizá se trate de un método diseñado para brindarle más nutrientes maternos al feto".

La menstruación y la menopausia. La Dra. Gabriele E. Sonnenberg, profesora de Medicina en el Colegio Médico de Wisconsin en Milwaukee, señala que a muchas de sus pacientes enfermas de diabetes del tipo I (la cual se caracteriza por altos niveles de glucosa y ausencia total de insulina) les cuesta más trabajo controlar su glucosa justo antes de menstruar. Algunas hablan de problemas a la mitad de sus ciclos, durante la ovulación, mientras que de acuerdo con otras los cambios ocurren durante la menstruación misma. De hecho, varias de sus pacientes modifican la cantidad de insulina que toman según la etapa del ciclo menstrual en que se encuentren.

Estas observaciones han sido confirmadas por estudios científicos. De las 406 mujeres con diabetes del tipo I interrogadas para una encuesta, el 67 por ciento indicó que realizaban cambios en su forma de controlar la glucosa justo antes de menstruar, y el 70 por ciento hacía lo mismo durante la menstruación. Otros estudios incluso han demostrado que algunas mujeres que no padecen diabetes tienen una tolerancia menor a la glucosa durante la fase luteal, las 2 semanas que median entre la ovulación y la menstruación.

No se sabe por qué esto ocurre, pero algunos estudios han observado que la capacidad de la insulina para conectarse con sus puntos de contacto en las células varía a lo largo del ciclo menstrual. Al mismo tiempo es posible que ciertas hormonas reproductoras, como el estrógeno, interactúen con la insulina para bajar el nivel de glucosa. O puede ser que el azúcar y la grasa del chocolate consumido antes de iniciar la menstruación desequilibre el nivel de glucosa. Estos cambios de la menstruación desaparecen junto con los ciclos mismos. La menopausia en sí no parece afectar mucho la glucosa a menos que se suba de peso. "Pero si se mantiene delgada y activa durante la menopausia no desarrollará resistencia a la insulina aunque sea propensa a ella", indica la Dra. Sonnenberg.

Más allá de la menopausia. Con la edad, la capacidad del cuerpo para utilizar la insulina y la glucosa disminuye. Conforme envejecemos, al parecer la mitocondria —la pequeña central eléctrica que convierte la glucosa en energía al interior de las células musculares— deja de trabajar con la misma eficiencia que antes.

No obstante, según la Dra. Sonnenberg, los músculos figuran entre los consumidores principales de glucosa. Si se mantiene la condición de los mismos es posible que la disminución en la sensibilidad a la insulina sea menos intensa, afirma.

la Sangre—. Tal vez tenga que ver con la forma en que las células procesan la glucosa, pero se desconoce la respuesta exacta".

Cuando todos los elementos del sistema de suministro de la glucosa funcionan de manera adecuada, las células cuentan con una provisión constante de combustible. Nuestra meta debe ser facilitar este proceso. A continuación presentamos un resumen de las complicaciones que puede causar incluso una pequeña elevación por encima del nivel normal de glucosa.

Enfermedades cardíacas

Las enfermedades cardíacas empiezan a desarrollarse cuando el nivel de glucosa está "normal alto" o prediabético, es decir, arriba de 100 a 110 mg/dl, explica el Dr. Kendall. Son pocos los médicos conscientes de que incluso un nivel "normal alto" de glucosa —entre 100 y 125 mg/dl— daña los vasos sanguíneos de una manera tal que incrementa de manera significativa el riesgo de sufrir un ataque cardíaco o derrame cerebral.

El problema involucra más aspectos que sólo el de la glucosa. Uno de ellos es la resistencia a la insulina, es decir, cuando las células no hacen caso de la solicitud por parte de la insulina de dejar entrar a la glucosa. La resistencia a la insulina tiene como consecuencia que un alto nivel de esta hormona empieza a circular por el torrente sanguíneo, donde puede dañar los vasos sanguíneos al activar y ligarse a ciertas células en las paredes de los mismos, ocasionando posiblemente un crecimiento anormal de las células musculares, según indica la Dra. Elizabeth Patti, profesora adjunta de Medicina en la Escuela de Medicina de Harvard e investigadora del Centro Joslin para la Diabetes en Boston.

"Por lo tanto, la pared se hace más gruesa y la abertura más pequeña, y ya no es capaz de responder tal como debería", afirma con respecto a los vasos sanguíneos. El exceso de insulina hace tanto daño que de acuerdo con un estudio científico el nivel de insulina en la sangre representa un indicio más certero de las posibilidades de sufrir un ataque cardíaco que cualquier otro factor de riesgo.

Además, un alto nivel de glucosa causa estragos en el revestimiento de los vasos sanguíneos, el endotelio. Imagínese el endotelio como el forro de raso de la manga de un abrigo. Si se enreda, se rasga o se perjudica de otra forma, ya no es posible meter el brazo. De manera semejante, la sangre no fluye suavemente por una arteria dañada; de hecho puede estropearla aún más.

"Un alto nivel de glucosa basta para modificar las actividades de muchos genes y enzimas dentro de las paredes del vaso sanguíneo", explica la Dra. Patti. El endotelio se vuelve más pegajoso y atrae los coágulos de sangre tal como el papel matamoscas a las moscas. Los vasos sanguíneos ya no se estrechan ni se expanden con facilidad, lo cual a su vez crea más oportunidades para la formación de coágulos y aumenta el riesgo de padecer presión arterial alta (hipertensión). Por si fuera poco, un nivel alto de glucosa también vuelve más pegajosas las plaquetas, por lo que existe una mayor probabilidad de que produzcan coágulos y un ataque cardíaco o derrame cerebral.

Además, si se tiene un alto nivel de glucosa, cualquier otro factor de riesgo relacionado con las enfermedades cardiovasculares —como fumar, presión arterial alta, obesidad, falta de ejercicio, antecedentes familiares o un nivel alto de colesterol— se ve incrementado, según advierte el Dr. Kendall.

Cuente con la canela

Es posible que la canela —o por lo menos alguno de los compuestos que se encuentran en esta especia— aumente la sensibilidad de las células a la insulina. Así lo observó un grupo de investigadores del Servicio de Investigación Agrícola (o *ARS* por sus siglas en inglés) del Departamento de Agricultura de los Estados Unidos cuando empezaron a analizar las plantas y especias utilizadas por la medicina popular, buscando una forma natural de mantener estables los niveles de glucosa. El ingrediente más activo de la canela, el polímero metilhidróxido de chalcona, aumentó casi 20 veces la capacidad de las células para asimilar la glucosa.

El ARS y sus científicos han solicitado una patente para el compuesto, lo cual podría allanar el camino para que una compañía farmacéutica cree medicamentos derivados de la canela.

Problemas de la vista y ceguera

Un nivel muy alto de glucosa, propio ya de la diabetes, también daña los minúsculos vasos capilares de los ojos, los cuales se hinchan y se debilitan, se tapan y revientan. De esta forma se perjudica la visión, y el resultado con frecuencia es la ceguera.

Además, un nivel crónicamente alto de glucosa activa una sustancia llamada "proteína kinase C", la cual estimula de manera anormal ciertos factores que pueden provocar la formación de nuevos vasos sanguíneos en los ojos. El problema es que estos nuevos vasos no hacen falta, además de ser más propensos a salirse y a reventar. Tal afección se llama "retinopatía diabética".

Daños a los nervios

Cuando un alto nivel de glucosa perjudica los nervios en todo el cuerpo, el resultado es una neuropatía diabética. Existen muchas teorías acerca de la forma en que un nivel alto de glucosa afecta el funcionamiento de los nervios. Una posibilidad es la siguiente: cuando el alto nivel de glucosa daña los vasos sanguíneos que "alimentan" los nervios y así interrumpe el flujo de sangre a las células nerviosas, los nervios mismos sufren daños.

Es por eso por lo que los diabéticos son más propensos a padecer problemas de los pies y las piernas: los nervios de estas partes del cuerpo se estropean, por lo que se da una pérdida de sensibilidad o bien una dolorosa picazón y ardor (llamada neuropatía periférica) en las extremidades.

Ambos estados son peligrosos, particularmente el primero, el entumecimiento. No hace falta más que una pequeña cortada o ampolla (fácil de pasar por alto si no se siente) para provocar una infección. A su vez, la infección puede volverse incurable a causa del deficiente flujo de sangre a los pies y las piernas. El sistema inmunitario no tiene forma de enviar a un número suficiente de soldados para combatir la infección y sanar la herida, ni es posible que el cuerpo aporte otros factores. El resultado: gangrena y la amputación de los dedos de los pies, de un pie o incluso de toda una pierna.

Sin embargo, el problema no se limita a las piernas y a los pies.

• Al dañarse los nervios que conducen al pene y a la vagina, puede haber impotencia y problemas de excitación sexual así como con el orgasmo.

• Al dañarse los nervios que le sirven al corazón este puede empezar a latir más rápido o a velocidades diferentes, lo cual llega a producir una afección mortal llamada arritmia. También es posible que por esta causa se den los "ataques cardíacos silenciosos", que matan los músculos del corazón sin que se sienta nada. Estos ataques silenciosos pueden dar por resultado daños imperceptibles al corazón e insuficiencia cardíaca.

• Al dañarse los nervios que conducen a la vejiga a veces se dificulta reconocer la necesidad de orinar. Por lo tanto, la orina se retiene por demasiado tiempo, lo cual da por resultado infecciones de la vejiga.

Es irónico, pero debido a los daños que sufre el sistema nervioso automático —el cual se encarga de todas nuestras reacciones y movimientos involuntarios—, los diabéticos corren peligro de no darse cuenta cuando su nivel de glucosa desciende demasiado. Se trata de un suceso común, particularmente entre quienes toman insulina o algún otro medicamento para controlar la glucosa.

Los dientes

La diabetes y a veces un nivel alto de glucosa representan una amenaza triple contra la buena salud oral. Un alto nivel de glucosa llega a debilitar la capacidad del cuerpo para rechazar los gérmenes. Por lo tanto, incluso un simple herpes labial (fuego, boquera, pupa) puede provocar una infección grave. También es posible que se agraven las enfermedades de las encías.

Además, un alto nivel de glucosa en la sangre también eleva el nivel de glucosa en la saliva, según lo explica Sol Silverman Jr., D.D.S., profesor de Medicina Oral en la Escuela de Odontología de la Universidad de California en San Francisco y portavoz de la Asociación Dental Estadounidense. Esta saliva "más dulce" favorece el crecimiento de microbios orales que pueden provocar infecciones de hongos o bacterianas.

Contrólela a carcajadas

Ríase si quiere, pero de acuerdo con un estudio reciente que se llevó a cabo en el Japón es muy posible que reírse con regularidad ayude a controlar el nivel de glucosa.

Un grupo de investigadores de la Universidad de Tsukuba probaron la relación que existe entre la glucosa y la risa midiendo los niveles de glucosa de 19 hombres y mujeres afectados normalmente por un alto nivel de azúcar en sangre.

El primer día los participantes escucharon una conferencia con duración de 40 minutos; los investigadores la describieron como "monótona" y "desprovista de contenido humorístico".

El segundo día los llevaron a ver un espectáculo cómico japonés llamado *manzai*.

Antes de ambos eventos, todos ingirieron una comida de 500 calorías compuesta por cantidades semejantes de grasa, proteínas y carbohidratos. Sin embargo, su nivel de glucosa subió mucho menos después de haber visto el espectáculo *manzai*, el cual los hizo reír con ganas, de acuerdo con lo que ellos mismos afirmaron posteriormente. (Dieron a su propia risa una calificación de 4 ó 5 en una escala de 5 puntos).

Como si todo eso fuera poco, el alto nivel de glucosa también reduce la producción de saliva. La sequedad crónica de la boca aumenta el riesgo de tener caries y mal aliento, sufrir enfermedades de las encías y tener ciertas dificultades para hablar, masticar y tragar.

Insuficiencia renal

Los glomerulis son los millones de diminutos vasos sanguíneos en los riñones. Su función es servir de filtro para extraer pequeñas moléculas de desecho del torrente sanguíneo y pasarlas a la orina, mientras que las moléculas más grandes de proteínas permanecen en la sangre. Un alto nivel de glucosa puede dañar los glomerulis. En tal caso empiezan a filtrarse, lo cual permite que se escapen las proteínas. De hecho, la

Incluso en personas sanas sin un alto nivel de glucosa se ha observado una respuesta semejante a la risa.

¿Por qué? La risa nos induce a movernos, por lo que es posible que las células musculares absorban más glucosa, según especula el investigador Keiko Hayashi, Ph.D. Quizá la hilaridad también afecte las hormonas que ayudan a regular la glucosa.

Existen pruebas incontestables de que la risa puede ayudar a mejorar varios problemas comunes de salud. Por ejemplo, algunas investigaciones indican que el buen humor tal vez baje la presión arterial y libere endorfinas, los analgésicos naturales del cuerpo. También se considera que mejora la circulación y refuerza al sistema inmunitario.

En el reporte científico que publicaron en la revista *Diabetes Care*, el Dr. Hayashi y sus colegas llegaron a la siguiente conclusión: "El presente estudio revela el efecto inhibitorio de la risa sobre el aumento de la glucosa post prandial (después de haber comido) e indica la importancia de que los pacientes con diabetes tengan la oportunidad de reírse diariamente". Dicho de otra manera: si usted tiene un alto nivel de glucosa, trate de recurrir a la risa.

diabetes con frecuencia se diagnostica por medio de una prueba que detecta proteínas en la orina.

Con el tiempo los daños a los riñones hacen que todo este sistema se descomponga. El resultado es la incapacidad del organismo para eliminar los desechos y fluidos sobrantes, los cuales se acumulan en la sangre. Si los riñones dejan de funcionar por completo, afección que se llama "insuficiencia renal", tal vez se requiera de diálisis o incluso de un transplante de riñón.

CAPÍTULO 6

La glucosa y la mente

LAS CÉLULAS DEL CEREBRO claman por glucosa, la principal fuente de energía de este órgano. A pesar de que las 3 libras (1.4 kg) que pesa el cerebro sólo corresponden al 2 por ciento del peso total del cuerpo, los sesos consumen aproximadamente el 25 por ciento del total de glucosa con que cuenta el organismo. Además, a diferencia de otros órganos, que son capaces de aprovechar otras sustancias químicas (entre estas los ácidos grasos libres) como fuente de energía, el cerebro prácticamente no usa nada excepto glucosa.

Hasta hace poco, los investigadores pensaban que el suministro de glucosa al cerebro era tan invariable como el fluir de la arena en un reloj de arena; según ellos, sólo cuando literalmente se privaba de ella el resultado era un estado de coma o la muerte. Sin embargo, en realidad los niveles de glucosa en el cerebro no permanecen fijos, según comenta Paul Gold, Ph.D., profesor de Psicología, Neurociencia y Psiquiatría en la Universidad de Illinois en Champaign. Suben y bajan. Además, el simple hecho de que el cerebro reciba una cantidad suficiente de glucosa como para mantener el cuerpo en posición vertical no significa que le permita funcionar de acuerdo con su máximo potencial.

Por último, la cantidad de glucosa disponible para el cerebro influye de manera importante en la capacidad de este órgano para aprender, recordar y mantener la agudeza mental hasta la vejez. A continuación resumimos las investigaciones más recientes en cuanto a los efectos de la glucosa sobre la mente y el estado de ánimo.

El dúo desconcertante

¿Será posible que la depresión desencadene la diabetes o contribuya a su desarrollo?

Un grupo de investigadores del Centro Kaiser Permanente para la Investigación en Materia de Salud ubicado en Portland, Oregón, compararon a 1,680 miembros de una organización para la salud (o *HMO* por sus siglas en inglés,) a quienes recién se les había diagnosticado la diabetes, con 1,680 miembros de la misma edad y sexo que no padecían esta enfermedad. Observaron que a los diabéticos —desde *antes* de que se les detectara la diabetes— se les diagnosticaba o trataba por depresiones con mayor frecuencia que a los no diabéticos.

Además, cuando la depresión coincidía con la diabetes, en el 73 por ciento de los casos lo primero que se diagnosticó fue la depresión, según indica Greg Nichols, Ph.D., socio sénior de investigación con Kaiser.

Si bien los expertos no están seguros de qué opinar con respecto a esta relación entre enfermedades, de acuerdo con el Dr. Nichols existen varias teorías al respecto. Es posible que el sistema de regulación de la glucosa esté vinculado con los niveles de varias hormonas responsables de causar depresiones, como la catecolamina y la serotonina.

"Dicho de otro modo, tanto la depresión como la diabetes comparten un antecedente común —explica el Dr. Nichols—. En conjunto, la obesidad, el sedentarismo y una alimentación deficiente —además de cierta predisposición genética— producen tanto depresiones como diabetes, por lo menos en algunas personas. La gran pregunta sin resolver es si se puede prevenir la diabetes tratando la depresión o incluso si tratar la diabetes alivia la depresión".

Más allá del pescado: el máximo "alimento cerebral"

Las investigaciones realizadas por el Dr. Gold en torno a la glucosa y el cerebro derivaron de sus trabajos anteriores acerca de los efectos del estrés sobre el cerebro. Al analizar el impacto del estrés sobre la memoria, él y sus colegas observaron que cuando el nivel de la hormona del estrés, la epinefrina, aumentaba en la sangre de las ratas, también mejoraba su memoria.

Lo que sorprendió a los investigadores fue que las hormonas del estrés no pudieran cruzar la barrera sangre-cerebro, es decir, el punto de conexión entre el torrente sanguíneo y el cerebro. Por lo tanto, ¿de qué forma contribuía la epinefrina a agudizar la memoria?

Entonces lo entendieron. Cuando el nivel de hormonas del estrés aumenta en la sangre, también lo hace el de la glucosa. Si bien las hormonas del estrés no se introducen al cerebro, la glucosa sí lo hace. Por lo tanto, lo que causa la mejoría en la memoria debe ser el incremento en el nivel cerebral de glucosa.

El asunto interesó a los investigadores e inyectaron pequeñas cantidades de glucosa en los cerebros de las ratas, precisamente en las áreas que rigen el aprendizaje y la memoria. Al incrementarse de esta forma la cantidad de glucosa en los cerebros de los animales, también mejoró su capacidad para atravesar un laberinto.

Otros experimentos produjeron un asombroso descubrimiento. Además de que los niveles cerebrales de glucosa fluctuaban, se mantenían mucho más bajos de lo que los investigadores previeron inicialmente. Y cuando las ratas se ocupaban con tratar de resolver un laberinto, los niveles de glucosa disminuían precisamente en las áreas cerebrales que se requerían para dominar esta tarea.

Asimismo, entre más viejas las ratas, más tardaban sus cerebros en recuperarse del estrés mental: casi 30 minutos, en comparación con la recuperación inmediata que se observaba en los animales jóvenes. Es posible que este resultado explique en parte por qué la memoria tiende a debilitarse con la edad.

¿El azúcar nos hace más inteligentes?

El Dr. Gold no limitó sus estudios a las ratas. Continuó sus experimentos con seres humanos (aunque sin aplicarles inyecciones de glucosa).

Para una de las pruebas que él y sus colegas realizaron, un grupo de personas de 60 años para arriba fue citado en el laboratorio dos lunes consecutivos por la mañana, sin haber comido nada desde la noche anterior. El primer lunes, los participantes tomaron un vaso de una bebida con saborizante artificial endulzada con azúcar. En la segunda ocasión recibieron la misma cantidad de bebida pero con sacarina, un edulcorante químico que no contiene azúcar.

En ambos días debieron realizar una serie de pruebas estándar de la memoria de una hora de duración después de haber ingerido la bebida; al mismo tiempo se vigiló su nivel de glucosa.

"El día que los sujetos recibieron la bebida con azúcar obtuvieron resultados entre un 20 y un 30 por ciento mejores en las pruebas de memoria que el día en que tomaron la bebida con sacarina", indica el Dr. Gold. Las mismas pruebas se aplicaron posteriormente a personas más jóvenes, quienes también lograron mejores resultados con la bebida azucarada; de hecho, hasta un 40 por ciento mejores.

Las observaciones se confirmaron incluso cuando el mismo experimento se repitió con personas enfermas del mal de Alzheimer, síndrome Down o lesiones en la cabeza, según señala el Dr. Gold. De hecho, en una prueba que se realizó con pacientes de Alzheimer, la bebida endulzada con azúcar mejoró su capacidad de memoria en un 100 por ciento.

Sin embargo, esto no quiere decir que comer dulces lo volverá un Einstein. Aunque es cierto que los azúcares simples de los dulces pueden hacer que suba el nivel de glucosa —y quizá la agudeza mental—, sólo lo harán de manera temporal. Una vez que el páncreas libere grandes cantidades de insulina para trasladar esa glucosa del torrente sanguíneo a las células, el bajón consiguiente en el nivel de glucosa empañará el funcionamiento cerebral de la misma forma que si no se hubiera comido nada.

¡LE GANÓ A LA GLUCOSA! *Pamela Oldham*

La escritora independiente Pamela Oldham, de Ashburn, Virginia, se gana la vida escribiendo sobre temas de salud. No obstante, una ambulancia tuvo que llevarla al hospital para que se diera cuenta de que padecía un problema muy común con la glucosa.

A Oldham con frecuencia le costaba trabajo ponerse en movimiento por la mañana, y un día hacia el final del 2002 tuvo que comunicarse al 911.

"Empecé a sentirme como si estuviera a punto de perder el conocimiento —relata la escritora—. Mi hija estaba en la escuela y mi esposo acababa de salir a trabajar. Mis síntomas se parecían a los de un derrame cerebral y eso me preocupó, particularmente porque estaba sola".

Cuando la ambulancia llegó, ella ya no podía hablar ni pensar con claridad. En el camino al hospital se le ocurrió a un técnico médico de urgencias analizar su nivel de glucosa en la sangre. Lo encontró peligrosamente bajo. De inmediato le suministró una solución de glucosa por vía intravenosa. Cuando llegaron al centro médico unos minutos más tarde, sus síntomas prácticamente habían desaparecido.

A Oldham la había vencido la hipoglucemia, un nivel de glucosa extremadamente bajo.

A pesar de que nunca se le había diagnosticado un nivel bajo de glucosa llevaba años padeciendo los síntomas, como mareos, náuseas y dificultades para espabilarse por la mañana. El día que se comunicó al 911 no había desayunado. "Me sentí horrible desde el momento en que

De hecho, según el Dr. Gold sus investigaciones indican que, si bien ciertas dosis de glucosa mejoran la memoria y la capacidad de aprendizaje, una cantidad más grande tiene el efecto contrario: *las perjudica.* La dosis óptima para mejorar la memoria probablemente varíe de una persona a otra y también debe depender de los demás alimentos que se hayan comido recientemente e incluso del nivel de estrés que se esté viviendo.

desperté —comenta—. Estaba mareada, como con una resaca (cruda, mona, ratón) o como si me hubiera hecho falta dormir más, pero a la vez me sentía temblorosa y nerviosa. Fue muy extraño".

La noche anterior Oldham había comido una barra de confitura antes de acostarse. Los carbohidratos simples de la golosina hicieron subir su nivel de glucosa, que luego se desplomó mientras dormía y tocó fondo justo antes de que se despertara.

Actualmente Oldham ingiere varias comidas pequeñas a lo largo del día a fin de controlar su hipoglucemia; también hace lo posible por evitar los azúcares simples, como los dulces o el chocolate, sobre todo con el estómago vacío o a avanzadas horas de la noche. Por la mañana suele desayunar carbohidratos, como un cereal alto en fibra y pan tostado integral, para ayudar a que su nivel de glucosa aumente de manera constante. Si empieza a sentirse temblorosa toma un vaso con jugo de naranja (china) o de manzana para restablecer el equilibrio en su glucosa.

"Estoy mucho más consciente de lo que como y bebo, así como de la hora en que debo hacerlo —señala Oldham—. Debo admitir que a pesar del susto que me llevé resultó muy difícil modificar mis costumbres, sobre todo empezar a desayunar con regularidad. Sin embargo, ahora sé que un buen desayuno es imprescindible".

Para ir a la segura guarda unas cuantas bolsitas de azúcar en la cartera (bolsa) y sobre la mesita de noche. "Por si acaso", dice.

El equilibrio agudiza el ingenio

Varias técnicas de escaneo del cerebro, como el escaneo por resonancia magnética (o *MRI* por sus siglas en inglés) y la tomografía por emisión de positrones (o *PET* por sus siglas en inglés), les han permitido a los investigadores "ver" exactamente de qué modo el cerebro utiliza la glucosa como combustible.

En un experimento intrigante, un grupo de investigadores de la

Escuela de Medicina de la Universidad de Nueva York en la ciudad de Nueva York midieron el tamaño de varias partes del cerebro —entre ellas el hipocampo, el área del cerebro encargada de la memoria y el aprendizaje— de 30 hombres y mujeres entre los 53 y los 89 años de edad. Ninguno de ellos padecía diabetes ni mostraba indicios de demencia senil.

En primer lugar, los investigadores sometieron a los participantes a una breve prueba de la memoria. Les contaron un cuento y, después de un breve período de distracción, les pidieron que a su vez lo contaran, incluyendo el mayor número posible de detalles. Al día siguiente, después de una noche de sueño reparador pero antes de que desayunaran, se les inyectó por vía intravenosa una cantidad de glucosa más o menos equivalente a la de dos *donuts*. A continuación los investigadores evaluaron la rapidez con que sus cuerpos aprovecharon la glucosa; posteriormente registraron imágenes de sus cerebros mediante un MRI.

El resultado: las personas con resistencia a la insulina, a quienes les resultó más difícil absorber el azúcar al interior de sus células, también tenían hipocampos más pequeños. Es decir, el estudio parece indicar que la resistencia a la insulina no sólo afecta la memoria sino de forma concreta la parte del cerebro que rige tanto a esta como al aprendizaje.

Es posible que estos resultados expliquen por qué por cada persona afectada por el mal de Alzheimer existan otras ocho que incluso sin este mal tengan problemas de la memoria que menoscaban su calidad de vida. Diversos estudios han demostrado que los diabéticos son más propensos a sufrir problemas de la memoria que las personas sin diabetes. Sin embargo, la investigación que acabamos de describir ha sido una de las primeras en indicar que los diabéticos no son los únicos que corren peligro de sufrir estos problemas: es posible que las personas con una menor capacidad para absorber la glucosa también lo corran.

La hostilidad: una emoción mortal

Si usted posee lo que la literatura médica conoce como una "personalidad hostil", también es más probable que padezca resistencia a la insulina, la cual en última instancia aumenta el nivel de glucosa en la sangre en comparación con las personas con un carácter más apacible.

"Las personas hostiles son impacientes y agresivas y tienen la impresión de que el mundo los quiere perjudicar", según explica Richard Surwit, Ph.D., autor de un libro sobre los factores psicológicos que influyen en la diabetes y profesor de Psicología Médica en la Escuela de Medicina de la Universidad Duke en Durham, Carolina del Norte. Al parecer tal actitud recelosa se relaciona con la capacidad del cuerpo para regular los niveles de glucosa. El Dr. Surwit descubrió esta circunstancia cuando él y sus colegas reclutaron a 98 hombres y mujeres entre las edades de 18 y 48 años para un estudio. Midieron el nivel de glucosa en ayunas de los voluntarios después de que pasaran una noche en el hospital, y utilizaron una prueba psicológica estándar para evaluar su hostilidad.

"Tanto el nuestro como otros grupos de investigadores han observado que en las personas hostiles se altera el metabolismo de la glucosa; es posible que sean más propensas a desarrollar la diabetes del tipo II", según señala el Dr. Surwit. Tal vez se deba a la alimentación de estas personas, o quizá a la presencia de hormonas del estrés, como el cortisol.

CAPÍTULO 7

Estrés, sueño y glucosa

LAS HORMONAS QUE normalmente se relacionan con el estrés —la noradrenalina, la epinefrina y el cortisol— también figuran entre las más importantes cuando se trata de regular la glucosa. El resultado: el estrés —desde un estado pasajero de tensión hasta un estrés cotidiano crónico derivado de un trabajo lleno de presiones, problemas de dinero o dificultades matrimoniales— puede afectar el nivel de glucosa de la misma manera que la falta de ejercicio físico o una alimentación a base de comida basura.

Es más, la falta de sueño llega a elevar el nivel de glucosa, lo cual a su vez puede influir de manera negativa en el sueño. Incluso algo tan sencillo y aparentemente inofensivo como el roncar puede alterar los niveles de glucosa en la sangre.

Entonces, dadas todas estas circunstancias problemáticas, ¿qué debe hacer una persona insomne y agotada por el estrés para sentirse serena y descansar bien? Los consejos para combatir el estrés y conciliar el sueño empiezan en la Sexta Parte. No obstante, en este capítulo le diremos exactamente por qué y cómo el estrés y los problemas de sueño tal vez estén afectando sus niveles de glucosa.

Escapar del enemigo invisible

Imagínese viviendo en tiempos prehistóricos, con la necesidad de huir de repente de un tigre hambriento.

"El estrés le señala al cuerpo que posiblemente hará falta un esfuerzo muy grande para evitar un suceso catastrófico", según explica Richard Surwit, Ph.D., coordinador de Psicología Médica en la Universidad Duke de Durham, Carolina del Norte, y uno de los primeros investigadores en establecer la conexión entre el estrés y la glucosa. Dicha catástrofe solía ser un ataque por parte de un animal hambriento o bien la lucha desesperada para matar al platillo principal de la cena. El acontecimiento externo —la amenaza del tigre— provocaba la liberación de hormonas del estrés, las cuales a su vez enviaban señales tanto al hígado —para que soltara la glucosa almacenada en su interior— como a las células de la grasa —para que expulsaran ácidos grasos libres—. Ambas sustancias estaban diseñadas para proporcionar a las células del cuerpo una inyección inmediata de energía, a fin de permitirle escapar de la catástrofe lo más rápidamente posible.

El problema está en que el organismo humano no está programado para distinguir entre un tigre rugidor en busca de la cena y un jefe rugidor en busca de un reporte. Ambas amenazas provocan la misma inundación de hormonas del estrés.

Cuando funciona de manera adecuada el proceso circular que debe llevarse a cabo entre el páncreas y la retroacción de la glucosa y la insulina, el exceso de glucosa que se libera junto con las hormonas del estrés es devorado rápidamente por las células musculares; de esta forma los niveles de glucosa en la sangre prácticamente se normalizan en muy poco tiempo. Sin embargo, en la época actual el estrés no suele encontrar una válvula de escape física. Después de todo, *tenemos* que quedarnos hasta tarde escribiendo el reporte. Como estamos furiosos por el abuso del jefe, creamos más estrés. Por el contrario, nuestro antepasado prehistórico simplemente le hubiera huido al tigre y al correr hubiera quemado glucosa. Y punto, se acabó el estrés y la glucosa vuelve a niveles normales. En cambio, en nuestro mundo, muchas veces el estrés es crónico: simplemente no tiene fin. Tal situación puede

Estrés: ponle fin en el jardín

El Dr. George Gubernikoff visita con frecuencia el jardín botánico de Chicago (o *CBG* por sus siglas en inglés) cercano a su casa, no para examinar una nueva especie de planta sino para mantenerse sano.

"Los senderos son intrigantes e inducen a caminar más de lo que uno tal vez caminaría normalmente", indica el Dr. Gubernikoff, director del programa de becas en Cardiología de la Escuela Feinberg de Medicina en la Universidad Northwestern.

El gusto que este cardiólogo encuentra en pasear por el jardín dio lugar a la creación de un programa único por parte del CBG. Se llama "Entrega tu corazón al jardín" y los participantes aprenden a promover la salud del corazón en la vida cotidiana a la vez que disfrutan de la naturaleza. Diversos estudios han demostrado que el simple hecho de encontrarse en un espacio verde, como un jardín, puede hacer que baje el ritmo cardíaco, disminuya la tensión y aumente la capacidad de enfocar un asunto y de concentrarse. "No pudiera haber mejor lugar para enseñar a las personas hábitos saludables que ayuden a revertir las enfermedades del corazón", opina el Dr. Gubernikoff. Además, en vista de que las personas afectadas por un nivel alto de glucosa corren un mayor riesgo de sufrir enfermedades del corazón, tal "terapia horticultural" puede beneficiarlas también a ellas.

Si bien es posible que usted no cuente con un jardín botánico cerca de donde vive, lo más probable es que tenga acceso a algún

afectar el control de la glucosa, por lo que se produce un nivel de azúcar en sangre superior al normal, resistencia a la insulina y en última instancia, diabetes.

Entre más estrés se sufre, más se eleva el nivel de glucosa en la sangre. Y entre más frecuente se vuelve el estrés en la vida, menos eficaz resulta aquel proceso circular.

Una gran cantidad de estudios confirman este vínculo entre el estrés y la glucosa:

• Un grupo de investigadores de la Universidad de Washington en Seattle compararon a 47 personas encargadas de cuidar a un cónyuge tipo de espacio verde o parque. Averigüe qué hay en su región hablando por teléfono a la cámara local de comercio o bien al departamento de recreación.

Visitar los jardines públicos cada fin de semana o incluso de manera ocasional también puede ser fuente de inspiración y relajamiento. Para encontrar uno cerca de usted, consulte el sitio *web* de la Asociación Estadounidense de Jardines Botánicos y *Arboreta* (lugares donde se cultivan plantas) en www.aabga.org. O bien busque un ejemplar de la guía de jardines públicos *National Geographic's Guide to America's Public Gardens* en su biblioteca local.

No permita que las estaciones del año determinen si ha de salir a caminar o no. Siempre hay algo que puede disfrutarse. Incluso el invierno ofrece paisajes únicos, y algunos jardines públicos cuentan con vastos espacios interiores donde usted puede caminar y llenar sus pulmones de aire húmedo y caliente mientras admira la exuberante vegetación.

A fin de que estas experiencias sean lo más agradables posibles, póngase tenis especiales para caminar o unos botines ligeros para excursionista; comuníquese con anticipación por teléfono para averiguar si se están llevando a cabo sucesos o programas especiales; consiga un mapa y trace su ruta antes de llegar (tome en cuenta la ubicación de los baños y las fuentes para tomar agua); por último, evite las multitudes yendo temprano por la mañana o entre semana.

con el mal de Alzheimer con 77 sujetos que no debían atender a nadie de esta forma. Los primeros tenían niveles más altos de cortisol, glucosa e insulina, lo cual aumentaba su riesgo de padecer resistencia a la insulina y un alto nivel de glucosa.

• Dentro del marco del Estudio San Antonio del Corazón que se llevó a cabo en Texas, los investigadores participantes estudiaron a 1,292 parejas casadas o en unión libre. Observaron que en los casos de mayor discordia marital —y por lo tanto de mayor estrés— era dos veces más grande la probabilidad de desarrollar diabetes que cuando la pareja se llevaba bien.

Los frijoles arreglan el azúcar

Una de las mejores formas de controlar el nivel de glucosa de manera natural es consumiendo de 20 a 35 gramos de fibra al día. Mientras que los carbohidratos (azúcares) refinados, como los *donuts* y las golosinas, inundan al torrente sanguíneo de glucosa en cuestión de minutos, el cuerpo tarda más en descomponer los alimentos altos en fibra. Por lo tanto la glucosa se libera de manera más lenta en la sangre y proporciona energía de forma constante en lugar de sobrecargar al cuerpo de glucosa, obligándolo a luchar por sacarla nuevamente del torrente sanguíneo.

Una de las mejores fuentes de fibra son los frijoles (habichuelas) y otras legumbres. Las investigaciones han observado que consumir pequeñas cantidades de frijoles —sólo ½ taza al día— ayuda a controlar el nivel de glucosa.

• Unos investigadores de los Países Bajos interrogaron a un grupo de personas de entre 50 y 74 años de edad si habían sufrido importantes ocasiones de estrés durante los 5 años previos, tales como la muerte de un ser querido o amigo, la jubilación o el fin de una relación sentimental. En aquellos que mencionaron tres o más acontecimientos estresantes, la probabilidad de desarrollar diabetes era más o menos una vez y media mayor que en aquellos que habían padecido menos sucesos estresantes. Los científicos sacaron en conclusión que "los acontecimientos importantes de la vida muy bien pueden contribuir a producir diabetes, por lo menos en individuos que ya corran cierto riesgo".

Aprenda a respirar con facilidad

Además de revelar el problema, las investigaciones médicas también han descubierto su solución: se ha demostrado que técnicas sencillas de manejo del estrés —como la visualización, el relajamiento progresivo de los músculos y la respiración profunda— hacen que el nivel de glucosa en la sangre disminuya lo suficiente como para que un diabético reduzca su riesgo de sufrir muchas complicaciones relacionadas con la enfermedad.

Si reducir el estrés les funciona a los diabéticos, es muy posible que también les sirva a las personas que aún no padecen diabetes. Si de esta forma se puede bajar el nivel de glucosa propio de un diabético, probablemente también ayude a cualquiera a conservar niveles sanos, lejos de la zona de peligro. En los Capítulos 24 y 25 encontrará técnicas sencillas para eliminar el estrés al instante.

Sueñe con un nivel más sano de azúcar

La falta de sueño es tan perjudicial para el nivel de glucosa como lo es para el estado de ánimo y la cantidad de energía de una persona. "Algún factor relacionado con la duración, cantidad o calidad del sueño afecta la regulación de la glucosa —indica el Dr. Kingman P. Strohl, quien dirige el Centro para la Educación e Investigación sobre el Sueño en la Universidad Case Western Reserve de Cleveland y uno de los primeros investigadores en observar un vínculo entre la apnea del sueño y la diabetes—. Por alguna razón, cuando no se duerme lo suficiente el proceso mediante el cual se liberan varias hormonas que regulan la glucosa se ve alterado, lo cual produce resistencia a la insulina".

Las investigaciones confirman esta observación. Un grupo de científicos de la Universidad de Chicago evaluó a 27 adultos sanos de los que 14 dormían de manera normal y 13 sumaban menos de 5 horas y media de sueño cada noche. La sensibilidad a la insulina del grupo que de manera constante dormía muy poco era más baja —en casi un 40 por ciento— que la de quienes dormían normalmente, por lo que aquellos corrían mucho más riesgo de padecer presión arterial alta (hipertensión), síndrome X y diabetes, en última instancia.

De acuerdo con otra investigación llevada a cabo por la Escuela de Medicina de Harvard, en las mujeres que duermen 5 horas o menos cada noche la probabilidad de desarrollar diabetes aumenta casi en un tercio.

La falta de sueño también incrementa el nivel de unas peligrosas hormonas que promueven las inflamaciones, las cuales se han relacionado con ataques cardíacos y derrames cerebrales. En un estudio realizado por la Universidad Estatal de Pensilvania y los Institutos Nacionales de la Salud (o *NIH* por sus siglas en inglés), 13 voluntarios a quienes se privó de manera intencional del sueño (durante varias noches durmieron 2 horas menos que su cuota normal de sueño) sufrieron un aumento en citoquinas, los mensajeros químicos que ayudan a dirigir el proceso inflamatorio.

Las citoquinas también pueden intensificar la resistencia a la insulina, una etapa previa a la diabetes, según indica el Dr. George Chrousos, investigador y jefe de la sección de Medicina Pediátrica y Endocrinología Reproductora de los NIH.

Roncar y resistencia

Además, hay un vínculo que existe entre varios problemas del sueño, como el trastorno de la respiración durante el sueño (o *SDB* por sus siglas en inglés), y los niveles de glucosa en la sangre. Las personas afectadas por SDB tienden a roncar y con frecuencia dejan de respirar en varios momentos a lo largo de la noche, despertando por algunos instantes. Este trastorno también abarca la apnea del sueño, es decir, cuando se deja de respirar muchas veces durante la noche. Los investigadores piensan que el SDB está vinculado, de alguna manera, a la resistencia a la insulina.

Incluso es posible que algún día el hecho de roncar ocupe, junto con la obesidad, uno de los primeros lugares entre los factores tomados en cuenta para predecir un alto nivel de glucosa. Un estudio que abarcó a casi 70,000 enfermeras encontró que aquellas que roncaban todas las noches sufrían un riesgo más de dos veces mayor que el normal de desarrollar diabetes del tipo II. Se reveló como un factor de riesgo hasta en las mujeres de peso normal.

Roncar regularmente de manera profunda aumenta el nivel de unas hormonas llamadas catecolaminas, las cuales pueden provocar resistencia a la insulina, de acuerdo con el Dr. Wael K. Al-Delaimy, Ph.D., un investigador de la Escuela de Salud Pública de Harvard. Es posible que la apnea del sueño produzca el mismo efecto, según lo comenta este experto.

Si usted ronca todas las noches y tiene sobrepeso, consulte a su médico. Una simple prueba de la sangre revelará si tiene un alto nivel de glucosa. Pregunte a su médico acerca de las distintas formas de controlar los ronquidos y la apnea del sueño, además de lo que pueda hacer en su vida cotidiana para reducir su nivel de glucosa.

Actualmente los NIH están llevando a cabo una extensa prueba clínica para determinar si existe una conexión entre la resistencia a la insulina y los trastornos del sueño relacionados con la respiración. Si bien se cuenta sólo con datos preliminares, estos "son lo bastante prometedores como para que valga la pena continuar", afirma el Dr. Strohl.

Aparentemente también vale la pena dormir bien todas las noches.

3

Los problemas provocados por la glucosa

CAPÍTULO 8

Nivel "normal alto" de glucosa

Se calcula que 16 millones de personas radicadas en los Estados Unidos tienen un nivel de glucosa "normal alto"; es decir, se encuentran a sólo un pasito de desarrollar la diabetes del tipo II. Este riesgo para la salud casi no se toma en cuenta, pero se trata de un peligro muy común que incrementa la probabilidad de sufrir un ataque al corazón, un derrame cerebral e incluso algunos tipos de cáncer. Sin embargo, los médicos con frecuencia no le hacen caso por el hecho de que un nivel de glucosa que "sólo" es "normal alto" aún no puede calificarse de diabetes del tipo II.

El problema está en que muchas personas no saben que lo padecen. Otras más le restan importancia, diciendo que sólo se trata de "un problemita de azúcar" o de una "prediabetes". Es posible que los médicos le llamen "glucosa alterada en ayunas" (*impaired fasting glucose*) o "tolerancia reducida a la glucosa" (*impaired glucose tolerance*) (según la prueba que hayan aplicado para diagnosticar el estado) sin aplicar ningún tratamiento concreto, en muchos casos. Sin embargo, independientemente de cómo se le diga se trata de una afección peligrosa.

Un nivel "normal alto" de glucosa en la sangre aumenta el riesgo de desarrollar una diabetes del tipo II en un 50 por ciento dentro de un período de 10 años. Puede duplicar el riesgo de padecer una enfermedad cardíaca y casi triplicar el de tener la presión arterial alta (hipertensión), además de aumentar hasta en cuatro veces la probabilidad de morir de un ataque cardíaco. La resistencia a la insulina —deficiencia metabólica que causa el nivel "normal alto" de glucosa— siempre se ha relacionado con un mayor peligro de desarrollar cáncer.

En muchas ocasiones estas amenazas a la salud se minimizan, si es que se mencionan siquiera. Según algunos médicos, no inspira la preocupación debida en la gente. "Nadie le tiene respeto", opina el Dr. John Buse, Ph.D., profesor adjunto de Medicina en la Escuela de Medicina de la Universidad de Carolina del Norte en Chapel Hill y director del centro para la atención a la diabetes mantenido por esta institución. Es posible que hasta el 5 por ciento del riesgo de padecer diabetes y un nivel "normal alto" de glucosa corresponda a la herencia genética. Actualmente el 64 por ciento de todos los adultos que viven en los Estados Unidos tienen sobrepeso y el 78 por ciento no hacen suficiente ejercicio, por lo que no debe sorprender a nadie que el nivel "normal alto" de glucosa se esté propagando entre la población de este país.

No obstante, cuando se tiene un nivel "normal alto" de glucosa o se corre el riesgo de padecerlo es posible hacer mucho a título personal para proteger la salud. La clave: coma de manera saludable y muévase más.

El vínculo con la grasa

Más de un cuarto de la población estadounidense tiene un índice de masa corporal (o *BMI* por sus siglas en inglés) de 30 o más, es decir, padecen obesidad. Por lo tanto, la diabetes se ha vuelto cada vez más común, incluso entre adultos jóvenes y niños. (De hecho, los casos de diabetes infantil están aumentando de manera constante. Encontrará más información en el Capítulo 12). Los Centros para el Control y la Prevención de las Enfermedades calculan que se ha incrementado en un 70 por ciento el número de treintañeros afectados por la diabetes del tipo II.

Los frutos de comer frutos secos

Después de llevar durante 16 años el seguimiento de un grupo de más de 83,000 mujeres sin antecedentes de diabetes, enfermedades cardiovasculares o cáncer, un equipo de investigadores de Harvard demostró que las que comían frutos secos cinco veces o más a la semana habían reducido su riesgo de desarrollar diabetes del tipo II casi en un 30 por ciento, en comparación con las que rara vez o nunca comían frutos secos. Las que consumían crema de cacahuate (maní) por lo menos cinco veces a la semana habían reducido su riesgo de padecer diabetes del tipo II casi en un 20 por ciento, en comparación con las que rara vez consumían este alimento.

En el estudio, el tamaño típico de porción equivalía a más o menos 1 onza (28 g) de frutos secos o crema de cacahuate. Sin embargo, no debe agregar estos alimentos a la dieta normal sin realizar algunos ajustes, pues de otro modo se corre peligro de aumentar de peso. Por lo tanto, puede sustituir una rebanada de pan tostado por una cucharada de crema de cacahuate, por ejemplo, o bien espolvorear nueces sobre la ensalada a la hora de la cena, en lugar de queso.

Tal como se señaló con anterioridad, diversas investigaciones también sugieren que la grasa abdominal —o sea, la "grasa visceral" que envuelve los órganos internos y con frecuencia está ligada a altos niveles de cortisol, una hormona del estrés— tal vez represente un factor de riesgo aún más grave que el peso en sí.

"El sobrepeso, una alimentación alta en grasa y la grasa visceral se entretejen para producir la resistencia a la insulina —afirma el Dr. Buse—. Aún no entendemos el proceso completamente, pero una teoría plantea que las personas con resistencia a la insulina almacenan el exceso de grasa alimenticia en lugares inadecuados, como las células musculares y el hígado, lo cual les dificulta a sus cuerpos aprovechar el azúcar como combustible".

Los investigadores en materia de diabetes también han descubierto que la grasa corporal libera citoquinas. Estos mensajeros químicos cumplen con la función de ayudar a dirigir los procesos de curación del sistema inmunitario. No obstante, las señales de las citoquinas —cuando

¡LE GANÓ A LA GLUCOSA! *Lori Newman**

La falta de aliento, los mareos y los escalofríos que la asaltaron un día impulsaron a Lori Newman a visitar la sala de urgencias del hospital local. "Me sentí como si me estuviera dando un ataque al corazón", comenta la asistente administrativa de 40 años del sureste de Iowa. Se le dificultaba respirar y su corazón latía de manera irregular, como si se estuviera saltando los latidos.*

Su corazón resultó encontrarse en perfecto estado, pero tenía un nivel alto de glucosa si se tomaba en cuenta que llevaba más de 5 horas sin comer nada. Otra prueba de glucosa a la que se sometió al día siguiente en ayunas también resultó alta.

"Mi médico me sermoneó acerca del peligro que corría si no cambiaba algunas cosas pronto —indica Newman—. Me impresionó mucho, así que juré seguir sus consejos".

De todas formas la idea de hacer ejercicio no la entusiasmaba mucho que digamos. "El ejercicio nunca me ha gustado —explica—.

se producen en cantidades excesivas— pueden interferir con la capacidad de las células para obedecer las indicaciones de la insulina. El resultado: las células no son capaces de absorber el azúcar.

Según lo que sospechan los científicos, es posible que durante la fase temprana de la diabetes un alto nivel de insulina eleve de manera peligrosa el riesgo de sufrir un ataque cardíaco, al engrosar las paredes de las arterias y hacer que se eleve la presión arterial. Es más, la resistencia a la insulina se vincula al desarrollo de un tipo muy letal de colesterol malo —lipoproteínas pequeñas y densas— que crean el marco para las enfermedades cardíacas.

Analícela para curarla

Si el perfil de alto riesgo para padecer un nivel "normal alto" de glucosa en la sangre se aplica en su caso, programe una prueba de glucosa lo más pronto posible.

No obstante, en esta ocasión la experiencia resultó muy diferente. Empecé con caminar sólo 20 minutos al día; al cabo de unos cuantos meses ya estaba llevando a cabo mi programa actual de 3 a 4 millas (5 a 6 km) diarias, 6 días a la semana. También levanto pesas 6 noches a la semana junto con otras mujeres en la secundaria (preparatoria) local".

Newman también volvió a surtir su refrigerador y despensa (alacena, gabinete), cambiando la comida chatarra por frutas y verduras frescas, pollo y yogur. "Me encanta comer así", afirma.

Bajó 37 libras (17 kg) en poco más de 5 meses y su nivel de glucosa se encuentra bajo control.

"Esa visita a urgencias finalmente resultó ser una bendición —señala Newman—. Dudo que hubiera hecho tantos cambios de no haber recibido las malas noticias que tuvieron consecuencias tan buenas".

Nombre falso.

Un nivel "normal alto" de glucosa es fácil de detectar por medio de un análisis simple de sangre que se llama "prueba de plasma en ayunas" (*fasting plasma glucose check* o *FPG* por sus siglas en inglés). Después de permanecer en ayunas durante 8 a 12 horas, se toma una muestra de sangre para medir su contenido en glucosa. Un resultado de 99 miligramos/decilitro (mg/dl) o menos se considera normal; de 100 a 125 denota un nivel "normal alto" de glucosa, y de 126 o más es indicio de un caso plenamente desarrollado de diabetes.

Si usted tiene más de 65 años, pregunte por otra prueba conocida como "prueba oral de tolerancia a la glucosa" (*oral glucose tolerance test* u *OGTT* por sus siglas en ingles). Para realizarla se toma primero una bebida con azúcar y 2 horas después se efectúa una prueba de glucosa en la sangre. Si el resultado se ubica entre 140 y 199 mg/dl se padece un nivel "normal alto" de glucosa; un resultado de 200 o más es indicio de diabetes. Los datos disponibles indican que la OGTT posiblemente detecte el nivel "normal alto" de glucosa más pronto y resulte más precisa en el caso de las personas mayores.

En años recientes, dos pruebas clínicas muy importantes —el Estudio para la Prevención de la Diabetes, realizado en Finlandia, y el Programa para la Prevención de la Diabetes (o *DPP* por sus siglas en inglés), llevado a cabo en los Estados Unidos— demostraron que bajar de peso aunque sea un poco y hacer tan sólo 30 minutos de ejercicio al día son dos medidas que pueden retrasar el empeoramiento del nivel "normal alto" de glucosa o incluso impedirlo. Un beneficio adicional es que sirven para reducir muchísimo el riesgo de sufrir un ataque cardíaco.

De hecho, fue eso mismo lo que reveló el estudio finlandés. Los investigadores pusieron a 523 personas muy obesas afectadas por un nivel "normal alto" de glucosa a realizar un plan sencillo, el cual tenía cinco metas:

• Perder el 5 por ciento del peso total (es decir, 8 libras/4 kg en el caso de una persona que pesara 160 libras/73 kg)

• Reducir el consumo de grasa al 30 por ciento del total de calorías consumidas a diario

• Bajar el consumo de grasa saturada a menos del 10 por ciento del total de las calorías ingeridas a diario

• Comer más frutas, verduras y cereales integrales

• Hacer ejercicio a una intensidad moderada unos 30 minutos al día

Las personas que cumplieron con cuatro de los cinco objetivos no desarrollaron diabetes. Aquellas que además de bajar de peso lograron otras dos metas redujeron su riesgo de padecer diabetes en más del 70 por ciento. Y quienes afirmaron hacer ejercicio de manera regular y consiguieron llevar a cabo por lo menos otros dos objetivos redujeron su riesgo en un 80 por ciento.

Los hallazgos finlandeses fueron confirmados posteriormente de manera espectacular por el DPP, programa que se suspendió un año antes de lo previsto por la contundencia de sus resultados.

De los 3,234 participantes (todos afectados por prediabetes), aquellos que perdieron del 5 al 7 por ciento de su peso corporal y empezaron a hacer 30 minutos de ejercicio al día redujeron su riesgo de desarrollar la diabetes del tipo II en un impresionante 58 por ciento. Por su parte, las personas que tomaron medicamentos contra la diabetes sólo mejoraron sus probabilidades en un 31 por ciento.

El éxito del DPP motivó al Departamento Estadounidense para la Salud y los Servicios Humanos a lanzar una campaña de concientización pública que se llamó "Pequeños pasos: grandes recompensas" (*Small Steps. Big Rewards*). Este programa se dirige tanto a las personas con alto riesgo de sufrir prediabetes como a los médicos. A través suyo se pretende dar a conocer de manera masiva el hecho de que modificar los hábitos de vida puede reducir grandemente el riesgo de padecer diabetes, además de informar sobre las herramientas y los recursos que hacen falta para efectuar tal cambio. Encontrará más información acerca del programa *Small Steps* en el sitio *web* del Programa Nacional de Educación sobre la Diabetes del Instituto Nacional para la Salud: www.ndep.nih.gov.

Estrategias inteligentes: 6 formas de acabar con un nivel "normal alto" de glucosa

¡No deje pasar más tiempo! De acuerdo con los expertos, las estrategias fáciles que se describen a continuación contribuyen a corregir un nivel "normal alto" de glucosa.

Hágase la prueba. Hágase un análisis de glucosa ya, y luego otro dentro de un plazo de 6 a 12 meses, para ver si hubo algún cambio.

Si su médico le indica que los resultados están casi en el límite de los que indican un caso de diabetes (*borderline diabetes*), pídale los resultados exactos de la prueba. Es posible que algunos médicos aún no estén debidamente familiarizados con las nuevas pautas para diagnosticar la enfermedad; de ser así podrían indicarle que sus resultados están en el límite cuando en realidad ya la padece.

Baje de peso. En el estudio finlandés, incluso personas extremadamente obesas bajaron su riesgo de sufrir diabetes en un 70 por ciento —aun sin hacer ejercicio— al perder tan sólo el 5 por ciento del peso total de su cuerpo.

Gánele a la grasa. Menos del 30 por ciento del total de calorías diarias debe corresponder a la grasa, y menos del 10 por ciento a grasa saturada, la cual se obtiene de la carne y los productos lácteos de grasa entera. La revista *Prevention* recomienda limitar la ingesta de grasa al 25 por ciento del total de calorías consumidas al día.

Consuma carbohidratos más convenientes. Con ello nos referimos a alimentos como frutas y verduras así como cereales y panes hechos con cereales integrales, los cuales son ricos en vitaminas y minerales y sobre todo en fibra; de acuerdo con diversos estudios científicos, es posible que esta última ayude a bajar la glucosa en la sangre al retardar el proceso digestivo y de tal manera la velocidad con la que la glucosa se introduce al torrente sanguíneo.

Prevention recomienda nueve porciones diarias de frutas y verduras. Procure que por lo menos la mitad de sus cereales (incluyendo panes, arroz y pasta) sean integrales, a fin de aumentar aún más su consumo de fibra.

Muévase. Los participantes del Estudio para la Prevención de la Diabetes llevado a cabo en Finlandia lograron reducir su riesgo de padecer diabetes hasta en un 58 por ciento con sólo 2 horas y media de ejercicio a la semana (aproximadamente 21 minutos al día), aunque no bajaran de peso. Un ejercicio de intensidad moderada —caminar, andar en bicicleta, jugar tenis— resultó suficiente para mejorar la situación.

Registre sus rutinas. En ambos estudios, los participantes mantuvieron un registro cotidiano del tipo de alimentos que consumían, de las cantidades y del contenido en grasa de su alimentación. Esta técnica resultó clave para ayudarles a alcanzar sus objetivos alimenticios.

Es posible que su póliza de seguros no cubra la asesoría de un nutriólogo aunque le diagnostiquen un nivel "normal alto" de glucosa, pero tal vez sí sea posible obtener este apoyo si usted sufre algún problema adicional de salud, como un alto nivel de colesterol o triglicéridos, presión arterial alta (hipertensión) u obesidad. Vale la pena informarse. En el caso contrario, haga la prueba con un programa como *Weight Watchers*.

CAPÍTULO 9

Síndrome X

SE HABLA DE SÍNDROME X cuando las células del cuerpo se resisten a la insulina, la hormona encargada de entregarles la glucosa de la sangre. La afección fue identificada por primera vez en 1988 por el Dr. Gerald Reaven, un investigador de la Universidad de Stanford y experto en la diabetes. El síndrome X —también conocido como "síndrome metabólico" o "síndrome de resistencia a la insulina"— es silencioso y progresivo. Es posible que actualmente lo padezcan hasta la tercera parte de todas las personas radicadas en los Estados Unidos. Tales cifras indican un aumento del 60 por ciento en la incidencia de esta enfermedad en el curso de tan sólo una década, situación que en gran parte se debe al alarmante incremento en los índices de obesidad.

Las personas afectadas por el síndrome X con frecuencia padecen otros problemas de salud de manera simultánea, como por ejemplo obesidad, presión arterial alta (hipertensión) o altos niveles de colesterol y triglicéridos (una grasa presente en la sangre que daña al corazón). Este conjunto de trastornos aumenta el riesgo de sufrir un ataque cardíaco, derrame cerebral, mal hepático o incluso ciertos tipos de cáncer. También es el factor que subyace tras el síndrome de ovarios poliquísticos. Cuando se queda sin tratar, el síndrome X

Tome nota: 6 factores de riesgo clave

Alarmados por la amenaza que el síndrome X significa para la salud de la nación, los integrantes de la Asociación Médica Estadounidense, la Sociedad Endocrina, la Asociación Estadounidense de Instructores sobre la Diabetes y el Colegio Estadounidense de Médicos redactaron nuevas pautas para la identificación del síndrome X (al que llaman "síndrome de resistencia a la insulina").

Entre los factores de riesgo figuran los siguientes:

- Antecedentes familiares de diabetes del tipo II o de enfermedades cardíacas; diabetes gestacional y/o un diagnóstico de síndrome de ovarios poliquísticos

- Un nivel de glucosa en ayunas de 100 miligramos/decilitro (mg/dl) o más y/o un nivel de confirmación postglucosa de 140 mg/dl o más

- Presión arterial de 130/85 milímetros de mercurio (mmHg) o más

- Niveles de triglicéridos de 150 mg/dl o más

- Niveles bajos de HDL (menos de 50 mg/dl en las mujeres y 40 mg/dl en los hombres)

- Obesidad abdominal, es decir, una circunferencia de la cintura de más de 35 pulgadas (89 cm) en el caso de las mujeres y de 40 pulgadas (102 cm) en el de los hombres

De acuerdo con el Dr. Goutham Rao, un profesor del programa de residencia en Medicina General del Centro Médico de la Universidad de Pittsburgh-St. Margaret, entre más factores de riesgo existan en el caso de una persona, más probable es que padezca el síndrome X y pueda desarrollar las afecciones graves que lo acompañan.

puede convertirse fácilmente en una diabetes del tipo II propiamente dicha, con todo lo que eso implica: atención especial a la alimentación, pruebas regulares de glucosa, a veces medicamentos diarios y la expectativa de complicaciones debilitantes, como lo serían la ceguera, las amputaciones o la insuficiencia renal.

Muchos científicos opinan que el síndrome X es el resultado de la falta de correspondencia entre nuestra fisiología, aún prehistórica, y el estilo de vida moderno. Sin embargo, es posible hacer muchas cosas para reducir el riesgo de padecer este mal por cuenta propia. "Al bajar de peso y realizar más actividades físicas, las personas pueden empezar a revertir los mismísimos procesos que dan lugar a la resistencia a la insulina para empezar", según indica el Dr. Daniel Einhorn, director médico del Instituto Scripps Whittier para la Diabetes en San Diego.

Conozca al "cuarteto mortal"

De acuerdo con los expertos, la resistencia a la insulina causa la aparición de los elementos que algunos especialistas en materia de salud nombran el "cuarteto mortal": resistencia a la insulina, obesidad, dislipidemia (índices no saludables de colesterol y triglicéridos) y presión arterial alta. En conjunto, estos trastornos se traducen en un mayor riesgo de sufrir diabetes, una enfermedad cardíaca, un derrame cerebral y otros males crónicos; sin embargo, cada uno merece ser examinado por separado.

Resistencia a la insulina. Cuando las células del cuerpo dejan de responder a la insulina, el páncreas sano continúa produciéndola hasta por fin lograr controlar el nivel de glucosa en la sangre, explica el Dr. Goutham Rao, un profesor del programa de residencia en Medicina General del Centro Médico de la Universidad de Pittsburgh-St. Margaret.

El resultado es que la sangre se inunda de insulina. Si bien esta hormona resulta crucial para nuestra supervivencia, un nivel crónicamente alto de insulina —afección que se conoce como "hiperinsulinemia"— provoca un sinnúmero de problemas de salud.

• Retención de sodio. La presión arterial se eleva, y por lo tanto también el riesgo de padecer una enfermedad cardíaca.

• Elevados niveles de triglicéridos (grasas) y del colesterol LDL "malo", además de niveles peligrosamente bajos de colesterol HDL "bueno". Se incrementa el riesgo de sufrir tanto enfermedades cardíacas como derrame cerebral.

• Mayor tendencia a la formación de coágulos. La hiperinsulinemia puede dar lugar a la liberación de compuestos en la sangre que hacen que esta se coagule más fácilmente. De esta forma aumenta la probabilidad de sufrir un ataque cardíaco o derrame cerebral.

• En las mujeres, un mayor nivel de testosterona, la hormona sexual masculina. Esto puede provocar la aparición de un exceso de vello facial y corporal así como quistes ováricos, los cuales pueden incrementar el riesgo de padecer cáncer uterino y disminuir la fertilidad.

• Aumento de peso. La insulina estimula el apetito y favorece que las calorías se almacenen como grasa. Esto resulta particularmente frustrante en vista de que el exceso de grasa corporal a su vez hace que aumente aún más la resistencia a la insulina.

Cuando el páncreas pierde su capacidad de producir insulina en cantidades suficientes para controlar los niveles de glucosa, "*voilà*: una diabetes del tipo II", comenta el Dr. Rao.

Obesidad. Los médicos utilizan el índice de masa corporal (o *BMI* por sus siglas en inglés) para determinar si una persona se encuentra dentro del rango normal de peso para su estatura, está baja de peso o bien padece sobrepeso u obesidad. El BMI se aplica de igual manera a hombres y mujeres.

El 55 por ciento de las personas radicadas en los Estados Unidos tienen un BMI de 25 o más, lo cual indica sobrepeso. Más del 25 por ciento tienen un BMI de 30 o más, es decir, padecen de obesidad. A fin de calcular su BMI, consulte la Tabla del Índice de Masa Corporal (*Body Mass Index Table*) del Instituto Nacional para el Corazón, los Pulmones y la Sangre en www.nhlbi.nih.gov/guidelines/obesity/bmi_tbl.htm. Es posible que el riesgo de padecer el síndrome X aumente si el exceso de peso se concentra alrededor de la cintura en lugar de más abajo en el cuerpo (la forma de "manzana" en lugar de la "pera").

Más o menos el 20 por ciento de las personas con el síndrome X no tienen sobrepeso. Por lo tanto, si tiene alguno de los factores de riesgo hágase la prueba aunque no esté pasada de peso. Tal análisis resulta fundamental para detectar los posibles factores de riesgo para enfermedades cardíacas.

Dislipidemia. Se trata del término médico que designa una pro-

Evítelo con lechita

En un estudio que llevó el seguimiento de la alimentación y la salud de más de 3,000 personas durante 10 años, un grupo de investigadores del Hospital Children's y de la Escuela de Medicina de Harvard compararon dos grupos de personas con sobrepeso. Durante todo el tiempo que duró el estudio, el primer grupo había consumido 5 o más raciones diarias de productos lácteos, mientras que el segundo sólo había consumido 2 raciones diarias. Los investigadores encontraron que el primer grupo tenía un riesgo un 72 por ciento más bajo que el segundo de desarrollar el síndrome X. Es decir, por cada ración diaria de productos lácteos consumidos, el riesgo de sufrir el síndrome X había descendido en un 21 por ciento. Si bien los investigadores no sabían de qué forma los lácteos trabajaban para disminuir los riesgos, citaron estudios anteriores en los que se establecía un vínculo entre un riesgo menor de sufrir una enfermedad cardíaca, derrame cerebral, presión arterial alta (hipertensión) o diabetes del tipo II y los nutrientes contenidos en la leche, como el calcio, el potasio y el magnesio. También hicieron referencia a diversos estudios en los que se demostraba una relación entre el consumo de productos lácteos y la pérdida de peso.

porción perjudicial de grasas en la sangre. Las personas con altos niveles de colesterol LDL y triglicéridos y bajos niveles de colesterol HDL sufren de dislipidemia, la cual se relaciona con un mayor riesgo de padecer enfermedades cardíacas.

Hipertensión. Desde hace mucho tiempo se sabe que esta afección aumenta el riesgo de sufrir un ataque cardíaco, derrame cerebral o insuficiencia renal. Además, hace poco descubrieron otra amenaza: la prehipertensión. Hasta 45 millones de estadounidenses —más del 20 por ciento de la población adulta del país— padecen este precursor de la presión arterial alta (hipertensión) crónica, según los datos federales publicados hace poco. Se considera que una persona tiene prehipertensión si su presión arterial se ubica entre 120 y 139 milímetros de mercurio (mmHg) sistólico (el número superior) o entre 80 y 89 mmHg de volumen diastólico (el número inferior).

Pequeños cambios, grandes recompensas

Cambiar los hábitos de vida puede reacomodar la fila de fichas de dominó que tumba el síndrome X, según el Dr. Rao. Y no hace falta mucho para lograrlo. Basta con tan sólo perder entre el 5 y el 10 por ciento del peso corporal y caminar de 15 a 20 minutos al día para empezar a revertir esta afección, de acuerdo con el Dr. Einhorn. De hecho, la sensibilidad a la insulina empezará a mejorar incluso antes de que ocurra una baja importante en el peso.

Un beneficio adicional es que la pérdida de peso y el ejercicio se refuerzan mutuamente, indica el Dr. Einhorn. Por ejemplo, el ejercicio les ayuda a las células del cuerpo a volverse más sensibles a la insulina. Una mayor sensibilidad a la insulina puede contribuir a bajar de peso, lo cual a su vez refuerza la sensibilidad a la insulina.

Por fortuna, no es necesario pasar el día entero en el gimnasio. "La gente necesita darse cuenta de que cualquier cosa es muchísimo mejor que nada cuando hablamos de ejercicio, y luego será posible hacer más", opina el Dr. Einhorn. Para un control óptimo del peso, las investigaciones más recientes sugieren que lo mejor tal vez sea caminar de 45 a 60 minutos diarios o realizar alguna otra actividad que exija un esfuerzo moderado.

Si usted fuma sería prudente quitarse el vicio. Fumar favorece la resistencia a la insulina y empeora sus consecuencias, lo cual aumenta el riesgo de padecer cáncer, derrame cerebral y enfermedades cardíacas. Existen más métodos que nunca para dejar de fumar, así que pregúntele a su médico cuál le conviene más.

De acuerdo con el Dr. Einhorn, al bajar el nivel de insulina y la cantidad de grasa corporal es posible que mejore la presión arterial así como los niveles de colesterol HDL y LDL y de triglicéridos. A su vez, estas mejorías reducen el riesgo de sufrir un ataque cardíaco o un derrame cerebral. Unos 3 a 6 meses después de haber llevado a cabo algunos cambios saludables en sus hábitos de vida, pídale a su médico que le revise la glucosa, el colesterol y los triglicéridos para ver qué resultado le están dando sus esfuerzos, recomienda el experto.

CAPÍTULO 10

Diabetes gestacional

Uno de los acontecimientos más felices de la vida —concebir y dar a luz a un hijo— se ve enturbiado por la diabetes gestacional, misma que sólo se da durante el embarazo, en el caso de aproximadamente 1 de cada 20 mujeres embarazadas.

¿En qué se equivocó la Madre Naturaleza?

Las hormonas secretadas por la placenta, el órgano que nutre al bebé a través del cordón umbilical, hacen que las células de la mujer embarazada se vuelvan resistentes a la insulina que debería bajar el nivel de glucosa.

Esta resistencia a la insulina impide que la glucosa se aproveche debidamente. Los expertos opinan que la naturaleza le crea a la mujer cierta resistencia a la insulina de manera intencional, a fin de incrementar la cantidad de glucosa y nutrientes disponibles para el bebé al crecer. No obstante, cuando la glucosa se eleva a niveles poco saludables se convierte en un problema tanto para la madre como para el hijo. Los científicos no han determinado la causa, pero no es posible evitar la diabetes gestacional de la misma forma en que se puede evitar la del tipo II.

Los bebés de las mujeres con diabetes gestacional tienden a ser muy grandes a causa de las enormes cantidades de glucosa que se

Escoja a un buen equipo médico

Si usted padece diabetes y piensa embarazarse, reúna a un equipo médico que le brinde los mejores cuidados posibles tanto antes del embarazo como durante el mismo y después de que finalice, según recomienda la Asociación Estadounidense contra la Diabetes. Tal equipo debe incluir a los siguientes integrantes:

- un endocrinólogo (un médico capacitado para atender a los diabéticos) que tenga experiencia en la atención a mujeres diabéticas
- un obstetra especializado en embarazos de alto riesgo y que haya trabajado con otras diabéticas embarazadas
- un instructor certificado en materia de diabetes (o *CDE* por sus siglas en inglés), quien podrá ayudarle a controlar su diabetes durante el embarazo
- un dietista registrado (o *RD* por sus siglas en inglés), quien podrá ayudarle a adaptar su plan alimenticio a sus necesidades cambiantes de nutrición a lo largo del embarazo
- un pediatra o neonatólogo (médico para recién nacidos) que conozca y sea capaz de tratar los problemas que pueden afectar a los bebés de mujeres diabéticas

transfieren de la madre al bebé a través de la placenta. Estos niños afectados por macrosomia (el término médico que designa un peso excesivo al nacer) tienen mayor probabilidad de sufrir lesiones durante el parto, de requerir una cesárea y de padecer un nivel bajo de glucosa en la sangre o bien ictericia durante los primeros días después de nacer. Asimismo son vulnerables al síndrome de dificultad respiratoria (o *RDS* por sus siglas en inglés), una afección que —como lo indica el nombre— les dificulta respirar. De adultos tienen un mayor riesgo de padecer obesidad y diabetes del tipo II.

A manera de definición, la diabetes gestacional —que suele hacer acto de presencia durante el quinto o sexto mes del embarazo— sólo afecta a mujeres que previamente no habían padecido diabetes del tipo I o II. No obstante, los factores de riesgo son los mismos que en el caso de la diabetes del tipo II: antecedentes familiares de diabetes, sobrepeso, ciertos factores raciales o el haber padecido diabetes gestacional durante un embarazo anterior.

Si usted sufre diabetes gestacional actualmente o corre un alto riesgo de desarrollarla, no se asuste. La mayoría de las mujeres superan la enfermedad y dan a luz a niños sanos.

"De todas formas es importante detectar y tratar la diabetes gestacional lo más pronto posible durante el embarazo", indica el Dr. Russell K. Laros Jr., profesor de Obstetricia y Ginecología así como de Ciencias Reproductoras en la Universidad de California en San Francisco, un especialista en embarazos de alto riesgo. Requiere vigilar la alimentación de manera rigurosa, hacer ejercicio y asegurar la supervisión médica cuidadosa tanto por parte del obstetra como del perinatólogo (médico especializado en embarazos de alto riesgo). Después de haber dado a luz hay que estar atenta al nivel de glucosa en la sangre, porque la diabetes gestacional aumenta el riesgo de desarrollar diabetes del tipo II más adelante en la vida.

Si usted ya padece diabetes y piensa fundar una familia o tener más hijos, resulta aún más crucial mantener un control estricto sobre la glucosa en su sangre. A continuación le diremos lo que todas las futuras madres deben saber.

Protéjase a sí misma y a su bebé: hágase la prueba pronto

El análisis para detectar la diabetes gestacional se realiza de manera rutinaria como parte de la atención prenatal. A la mayoría de las mujeres se les hace una prueba oral de tolerancia a la glucosa (u *OGTT* por sus siglas en inglés). Para esta prueba se toma una solución azucarada de glucosa. Una hora más tarde se extrae sangre de una vena en el brazo y se mide su contenido en glucosa. Un resultado de 140 miligramos/decilitro (mg/dl) o más es indicio de diabetes gestacional, pero el médico efectúa una segunda prueba para confirmar el diagnóstico. Para ello hay que quedarse en ayunas toda la noche, para que luego se mida la glucosa cada hora durante 3 horas.

Cuídese al caminar

Hacer ejercicio puede ayudarles a las mujeres afectadas por la diabetes gestacional a reducir la resistencia a la insulina, la cual es un aspecto clave de esta afección. Actualmente se recomienda que las futuras madres hagan de 20 a 30 minutos de ejercicio al día. (Obtenga la aprobación de su médico antes de iniciar cualquier tipo de régimen de ejercicio).

De hecho es posible que una caminata diaria no sólo reduzca los efectos potencialmente dañinos de la diabetes gestacional sino incluso evite que se desarrolle en primer lugar.

En la revista médica *The Physician and Sports Medicine*, el Dr. Raul Artal, profesor y coordinador del departamento de Obstetricia y Ginecología en la Universidad St. Louis en Missouri, escribió: "Con base en mi experiencia clínica he visto que el ejercicio puede prevenir la diabetes gestacional, incluso tratándose de pacientes patológicamente obesas".

Al hacer ejercicio, los músculos llegan a incrementar su consumo de azúcar en la sangre hasta en 35 veces, anota el experto. En vista de que los músculos consumen muchísima más glucosa que la sangre, el ejercicio puede ayudar a que el nivel de glucosa baje mientras se realiza la actividad física y por algún tiempo después, según la duración y la intensidad del entrenamiento.

El Dr. Artal apunta que las mujeres afectadas por la diabetes gestacional deben colaborar estrechamente con sus médicos a fin de diseñar un programa de ejercicio adecuado para sus necesidades, además de medir su nivel de glucosa antes y después de la actividad física.

Además, si se manifiesta cualquiera de los siguientes síntomas, hay que suspender la actividad física *de inmediato* y consultar al médico.

- Dolor en la región púbica, el abdomen o la espalda
- Mareos o desvanecimiento
- Falta de aliento o dificultades para caminar
- Palpitaciones
- Hemorragia vaginal, pérdida de líquido o contracciones uterinas
- Ausencia de movimiento fetal

A la mayoría de las mujeres embarazadas se les realiza la prueba de la diabetes gestacional al inicio del tercer trimestre, pero es recomendable pedirle al médico que la haga antes. Diversas investigaciones recientes indican que al adelantar el análisis aumenta la probabilidad de detectar la afección más pronto, lo cual puede reducir el riesgo de defectos congénitos, infecciones y parto prematuro. En un estudio que abarcó a 255 mujeres embarazadas a quienes se les hizo la prueba de tolerancia a la glucosa al finalizar el primer trimestre, las pruebas acertaron en 24 de 25 casos.

Si a usted se le diagnostica la diabetes gestacional, probablemente bastará con que cuide su alimentación y haga ejercicio para mantener el nivel de glucosa en su sangre dentro de un rango aceptable de 90 a 130 mg/dl antes de comer y de menos de 180 mg/dl 2 horas después de haber comido.

Al finalizar el embarazo, la diabetes gestacional también llega a su fin. No obstante, dos de cada tres mujeres que la han padecido alguna vez la vuelven a sufrir en sus embarazos posteriores, y una de dos desarrolla diabetes del tipo II más adelante en su vida. Por lo tanto, una vez que haya padecido diabetes gestacional deberá cuidar su peso, hacer ejercicio y llevar una alimentación saludable durante el resto de su vida. También tendrá que hacerse analizar la glucosa con regularidad.

Si tiene riesgo de sufrir diabetes gestacional y piensa embarazarse, deshágase del sobrepeso que tenga. Tener sobrepeso durante el embarazo aumenta el riesgo de padecer diabetes gestacional así como una elevación peligrosa en la presión arterial (preeclampsia).

Estrategias inteligentes: 5 formas de controlar la diabetes gestacional

Si bien suele ser imposible evitar la diabetes gestacional, es posible controlarla efectuando algunos cambios en los hábitos cotidianos, entre ellos los de la alimentación y el ejercicio. A continuación le diremos qué hacer para asegurar la buena salud de su bebé. . . y la de usted.

Suba de peso de manera lenta y constante. Si bien es importante subir de peso durante el embarazo a fin de nutrir adecuadamente al bebé, un aumento exagerado de peso puede intensificar la resistencia del cuerpo a la insulina. Si usted tiene un peso normal al embarazarse, lo más probable es que suba entre 25 y 35 libras (11 y 16 kg). Si ya tiene sobrepeso al concebir, trate de limitar el peso que suba a entre 15 y 25 libras (7 y 11 kg). Pídale a su médico que le recomiende a un nutriólogo que le ayude a satisfacer sus necesidades de nutrición y a la vez le evite subir de peso en exceso. No se ponga a dieta para tratar de bajar de peso. Tanto usted como su bebé necesitan los nutrientes adecuados para estar sanos. Si está baja de peso, trate de subirlo de manera constante a lo largo del embarazo.

Realice 30 minutos de alguna actividad física ligera al día. Incluso una breve caminata al día ayuda a evitar subir de peso en exceso, lo cual promueve la diabetes gestacional. (El ejercicio aumenta la sensibilidad de las células musculares a la insulina aunque no se baje de peso). Un beneficio adicional del ejercicio es que puede ayudar a aliviar otros problemas relacionados con el embarazo, como el dolor de espalda, la retención de líquidos y el estreñimiento, indica el Dr. Laros.

Coma por dos, no más. Comer a las horas indicadas y en las cantidades correctas es una de las mejores formas de controlar la glucosa.

Picar puede ayudar

Todas las mamás saben que durante el embarazo es posible sentirse satisfecha desde el instante de sentarse a la mesa. Una solución sería la siguiente: ingerir varias comidas pequeñas al día en lugar de tres más abundantes.

Las minicomidas no sólo le ayudarán a superar esa sensación de saciedad, sino que de acuerdo con varios estudios también mantienen bajo el nivel de insulina.

Desde luego no existe una dieta apropiada para todas las mujeres. Si usted padece diabetes —gestacional o del tipo que sea— consulte a un nutriólogo para que le ayude a planear lo que debe comer, en qué cantidades y a qué horas, a fin de satisfacer sus propias necesidades y las del niño que tiene dentro.

A menos que se trate de un embarazo múltiple, sólo hacen falta 300 calorías al día por encima del consumo normal de calorías para nutrir al feto.

Cuide su nivel de glucosa en la sangre. Si se le diagnosticara diabetes gestacional, hacerse pruebas de sangre a ciertas horas del día les ayudaría a usted y a sus médicos a determinar si los cambios que ha realizado en sus hábitos de vida bastan para mantener su nivel de glucosa dentro de un rango normal o si necesita medicamentos. Su médico le mostrará cómo obtener una gota de sangre (con un instrumento que se llama "lanceta") y analizarla. Si la idea de revisar su propia sangre le produce náuseas, le dará gusto saber que algunos sistemas nuevos de vigilancia como *GlucoWatch* (entre otros) toman las muestras de manera automática y proporcionan los resultados más o menos 10 minutos después. (Algunos seguros médicos cubren el costo de tales aparatos y otros no. Infórmese con su compañía de seguros).

Programe una revisión para después del parto. Es posible que su diabetes gestacional no desaparezca hasta varias semanas después de haber nacido su bebé. Para asegurarse de que la haya superado, su médico le hará varias pruebas de sangre, normalmente una al día siguiente del parto, otra 6 semanas después y otras más por lo menos una vez al año de ahí en adelante, aunque siempre resulten normales. Si usted sigue haciendo ejercicio, cuidando su peso y llevando una alimentación saludable, mejorará sus probabilidades de evitar la diabetes en el futuro.

¿Diabética? No se preocupe, sólo planee

En la mayoría de los casos, las mujeres diabéticas que quieren embarazarse reciben el visto bueno por parte de sus médicos. La clave del éxito está en llevar a cabo un buen control de la glucosa no sólo durante el embarazo sino desde antes. La Asociación Estadounidense contra la Diabetes recomienda tener bien controlada la glucosa en la sangre de 3 a 6 meses antes de concebir, a fin de asegurarse de que el bebé cuente con un ambiente seguro durante la gestación.

Si usted padece diabetes del tipo I, o si está tratando su diabetes

¡LE GANÓ A LA GLUCOSA! *Betty Riggsley*

Betty Riggsley* atribuía su inmensa fatiga al hecho de tener dos hijos adolescentes además de trabajar a tiempo completo. No obstante, entonces le dio un resfriado (catarro) tenaz, y cuando se hizo un chequeo (revisión) se encontró con una historia ya conocida por ella.

Once años atrás, a los 36 años, Riggsley padeció diabetes gestacional durante su segundo embarazo. Ahora, a los 47, le diagnosticaron diabetes del tipo II.

Riggsley pesaba 145 libras (67 kg) cuando le diagnosticaron la diabetes gestacional. En ambas ocasiones el peso adicional se debía a sus malos hábitos alimenticios así como a una vida sedentaria. A pesar de que conocía sus antecedentes familiares de diabetes del tipo II y de que durante el embarazo le advirtieron que las mujeres afectadas por la diabetes gestacional corrían un mayor riesgo de desarrollar diabetes del

del tipo II con insulina, es posible que necesite aumentar la dosis. Si sufre diabetes del tipo II y toma medicamentos orales, quizá sea necesario cambiar a insulina, de preferencia mucho antes de embarazarse. De esta forma asegurará que su nivel de glucosa en la sangre se encuentre dentro de un rango seguro para cuando conciba a su bebé.

"Ningún medicamento basta por sí solo para evitar por completo cualquier complicación de la diabetes gestacional —según indica la Dra. Deborah L. Conway, profesora adjunta de Medicina en el Centro de Ciencias de la Salud de la Universidad de Texas en San Antonio—. Para asegurar un buen resultado, es necesario que la mujer participe de manera activa en los cuidados que se le brinden, además de vigilar estrechamente sus niveles de glucosa, de modo que el medicamento que se le aplique resulte eficaz".

También es preciso vigilar el nivel de glucosa con frecuencia —todas las veces que el médico lo recomiende— y seguir al pie de la letra las sugerencias alimenticias y de ejercicio que sus médicos le hagan.

tipo II más adelante en la vida, las exigencias de sus actividades como esposa y madre la llevaron a hacer caso omiso de ambas circunstancias. "Controlé muy bien la diabetes gestacional porque me interesaba proteger la salud de mi hijo —explica Riggsley—. No obstante, después de dar a luz la verdad es que no me sentí igualmente motivada".

El diagnóstico reciente le permitió recuperar esa motivación. Ahora controla su alto nivel de azúcar en la sangre de la misma forma, en muchos aspectos, que durante el embarazo: limita su consumo de carbohidratos refinados y de grasa alimenticia y hace más ejercicio. "La prueba más reciente de hemoglobina A1c demostró que mi nivel de glucosa está dentro de lo normal, así que algo estoy haciendo bien", afirma Riggsley.

Nombre falso.

Si la alimentación y el ejercicio no bastan para controlar el nivel de glucosa en la sangre, es posible que el médico recete inyecciones de insulina, pero existe otro medicamento que tal vez resulte igualmente eficaz y seguro.

Cuando a 404 mujeres con diabetes gestacional se les aplicaron inyecciones de insulina o bien se les administró gliburida (*glyburide*, un fármaco en forma de píldora que estimula la producción de insulina del páncreas), no se observaron diferencias significativas en la salud de las madres. Los bebés que nacieron en ambos grupos pesaban lo mismo y tenían los mismos niveles de glucosa en la sangre.

"Las mujeres afectadas por diabetes gestacional se han inyectado insulina porque no se sabían los efectos de la gliburida. Este estudio significa que tomar una pastilla es una buena alternativa y seguramente ayudará a más mujeres a controlar la diabetes", opina la Dra. Conway.

CAPÍTULO 11

Síndrome de ovarios poliquísticos

¿SUFRIÓ USTED UN ACELERADO aumento de peso del que no logra deshacerse nuevamente, aun comiendo muy poco? ¿Está perdiendo el pelo de la cabeza mientras le sale vello adicional en la cara y el cuerpo? ¿Tiene menstruaciones erráticas? ¿Le está costando trabajo embarazarse?

De ser así es posible que padezca el síndrome de ovarios poliquísticos (o *PCOS* por sus siglas en inglés).

Este trastorno endocrino/metabólico se presenta como un conjunto de problemas de la salud reproductora y general aparentemente desprovistos de relación entre sí. No obstante, en el fondo existen determinadas dificultades con la insulina que alteran el funcionamiento de los ovarios en la mujer, lo cual produce niveles de hormonas masculinas más altos de lo normal. Prácticamente todo el cuerpo puede verse afectado. Una vez que el PCOS se diagnostica, muchos problemas fastidiosos que han durado años empiezan a cobrar sentido.

Se calcula que entre el 5 y el 10 por ciento de las mujeres padecen PCOS entre la pubertad y la menopausia. No obstante, es posible que hasta el 30 por ciento sufran esta enfermedad en alguna medida u otra. Por lo tanto, es la anormalidad hormonal más común en las mujeres en edad reproductora así como la principal causa de infertilidad.

Diversas investigaciones recientes se han concentrado en lo que al parecer es el hilo común que une toda la mezcolanza de síntomas: los altos niveles de insulina.

Es posible que hasta el 80 por ciento de las mujeres que padecen PCOS sean resistentes a la insulina, lo cual significa que sus células han dejado de responder a la insulina con la eficacia debida. De todas formas el páncreas por lo común la sigue produciendo, por lo que se dan niveles más altos de lo que el organismo es capaz de asimilar.

Si bien la insulina resulta vital para controlar el azúcar en sangre, cuando se da en exceso llega a trastocar varios de los equilibrios hormonales fundamentales del cuerpo femenino, según lo explica el Dr. Samuel S. Thatcher, Ph.D., director del Centro para Ciencias Reproductoras Aplicadas en Johnson City, Tennessee, y autor de un libro sobre el PCOS.

El exceso de insulina estimula la producción de unas hormonas masculinas que se llaman andrógenos, los cuales producen un exceso de vello facial y corporal, pérdida de cabello y problemas del cutis. También se considera que la sobrecarga de insulina favorece de manera determinante el desarrollo de presión arterial alta (hipertensión), así como de niveles poco saludables de grasa en la sangre, los cuales son característicos del PCOS.

Existe una estrecha relación entre la resistencia a la insulina, el aumento en los andrógenos y los niveles de grasa en la sangre. En la mujer el exceso de insulina puede tener como consecuencia una sensación más intensa de hambre y la tendencia a almacenar más grasa, principalmente en el abdomen. Un estudio tras otro ha vinculado el exceso de grasa abdominal a un mayor riesgo de padecer enfermedades cardíacas y diabetes.

La suma de los signos y síntomas

"Son pocas las dolencias capaces de afectar a tantos sistemas del organismo de manera simultánea —dice el Dr. Thatcher—. Los sistemas reproductor, hormonal y cardiovascular, la piel y el cabello: todo sufre el impacto del PCOS".

El PCOS puede manifestarse por medio de uno solo de los siguientes síntomas, varios o todos ellos, y en distintos grados de intensidad según el caso en particular.

Problemas menstruales. Por lo común se presentan como flujos irregulares (alternando entre menstruaciones prolongadas, escasas o abundantes o sólo manchitas), poco frecuentes (ciclos que se dan con espacio mayor a 6 semanas entre uno y otro) o amenorrea, que es la ausencia total de flujo menstrual.

Dolor pélvico crónico. Unos ovarios poliquísticos, los cuales a veces crecen a más de tres veces su tamaño normal, pueden producir la sensación de tener la pelvis llena así como dolor pélvico durante el coito.

Abotagamiento y retención de líquidos. Gracias a la complicada interacción entre las hormonas que afectan el equilibrio de los líquidos en el organismo, muchas mujeres con PCOS experimentan el síndrome premenstrual de manera persistente.

Crecimiento anormal de vello facial y corporal. Este crecimiento, el cual se conoce como "hirsutismo", por lo común aparece donde menos lo queremos: en la cara, el cuello, el pecho, el abdomen, los pulgares, los dedos de los pies y las patillas.

Obesidad. Las libras de más relacionadas con el PCOS con frecuencia se depositan en el abdomen, lo cual les da a las mujeres que padecen esta afección la típica figura con forma de manzana. Se sabe actualmente que las "manzanas" corren un mayor riesgo de sufrir enfermedades cardíacas y diabetes del tipo II que las "peras", es decir, las mujeres en las que el peso corporal se concentra en las caderas y los muslos.

Pérdida de cabello en la cabeza. Esta pérdida, causada por la genética y las hormonas, suele darse en la parte superior del cráneo en lugar de formarse entradas sobre las sienes.

Cutis graso, acné y caspa. Un alto nivel de andrógenos llega a tener como consecuencia que la piel produzca un exceso de sebo, una sustancia cerosa que puede tapar los poros, causando granos (barros), espinillas e inflamaciones. A veces también provoca que la piel del cráneo se descame, produciendo caspa.

Irregularidades en la piel. Una mujer que padece PCOS puede desarrollar papilomas —tumores benignos inducidos por hormonas que asemejan granos de arroz inflado— en el cuello, los párpados, las axilas, la parte superior del pecho y la ingle. También es posible que le dé acantosis nigricans, afección que se distingue por las manchas oscuras que aparecen en la piel debajo de los senos o en el cuello, las axilas, los codos, las rodillas, las manos o la ingle. Estas manchas oscuras son características de un alto nivel de insulina y es posible que desaparezcan conforme mejore la sensibilidad a la insulina.

Presión arterial alta. Si bien todavía no está clara su conexión con el PCOS, es posible que la presión arterial alta (hipertensión), así como la inflamación y el endurecimiento subsiguiente de las paredes de los vasos sanguíneos se deban a niveles de insulina más altos de lo normal.

Anormalidades en los lípidos. Muchas mujeres que padecen PCOS tienen un elevado índice de LDL (colesterol "malo"), un bajo nivel de HDL (colesterol "bueno") y altos niveles de unas grasas llamadas triglicéridos, los cuales amenazan al corazón. Todos estos factores aumentan el riesgo de padecer enfermedades cardíacas.

Depresión. El PCOS afecta la imagen que la mujer tiene de sí misma a causa de estos problemas de peso, piel y fertilidad. Tal situación puede verse agravada por la depresión que suele acompañar a gran parte de las enfermedades crónicas.

Cáncer. De acuerdo con la mayoría de los especialistas, el PCOS representa de manera indudable un factor de riesgo para sufrir cáncer uterino (del endometrio).

Problemas del embarazo. El PCOS aumenta el riesgo de sufrir un aborto espontáneo, sobre todo durante las primeras 8 semanas de embarazo. Los expertos piensan que el fenómeno se debe a la calidad de los óvulos así como a trastornos en la ovulación.

Infertilidad. La infertilidad se define como la incapacidad de embarazarse durante 12 meses (la cifra exacta depende de la edad) a pesar de que se tenga relaciones sexuales sin tomar medidas anticonceptivas. Las mujeres que sospechan que padecen PCOS deben buscar cuanto antes la ayuda de un especialista en fertilidad, opina el Dr. Thatcher. "Si los ciclos menstruales se dan con más de 35 días de

(continúa en la página 100)

¿Será posible que *usted* padezca PCOS?

Sólo un médico es capaz de diagnosticar el PCOS. No obstante, el siguiente cuestionario preparado por la Asociación del Síndrome de Ovarios Poliquísticos (o *PCOSA* por sus siglas en inglés) puede ayudarle a determinar si deberían revisarla para ver si padece esta afección.

Apunte un "1" por cada respuesta afirmativa, excepto cuando se indique otra cosa.

Problemas menstruales y de fertilidad

¿Alguna vez ha tenido uno de los siguientes síntomas sin estar tomando la píldora anticonceptiva?

• Ocho períodos menstruales o menos al año

• Ausencia de menstruación por un período largo de tiempo

• Flujos irregulares que empiezan o se suspenden de manera intermitente

• Problemas de fertilidad (anote 2 puntos si ha consultado a un especialista en fertilidad o si la han tratado con medicamentos para inducir la ovulación)

Problemas de la piel

¿Alguna vez ha tenido uno de los siguientes síntomas?

• Acné, ya como adulta, o acné muy grave de adolescente

• Un exceso de vello facial o corporal

• Cabello cada vez más escaso o que tienda a la calvicie

• Papilomas

• Parches de piel oscura o descolorada en el cuello, la ingle, las axilas o los pliegues de la piel (anote 2 puntos si la respuesta es "sí")

Problemas de peso y relacionados con la insulina

¿Alguna vez ha tenido uno de los siguientes síntomas?

• Exceso de peso o dificultad para bajar de peso

- Un repentino e inexplicable aumento de peso
- Temblores, falta de concentración o hambre incontrolable y/o bruscos cambios en su estado de ánimo 2 horas o más después de haber comido
- Diabetes del tipo II (anote 2 puntos en caso de responder de manera afirmativa)
- Antecedentes familiares de diabetes del tipo II, enfermedades cardíacas o presión arterial alta

Problemas afines

¿Alguna vez ha tenido uno de los siguientes síntomas?

- Migrañas
- Depresión o ansiedad
- Un pulso acelerado o irregularidad en los latidos cardíacos
- Complicaciones del embarazo, como diabetes gestacional o un exceso de líquido amniótico

Puntuación

DE 0 A 4 PUNTOS: Si bien es posible que padezca PCOS, resulta poco probable.

DE 5 A 9 PUNTOS: Pregúntele a su médico si sufre PCOS o algún otro problema de la salud.

DE 10 A 15 PUNTOS: La mayoría de las mujeres a quienes se les diagnostica el PCOS se encuentran en este rango, así que consulte a su médico para que le haga una revisión a fondo.

DE 16 A 20 PUNTOS: Una puntuación en este rango merece consultar de inmediato a un médico calificado con experiencia en el tratamiento del PCOS o de otros trastornos relacionados con la glándula endocrina.

separación entre uno y otro, se puede suponer que la ovulación es tardía o inexistente —explica—. Tiene poco sentido realizar pruebas de fertilidad como el registro de la temperatura basal o los análisis que predicen la ovulación. En algunas mujeres es imprescindible modificar los hábitos cotidianos para recuperar la fertilidad. Otras pueden beneficiarse de agentes que alteran la insulina. Otras más requieren terapias agresivas o incluso una fertilización in vitro. Comoquiera que sea, la pericia y las tecnologías actuales les permiten a la mayoría de las mujeres que sufren PCOS dar a luz a bebés sanos".

El diagnóstico

A más o menos la mitad de las mujeres que padecen PCOS no se les ha diagnosticado, lo cual significa "un problema no sólo para las mujeres que buscan atención médica sino también para los médicos que deben reconocer el trastorno", afirma el Dr. Thatcher.

Si bien los expertos aún están debatiendo qué síntomas distinguen al PCOS y cuántos deben estar presentes para confirmar el diagnóstico, la mayoría están de acuerdo en que deben aplicarse tres tipos básicos de prueba para detectar la enfermedad.

Revisión física minuciosa y antecedentes médicos detallados. Conocer los antecedentes médicos y familiares completos de la paciente es más importante en el caso del PCOS que en el de cualquier otra afección médica, indica el Dr. Thatcher. "Las mujeres que tienen PCOS con frecuencia muestran tres problemas clínicos principales: las menstruaciones, el peso y la piel. Cuando coinciden los tres, la probabilidad de que finalmente se diagnostique PCOS rebasa el 95 por ciento", asegura.

Si bien la revisión física tiene que incluir un examen para detectar los síntomas visibles del PCOS, además de evaluar el peso corporal y la presión arterial, los antecedentes médicos —que la misma paciente debe proporcionar, en el caso ideal— deben incluir una relación detallada de todos los problemas de salud que se hayan dado de *ambos* lados de la familia, ya que el PCOS se hereda tanto por el lado del padre como por el de la madre. Usted tendrá que prepararse para hablar del historial médico de su familia, sobre todo en lo que se refiere a la resistencia a la insulina, la diabetes, anormalidades en los lípidos —como un alto nivel de colesterol—, la obesidad, la presión arterial alta (hipertensión), las enfermedades cardíacas y la infertilidad.

Un ultrasonido. Un ultrasonido vaginal resulta ideal para evaluar el estado de los ovarios y del útero, y es posible que se trate de la prueba más sensible en lo que se refiere a la detección del PCOS. El ovario poliquístico suele ser tres veces más grande de lo normal y por lo común contiene 10 o más quistes del tamaño de chícharos (guisantes), los cuales pueden asemejar una sarta de perlas.

Análisis de la sangre para detectar anormalidades hormonales. Gran parte de las pruebas de laboratorio para detectar el PCOS se asemejan a las que se utilizan para evaluar la fertilidad, pero es preciso realizar otras para descubrir una posible resistencia a la insulina o anormalidades en los niveles de colesterol. Para que permitan el diagnóstico más preciso posible, el mejor momento para realizar las pruebas de la sangre es durante los primeros 2 a 4 días después de la menstruación; no se debe comer ni beber nada después de las 12 horas de la noche anterior al día en que se realizarán los análisis.

Una buena revisión para detectar el PCOS debe incluir lo siguiente:

• Un perfil bioquímico completo en ayunas (*fasting comprehensive biochemical panel*), es decir, el conjunto de pruebas de sangre que se utilizan para evaluar el funcionamiento del hígado y los riñones midiendo las proteínas y las enzimas; y un perfil de lípidos (*lipid profile*), un análisis de colesterol LDL y HDL, colesterol total y triglicéridos

• Una prueba de tolerancia a la glucosa (*glucose tolerance test* o *GTT* por sus siglas en inglés) de 2 horas con niveles de insulina

• La medición de la proporción de la hormona luteinizante con respecto a la hormona folículo estimulante (o *LH:FSH* por sus siglas en inglés), un indicador de la salud de los ovarios. La mayoría de las mujeres premenopáusicas tienen una relación cercana al 1:1.

• Pruebas de las hormonas que pueden afectar la fertilidad, como el sulfato de dehidroepiandrosterona (o *DHEAS* por sus siglas en

¡LE GANÓ A LA GLUCOSA! *Kat Carney*

En 1995 se le diagnosticó el síndrome de ovarios poliquísticos (o PCOS por sus siglas en inglés) a Kathryn "Kat" Carney. Y en aquel momento jamás se hubiera imaginado que pudiera estar cada semana frente a una cámara, como reportera sobre temas de salud para CNN Headline News.

"Pesaba 220 libras (100 kg). Estaba perdiendo pelo de la cabeza a la vez que me salía en la barbilla", indica Carney.

Si bien estaba tratando su afección con medicamentos, le desagradaban los efectos secundarios como sudoración, aumento de peso y cambios bruscos en el estado de ánimo. "Me ponía a llorar en un momento dado y al siguiente quería arrancarle la cabeza a alguien", comenta Carney. Al llegar a ese punto decidió hacerse cargo ella misma de su estado de salud.

"Leí todo lo que pude encontrar acerca del PCOS y por Internet comencé a entrar en contacto con grupos de apoyo para esta enfermedad —indica—. También aprendí a distinguir entre carbohidratos saludables y los que no lo son. Empecé a comer muchas más frutas, verduras y alimentos hechos con cereales integrales, además de reducir mi consumo de alimentos con un alto contenido de azúcar y harina blanca". También decidió ser más activa y empezó a hacer ejercicio cardiovascular, levantamiento de pesas y estiramientos 6 días a la semana.

Catorce meses más tarde, después de que Carney había perdido 90 libras (41 kg), su nuevo médico quedó asombrado y encantado al comprobar que el "nuevo" cuerpo de su paciente carecía de síntomas.

inglés), la globulina que liga las hormonas sexuales (o *SHBG* por sus siglas en inglés), la androstenediona y la prolactina. En las mujeres con problemas menstruales a veces se eleva la prolactina, una hormona que favorece la producción de leche.

• Una prueba de la hormona estimulante de la tiroides (o *TSH* por sus siglas en inglés). Muchos de los síntomas de problemas de la tiroides son idénticos a los del PCOS. En vista de que los problemas de la tiroides son tan comunes, resulta razonable medir la TSH a fin de descartar la posibilidad de una glándula tiroidea excesivamente activa

"Aún sufro leves recaídas si permito que el estrés me aparte de mi alimentación acostumbrada o si empiezo a saltar muchas sesiones de ejercicio —afirma—. Sin embargo, con ello sólo se confirma la importancia de esas costumbres".

Carney tiene un mensaje para las otras mujeres atrapadas por la red física y psicológica del PCOS: *sí* es posible liberarse de ella. "Aprenda todo lo posible acerca de la afección, busque el apoyo de otras mujeres que padecen PCOS y tome medidas concretas —recomienda—. La alimentación y el ejercicio pueden ser tan importantes para superar esta enfermedad como cualquier medicamento que su médico le recete".

Si a su médico no parecen importarle los esfuerzos que está realizando o si nota que no se mantiene al tanto de las investigaciones más recientes sobre el PCOS, "búsquese a un nuevo médico", sugiere Carney. "Todos los días se averigua más acerca del PCOS, y gran parte de los nuevos conocimientos confirman la importancia de cambiar los hábitos de vida. Tuve que consultar a 11 médicos antes de encontrar a uno dispuesto a respetar lo que estaba haciendo y a tratar mi afección con la atención personal que yo creía merecer. El PCOS afecta de manera diferente a cada mujer y es importante que tanto ellas mismas como sus médicos lo sepan".

Visite el sitio *web* de Carney en www.SoulCysters.com. "Ojalá hubiera existido un recurso como este cuando confirmaron mi diagnóstico", comenta.

o poco activa. Al combinarse con niveles bajos o normales de tiroxina libre (o *T4* por sus siglas en ingles), otra hormona de la tiroides, un alto nivel de TSH llega a afectar la fertilidad.

Algunos médicos sólo diagnostican el PCOS si están presentes tres síntomas de los mencionados; según otros hacen falta menos para establecer tal diagnóstico. Si usted sospecha que padece PCOS, comenta el Dr. Thatcher, consulte a un endocrinólogo que se especialice en problemas hormonales; quizá esté más familiarizado con la enfermedad y las opciones más recientes en materia de tratamientos.

Estrategias inteligentes: un plan para aliviar los síntomas del PCOS

De acuerdo con los expertos, cambiar algunos hábitos cotidianos —comiendo mejor (y tal vez menos) y realizando más actividades físicas— puede ayudar a reducir o incluso a eliminar los síntomas del PCOS. Recomiendan lo siguiente.

Que bajar de peso sea su primera prioridad. Es posible que no le haga falta bajar de peso aunque sufra PCOS; más o menos la mitad de las mujeres que padecen el síndrome tienen un peso normal. No obstante, si le hace falta, puede reducir la resistencia a la insulina y los niveles de andrógenos perdiendo aunque sea el 5 o el 10 por ciento de su peso corporal, además de favorecer de este modo la regularidad en sus menstruaciones y una mejor apariencia de su piel. De hecho, algunas mujeres observan mejorías a los pocos días de haber reducido su consumo de calorías.

"Si bien bajar de peso llega a resultarles difícil a las mujeres que padecen PCOS, diversos estudios demuestran que ayuda a corregir precisamente la insensibilidad a la insulina que dificulta adelgazar", explica el Dr. Thatcher.

Muévase. Hacer ejercicio con regularidad mejora la sensibilidad a la insulina y ayuda a la glucosa a entrar a las células del cuerpo, aunque no se baje de peso al mismo tiempo. Es más, puede disminuir la presión arterial y los niveles de triglicéridos, aumentar el colesterol HDL y reducir el estrés.

Ni siquiera hace falta demasiada actividad. De acuerdo con Rochelle Rice, fundadora de In Fitness and in Health, un centro de salud y ejercicio que se especializa en atender a mujeres con sobrepeso en la ciudad de Nueva York, es más importante la constancia que la intensidad. (Encontrará más información sobre el ejercicio en la Quinta Parte).

Consuma carbohidratos y grasas más adecuadas. En vista de que el exceso de insulina está en la raíz de muchos síntomas del PCOS, numerosos expertos recomiendan actualmente ingerir menos carbohidratos refinados, los cuales se encuentran en el azúcar de mesa y la harina blanca. Provocan que el nivel de insulina aumente muchísimo.

Por el contrario, los carbohidratos saludables que se encuentran en los panes y cereales integrales, las verduras, los frijoles (habichuelas) y las frutas frescas no producen una elevación brusca en el nivel de glucosa, por lo que el cuerpo fabrica menos insulina.

También es importante ingerir grasas adecuadas, es decir, menos grasas saturadas y transgrasas —las cuales se encuentran en los alimentos de origen animal así como en los productos procesados y envasados— y más grasas monoinsaturadas y poliinsaturadas saludables para el corazón, las cuales se encuentran en el aceite de oliva así como en otros aceites vegetales, el pescado y los frutos secos. (En los Capítulos 14 y 15 encontrará indicaciones acerca de cómo escoger sus carbohidratos y grasas).

Reduzca las calorías, no los nutrientes. Si bien las mujeres con sobrepeso que padecen PCOS tienen que reducir su consumo de calorías a fin de bajar de peso, no es recomendable que sacrifiquen la buena nutrición, advierte la Dra. Brenda Bryan, R.D., instructora sobre la diabetes y nutrióloga que trabaja con mujeres que padecen PCOS en el Centro para Ciencias Reproductoras Aplicadas de Johnson City, Tennessee.

Aprenda más acerca de cómo regirse por el índice glucémico bajo al comer. Existen ciertas pruebas de que limitarse a alimentos con un bajo índice glucémico (IG) beneficia a las mujeres que sufren PCOS, porque tales alimentos les provocan un aumento más lento en el nivel de glucosa en la sangre. En términos generales, los alimentos que contienen mucha fibra, como las frutas, las verduras, los cereales integrales y los productos de cereales integrales, como el pan, también tienden a tener un índice glucémico bajo. Encontrará más información sobre el índice glucémico en el Capítulo 14.

Reparta sus carbohidratos a lo largo de todo el día. Cuando se ingiere pequeñas cantidades de carbohidratos cada vez en lugar de enormes porciones de alimentos altos en carbohidratos en una sola sentada, se produce un aumento menos brusco en la glucosa y la insulina.

Evite los alimentos altos en carbohidratos que fomentan los antojos. Nos referimos a comidas como la pizza, la pasta o las galletitas (*cookies*). Si usted sabe que será incapaz de limitarse a porciones razonables, simplemente diga: "No".

CAPÍTULO 12

Diabetes infantil: una epidemia

ALGUNA VEZ A LA DIABETES DEL TIPO II se le llamó "diabetes del adulto". Ya no. La razón: se les ha diagnosticado diabetes del tipo II a niños de cuatro años. En algunas regiones de los Estados Unidos, el número de niños que padecen diabetes del tipo II se ha multiplicado de seis a diez veces desde 1994.

Los expertos de la Asociación Estadounidense contra la Diabetes afirman que del 8 al 45 por ciento de los niños a quienes se les diagnostica diabetes sufren la del tipo II. Hasta hace una década, la mayoría de los casos infantiles de diabetes correspondían al tipo I, un mal genético que provoca una elevación extrema en el nivel de glucosa porque el páncreas deja de producir insulina. A manera de contraste, la diabetes infantil del tipo II suele deberse a un exceso de grasa corporal y a la falta de ejercicio, ambas consecuencias de la epidemia de obesidad que se ha dado en los niños del país.

"Estas cifras no dicen nada acerca de los incalculables millones de niños que con toda probabilidad sufren resistencia a la insulina o intolerancia a la glucosa, lo que significa que con el tiempo podrán desarrollar diabetes del tipo II", según explica el Dr. David Geller, Ph.D., endocrinólogo pediátrico del Centro Médico Cedars-Sinai en la Escuela de Medicina David Geffen-UCLA de Los Ángeles.

"Actualmente llegamos a atender a niños con trastornos metabólicos que antes sólo veíamos en personas de 40 ó 50 años —continúa el Dr. Geller—. La diabetes del tipo II básicamente es una enfermedad causada por los hábitos cotidianos, y los niños de ahora llevan la vida propicia para provocarla".

En vista de que la mayoría de los niños con diabetes del tipo II tienen sobrepeso o son obesos al momento del diagnóstico, tal estado confirma ser peligroso porque puede provocar otras complicaciones de salud, como enfermedades cardíacas y derrame cerebral.

El problema es grave: los Centros para el Control y la Prevención de las Enfermedades calcularon hace poco que 1 de cada 3 niños nacidos en el 2001 desarrollarán diabetes del tipo II en algún momento de sus vidas. Entre las poblaciones latinas y afroamericanas, 1 de cada 2 niños sufrirá la enfermedad.

No obstante, *podemos* cambiar esta situación. Hay que usar la conjugación plural del verbo porque tiene que ser un esfuerzo en conjunto: si usted come de manera saludable y hace ejercicio con regularidad, lo más probable es que sus hijos sigan su ejemplo.

¿Qué debe usted hacer si a su hijo le diagnostican la diabetes del tipo II? "Los medicamentos ayudan, pero una alimentación saludable y ejercicio hecho con regularidad siguen siendo las bases iniciales más importantes y eficaces del tratamiento", indica el Dr. Geller.

Empiece con cambios pequeños y sencillos. Para comenzar, cambie los refrescos (sodas) de cola normales a agua de Seltz (*seltzer*) con un chorrito de jugo y salga a caminar 20 minutos con su hijo o hija todas las noches después de cenar. Tal vez los nuevos hábitos beneficien la salud de usted al mismo tiempo que la de su hijo. "Todo el mundo sale ganando en esta situación", opina el Dr. Geller.

No obstante, antes de enfrentar el problema necesita saber de qué se trata. La principal causa del aumento en la diabetes del tipo II en los niños es el mismo dúo mortal que incrementa el riesgo en la población adulta: malos hábitos alimenticios y una vida sedentaria.

Por qué los niños están gordos y no tienen condición física

La obesidad es la principal causa del aumento en los casos de diabetes del tipo II en los niños, indica el Dr. Geller. Desde 1980, el porcentaje de niños estadounidenses con sobrepeso se ha duplicado, mientras que en el caso de los adolescentes el porcentaje con sobrepeso se ha triplicado. La probabilidad de ser obeso cuando llegue a la edad adulta se ubica entre un 60 y un 70 por ciento en el caso de un joven de 16 años con sobrepeso.

No es difícil darse cuenta de la razón por la que los niños de hoy están pasados de peso. Diversas encuestas demuestran que casi la mitad de los hogares estadounidenses con niños entre 2 y 17 años cuentan con el "cuarteto corpulento" —un televisor, una videocasetera (VCR), una computadora y juegos de video—, el cual prácticamente

Reviva la cena familiar

Una encuesta que el Centro para la Investigación de la Nutrición Infantil del Colegio Baylor de Medicina en Dallas realizó entre 289 alumnos de primaria en la ciudad de Houston reveló que los niños que cenaban con sus padres comían alimentos más bajos en grasa y una mayor cantidad de frutas y verduras. Los niños con sobrepeso, por el contrario, indicaron que por lo menos la mitad de las veces comían delante del televisor. Y un estudio español efectuado entre 282 adolescentes mostró que quienes compartían por lo menos cinco comidas a la semana con su familia experimentaban un menor grado de ansiedad y depresión, independientemente del nivel educativo de sus padres o del hecho de que ambos padres trabajaran fuera del hogar o no.

Si sus hijos participan en actividades deportivas o de otro tipo al salir de la escuela, dificultándoles a todos cenar juntos, revise sus horarios y apunte las noches en que todo mundo puede llegar a casa para cenar. Entonces indíqueles que la asistencia es obligatoria.

inmoviliza al niño común durante 6 horas y media al día. La televisión por sí sola ya es mala. De acuerdo con dichas encuestas, el niño y joven común en los Estados Unidos dedica más tiempo a la televisión que a la escuela a lo largo del año escolar; si le consagrara el mismo tiempo a esta actividad durante toda una vida de 70 años, la suma de sus horas de televisión equivaldría a 10 años.

La situación en las escuelas casi reviste la misma gravedad. A causa de los recortes presupuestales, muchas instituciones han eliminado las clases de educación física —las cuales se consideran prescindibles— y les permiten a cadenas de restaurantes de comida rápida y a fabricantes de refrescos (sodas) vender sus productos altos en grasa y en calorías en las cafeterías y máquinas expendedoras de las escuelas. De acuerdo con una encuesta, el 69 por ciento de las escuelas obtienen fondos adicionales de los contratos que firman con empresas de alimentos y bebidas.

Haga de la salud un asunto de familia

A fin de superar los obstáculos en el camino hacia hábitos alimenticios y de ejercicio saludables, los niños necesitan que se les aliente y apoye; entre más pequeños sean al iniciar este proceso de aprendizaje, mejor.

"Los niños requieren la ayuda de los adultos para combatir el aumento de peso —dice el Dr. Geller—. Lo mejor es hacerlo antes de que lleguen a la pubertad, es decir, antes de los 10 u 11 años, en el caso de los varones, y antes de los 8 ó 9 años en lo que se refiere a las hembras".

Independientemente de la edad que tengan al empezar, indica el experto, usted debe insistir. Tal vez mañana se coman el brócoli que rechazaron hoy. Es posible que utilicen la bicicleta si aceptamos acompañarlos en la nuestra. "Apoyarlos resulta clave —afirma el Dr. Geller—. Necesitamos demostrarles a nuestros hijos que estamos dispuestos a participar en las mismas actividades que les recomendamos a ellos".

Estrategias inteligentes: 6 formas de lograr que coma de manera saludable

Al perseguir con ahínco la meta de ayudarle a su hijo o hija a bajar de peso o a comer mejor, resulta fácil caer en el papel de "policía alimenticio". Sin embargo, tendrá más éxito si encuentra alimentos saludables que le gusten, en lugar de obligarlo a comer lo que no le gusta. También se vale hacer concesiones. Permítale un poco de queso derretido sobre el brócoli o algo de almíbar (sirope) sobre la avena. "La meta es demostrarle que comer de manera saludable también puede disfrutarse", dice el Dr. Geller. Puede intentar lo siguiente.

Evite enojarse. No convierta la mesa de la cena en un campo de batalla. Probablemente logrará más con una actitud de amable persistencia que con amenazas.

¿"Gordito" o realmente gordo?

Si usted sospecha que su hijo o hija tiene un problema de peso, debe hacer lo siguiente.

En primer lugar, reúnase con su pediatra. De acuerdo con Melinda Sothern, Ph.D., fundadora del programa para el control del peso infantil Committed to Kids en el Centro para Ciencias de la Salud de la Universidad Estatal de Luisiana en Nueva Orleáns, el pediatra debe evaluar los cambios en la estatura y el peso de su hijo o hija a lo largo de un período de 6 a 12 meses a fin de determinar si realmente tiene un problema de peso. Muchas veces los niños atraviesan etapas rechonchas justo antes de arribar a fases de crecimiento acelerado. No obstante, si sigue regordete el pediatra debe indagar más, revisando la composición corporal de su hijo o hija o realizando otras pruebas, según agrega la experta.

Sin embargo, no se espere a que el médico mencione la posibilidad de un problema de peso por su propia cuenta. Es probable que usted sea la persona más indicada para tomar cartas en el asunto, así que hable. Una encuesta reciente realizada entre pediatras demostró que a muchos les cuesta trabajo abordar el tema, sobre

Reduzca las órdenes grandes. Pida órdenes más pequeñas de comida rápida para sus hijos. Si protestan diciendo que aún tienen hambre, prométales una pequeña merienda saludable —como una manzana o un trozo de queso *mozzarella* en hebras (tiras) (*string cheese*)— en cuanto lleguen a casa.

Tome el control de la cocina. En lugar de preguntarles a los niños qué quieren cenar, dígales: "Esta noche cenaremos. . ." Si su hijo o hija se niega a comer, no se preocupe. Es posible que con un poco de hambre hasta el brócoli le sepa más rico.

Pídales una "probadita de cortesía". Esta táctica —que implica animar a su hijo o hija a darle un mordisco a un alimento nuevo— por lo menos le enseñará a probar algo una vez antes de rechazarlo. "Tal vez necesite ofrecerle el mismo alimento 15 veces antes de que su hijo o hija

todo si los padres también tienen sobrepeso, y más o menos la cuarta parte afirmó no disponer de los conocimientos necesarios para ayudar a sus pacientes jóvenes a bajar de peso.

"Si el pediatra es incapaz de evaluar la situación utilizando las tablas apropiadas —comenta la Dra. Sothern—, sugiero que los padres busquen a otro pediatra o pidan que les recomiende a un especialista en nutrición o endocrinólogo".

No trate a su hijo o hija como si fuera un adulto bajito. Si tiene sobrepeso, resístase a la tentación de imponerle una dieta diseñada para adultos (pueden faltarle los nutrientes que los niños necesitan para crecer) o de inscribirlo en una clase de ejercicio para adultos (los niños no tienen el aguante suficiente). A veces su meta simplemente debe ser ayudarle a su hijo o hija a mantener el peso que tenga hasta que adquiera la estatura correspondiente.

Además de efectuar los cambios mencionados, es posible que su pediatra le sugiera limitar el tamaño de las porciones o colaborar con una dietista registrada —posiblemente también con un entrenador personal— para diseñar un plan personal de alimentación y ejercicio, según la gravedad del problema.

Los niños también pueden levantar pesas

El levantamiento de pesas está adquiriendo credibilidad entre destacados expertos en medicina deportiva como una forma rápida y segura para que los niños y los adolescentes desarrollen sus músculos, aumenten la fuerza de sus huesos, eviten el sobrepeso e incrementen su confianza en sí mismos.

Un estudio reciente realizado con 55 niños y niñas participantes en un programa preliminar encontró que al realizarse 20 minutos de pesas dos veces a la semana se da un considerable aumento en la fuerza muscular. Si su hijo es capaz de tomar parte en actividades grupales y seguir instrucciones, está listo, opina el investigador Avery Faigenbaum, Ed.D., de la Universidad de Massachusetts en Boston.

Según el Dr. Faigenbaum, incluso a los niños con sobrepeso levantar pesas les da la oportunidad de lucirse y desde una edad temprana despierta su interés en mantener una buena forma física durante toda la vida. Tenga presente que cualquier persona que empiece con un programa de acondicionamiento físico debe contar con supervisión para aprender la ejecución y la técnica correctas. Vaya a la segura: no empiece la actividad a solas con ellos en su casa, sino inscríbalos en un programa de levantamiento de pesas diseñado especialmente para niños en algún gimnasio, centro comunitario o escuela.

se dé cuenta de que le gusta", advierte Marsha MacKenzie, R.D., instructora certificada en materia de diabetes y coordinadora de proyectos del departamento de Endocrinología en el Children's Hospital de Los Ángeles.

Busque sustitutos. Si su hijo o hija sigue negándose tajantemente a tocar las zanahorias y la avena, a pesar de todo lo que usted se ha esforzado, inténtelo con otros alimentos dotados de un perfil alimenticio semejante. Por ejemplo, si desprecia las zanahorias déle cantaloup (melón chino). Ambos alimentos son excelentes fuentes de vitamina A.

Empléelo como asistente de cocina. Permítale a su hijo o hija ayudarle con la preparación de las comidas. Tal vez usted tarde un poco más en servir la cena, pero es más probable que su hijo o hija coma lo que ayudó a preparar.

Estrategias inteligentes: 7 formas de lograr que los niños se muevan

Los niños y los adolescentes deben realizar alguna actividad física durante 60 minutos al día. Al igual que en el caso de la comida, alentarlos resulta más eficaz que regañarlos.

Ataje la tele. "La televisión evita que los niños lleven a cabo actividades con más movimiento y les despierta el apetito para los alimentos que sólo aportan calorías vacías", afirma el Dr. Geller. Tenga la televisión apagada lo más posible, sobre todo los fines de semana, cuando hay muchas oportunidades para salir de casa.

Acompáñelo. Ya sea que su hijo o hija quiera jugar al tejo (al avión, a la rayuela) o al corre que te pillo (la traes, al cogido), subirse a los trepadores en el parque o andar en patines de navaja, acompáñelo siempre que pueda. Tal vez la compañía de usted sea justo lo que necesite para empezar a moverse.

Posponga las tareas (deberes). Permítale a su hijo jugar un rato después de llegar de la escuela. Lleva todo el día trabajando con el cerebro, así que déjelo utilizar su cuerpo un rato.

No permita que la lluvia los pare. Tenga muchos objetos a la mano que induzcan a hacer ejercicio dentro de la casa, como cuerdas para saltar, minijuegos de baloncesto, hula-hulas (*hula-hoops*) y música que anime a bailar.

Cuide la seguridad del "gimnasio". Ponga una cerca alrededor del patio, instale rejas en todas las escaleras, retire los objetos peligrosos de las mesas, coloque contactos eléctricos de seguridad, mantenga los cables de la televisión y del aparato de sonido fuera de su alcance y ponga cerraduras a prueba de niños en las ventanas.

Convierta la actividad física en un evento social. Los niños de 12 años o mayores tal vez prefieran una clase formal de ejercicio o un deporte de equipo que les permita participar junto con sus amigos.

Empiece con los más chiquitos. Deje a su bebé menos tiempo en el asiento del carro o el columpio portátil y póngalo más en el piso, para que ruede y gatee a fin de alcanzar los juguetes que usted le coloque justo fuera de su alcance.

CAPÍTULO 13

Diabetes tipo II

LA DIABETES DEL TIPO II es la sexta causa de muerte en los Estados
Unidos, pisándoles los talones a las enfermedades cardíacas y al
cáncer. No obstante, sólo el 32 por ciento de las personas perciben este
mal como una amenaza seria contra la salud, según los resultados de
una encuesta llevada a cabo a nivel nacional por la Asociación Estadounidense contra la Diabetes.

Incluso las personas afectadas por la enfermedad llegan a subes-
timar el peligro. Una encuesta realizada entre diabéticos mostró que
más del 50 por ciento no sabían que su enfermedad aumenta de
manera significativa el riesgo de padecer un ataque cardíaco o derrame
cerebral.

¿Por qué no se tienen presentes los peligros de la diabetes del
tipo II?

"Las complicaciones de la diabetes son tan numerosas y diversas
que las personas tal vez no las relacionen con una sola enfermedad",
opina el Dr. Barry Boyd, oncólogo médico y director de Medicina Integral en el Hospital Greenwich de Connecticut. Problemas cardíacos,
oculares, nerviosos y renales; enfermedades de las encías; un mayor
riesgo de padecer males infecciosos como pulmonía y gripa; disfunción

Considere el panorama general de la glucosa

Además de las mediciones diarias del nivel de glucosa que realicen en casa, las personas afectadas por la diabetes del tipo II también deberían hacerse analizar los niveles de glucosa a largo plazo de dos a cuatro veces por año. La prueba sanguínea correspondiente se llama "hemoglobina A1c" (HbA1c) y mide la cantidad de azúcar adherida a la hemoglobina, lo cual revela el nivel promedio de glucosa en la sangre a lo largo de los 2 ó 3 meses anteriores.

Hasta hace poco, la prueba sólo estaba disponible en la consulta del médico o por receta. Ahora es posible revisar los niveles de HbA1c en casa con el monitor *Metrika A1cNow*, el cual cuenta con la aprobación de la Dirección de Alimentación y Fármacos. El aparato tiene el tamaño de una baraja, más o menos, y utiliza una gota de sangre (tendrá que pincharse el dedo usted misma) para medir los niveles de hemoglobina con azúcar adherida, sin necesidad de receta medica. El resultado está disponible en 8 minutos. Cada equipo de prueba puede usarse una vez. Los niveles de HbA1c son más aptos para predecir el riesgo de sufrir complicaciones de la diabetes, como enfermedades cardíacas, derrame cerebral, insuficiencia renal, ceguera o problemas de la circulación. Encontrará más información en www.metrika.com.

sexual: todo esto se encuentra al acecho si la diabetes no se controla adecuadamente.

No obstante, también hay buenas noticias con respecto a la enfermedad: el paciente mismo puede controlarla. Lo único que tiene que hacer es aprovechar las oportunidades para ello.

Además de ser posible, tomar el control es urgente. Tal como lo expresa el Dr. Richard Beaser, director del Centro Joslin para la Diabetes en Boston y autor de un libro sobre esta enfermedad: asumir la responsabilidad de controlar la diabetes del tipo II no sólo forma parte del tratamiento, sino que el tratamiento efectivamente *consiste* en esta actitud por parte del paciente. No obstante, para que este asuma el control necesita saber con qué está tratando exactamente.

¡LE GANÓ A LA GLUCOSA! *Maggie López*

Maggie López de Port Orange, Florida, tenía síntomas de diabetes del tipo II y un sinnúmero de factores de riesgo, en vista de su ascendencia latina y cintura voluminosa. "Me sentía cansada y con sed todo el tiempo, además de que parecía pasarme todo el tiempo en el baño", cuenta la supervisora de operaciones de un centro de atención telefónica.

En aquel entonces tenía treintitantos años. Por lo tanto López, que ahora tiene 42, nunca se imaginó que se tratara de diabetes. No obstante, su médico sí pensó en esta posibilidad y le mandó analizarse la sangre. El diagnóstico: diabetes del tipo II. El tratamiento: adelgazar y alimentarse de manera saludable.

Por lo tanto, López tomó un curso intensivo en cómo llevar una vida sana. Redujo su consumo de pan, arroz y otras féculas y empezó a

Una posible epidemia

Actualmente, un número aproximado de 11 millones de estadounidenses ha recibido el diagnóstico de diabetes del tipo II; es posible que otros 5.9 millones más la padezcan sin saberlo. Las últimas cifras indican que este mal le ha costado al país $132 mil millones de dólares en tratamientos y productividad perdida.

A algunos expertos les preocupa la posibilidad de que tales datos sólo revelen la punta del iceberg.

Mientras que entre 1990 y 1998 se observó un aumento del 33 por ciento en la incidencia de la diabetes del tipo II entre la población en general, tal incremento fue del 70 por ciento entre las personas de 30 a 39 años de edad, grupo que tradicionalmente parecía más o menos inmune a este mal. (La diabetes del tipo II incluso está afectando a muchos niños. Encontrará más información en el Capítulo 12).

"Da miedo —indica el Dr. Andrew Eisen, antiguo profesor del departamento de Pediatría y Genética Molecular en el Colegio Albert Einstein de Medicina de la Ciudad de Nueva York, quien actualmente encabeza el programa de obesidad y diabetes de CuraGen Corporation optar por alimentos saludables al salir a comer. También comenzó a caminar 30 minutos todos los días después de salir de trabajar.

De eso hace 5 años. López bajó 36 libras (15 kg) y desde la secundaria (preparatoria) no se sentía tan bien. Toma un medicamento oral contra la diabetes, *rosiglitazone maleate (Avandia)*, y mide la glucosa en su sangre por lo menos dos veces al día.

Ante el ejemplo de su esposa, Salvador, su marido, que mide 5 pies con 7 pulgadas (1.70 m) de estatura y pesaba 270 libras (123 kg), se hizo analizar la glucosa y también resultó padecer diabetes del tipo II.

"Ha bajado unas 50 libras (22 kg) desde que le hicieron el diagnóstico y se siente muy bien", comenta López. Su hija Elizabeth, de 19 años, también está cuidando más lo que come. Según dice López, "El diagnóstico en realidad resultó una bendición para nosotros".

en New Haven, Connecticut—. Personas entre los 30 y 50 años de edad, en los mejores años de sus vidas, están desarrollando grados de discapacidad que normalmente no veíamos hasta después de los 50 años".

Dan aún más miedo los resultados de una encuesta nacional que examinó el conocimiento de los médicos sobre la diabetes. Se demostró que muchos profesionales de la salud saben muy poco acerca de este mal que de manera directa o indirecta cobra la vida de más de 200,000 personas radicadas en los Estados Unidos al año.

Más del 90 por ciento de los médicos de atención primaria encuestados no supieron nombrar los tres análisis que las personas con diabetes del tipo II deben hacerse de manera regular, de acuerdo con el estudio realizado por encargo del Centro Washington Hospital en Washington, D. C. (La respuesta: las pruebas de hemoglobina A1c, presión arterial y colesterol). Sólo el 17 por ciento conocía el límite superior del nivel normal de glucosa en ayunas (120 miligramos/decilitro), y sólo el 26.9 por ciento sabía cuál debe ser la presión arterial de los diabéticos (130/80 milímetros de mercurio).

"Los médicos tienen que mejorar en su capacidad para diagnosticar

¡LE GANÓ A LA GLUCOSA! *Maureen Marinelli*

En 1998, se le diagnosticó a Maureen Marinelli una tolerancia reducida a la glucosa, una afección desprovista de síntomas que se distingue por un aumento superior al normal del nivel de glucosa en la sangre; este aumento basta para que se corra el riesgo de sufrir complicaciones graves, pero no alcanza a cumplir con las definiciones de la diabetes del tipo II que se manejan actualmente.

Su estilo de vida representaba un gran factor de riesgo. Como empleada del Servicio de Correos Estadounidense y funcionaria del sindicato de carteros en Boston, Marinelli, de 49 años, se la vivía embrollada en política dura y delicadas negociaciones contractuales. En su vida privada era la madre soltera de un hijo adolescente.

"Me quedaría corta si dijera que mi vida era estresante —indica—. Comía aprisa; mi concepto de un buen almuerzo era una hamburguesa de un cuarto de libra con queso, papas a la francesa y un refresco

la diabetes en sus fases tempranas —afirma el Dr. Geller—. Las personas no pueden corregir lo que sus médicos no les han descubierto".

El atolladero de la glucosa

El cuerpo del diabético no produce o bien no aprovecha de manera adecuada la insulina, es decir, la hormona que transporta la glucosa de la sangre a las células, donde se utiliza como combustible. Si bien los expertos todavía no conocen las causas de la diabetes del tipo II, está claro que intervienen tanto la herencia genética como factores adicionales, como la obesidad y la falta de actividad física.

Se habla de diabetes del tipo II cuando el cuerpo no produce una cantidad adicional suficiente de insulina para compensar la resistencia a esta hormona. El resultado: la glucosa se acumula en la sangre mientras las células se quedan con hambre. A la larga, un nivel crónicamente alto de glucosa resulta tóxico para el organismo y puede causar estragos en todo este.

(soda) grande. Pesaba 189 libras (86 kg) y tenía el colesterol alto, la presión alta y acidez (agruras, acedía) debido al estrés".

Demasiadas veces buscaba aliviar el estrés a altas horas de la noche con una bolsa de magdalenas (mantecadas, panquecitos, *cupcakes*) o unas papitas fritas sabor *barbecue*. Y apenas tenía tiempo para bailar tap (claqué), actividad que la apasionaba. Con la ayuda de un asesor en nutrición y estilo de vida, Marinelli bajó 18 libras (8 kg). Ahora come más frutas, verduras y cereales integrales. Baila tap dos o tres veces a la semana. A raíz de todo ello tiene la expectativa de mantener su riesgo de sufrir diabetes o enfermedades cardíacas dentro del rango "normal" durante el resto de su vida.

"Me siento bien acerca de lo que estoy haciendo —afirma—. Tengo más energía. Estoy cuidando mi salud. No soy ninguna santa dietética, pero ahora, cuando voy al autoexprés (*drive-thru*), pido una hamburguesa pequeña con queso y un refresco de dieta".

"Padecer diabetes del tipo II es como meter la mano en un frasco de miel y luego tocar todos los objetos de la casa", señala el Dr. Gerald Bernstein, endocrinólogo sénior del Centro Médico Beth Israel en la Ciudad de Nueva York y ex presidente de la Asociación Estadounidense contra la Diabetes.

El Dr. Bernstein emplea esta metáfora porque el azúcar que se acumula en la sangre es pegajosa y sus moléculas se adhieren en lugares donde no deben estar, particularmente en las proteínas que componen diversos tejidos así como en las paredes de los vasos sanguíneos. Con el tiempo —por medio de un proceso que se llama "glicosilación"—, estas proteínas pegajosas recubiertas de glucosa pueden dañar los vasos sanguíneos y contribuir al desarrollo de enfermedades cardíacas así como de problemas renales, nerviosos y oculares.

En lo que se refiere al sistema circulatorio, por ejemplo, la glicosilación provoca que las partículas de grasa se adhieran a las paredes de las arterias. Estos vasos sanguíneos se estrechan, se entumecen y acumulan placa (es decir, depósitos grasientos), lo cual aumenta el riesgo de sufrir enfermedades cardíacas y derrame cerebral.

"En esencia el cuerpo pierde la capacidad de defenderse contra aumentos ulteriores en la glucosa —explica el Dr. Bernstein—. Entre más se incremente el nivel de glucosa en la sangre, más daños les causa a los mismísimos sistemas encargados de controlarlo".

El vínculo entre la diabetes y la inflamación

Es posible que un reciente descubrimiento científico ayude a descifrar un poco más el misterio de la diabetes del tipo II. Algunos investigadores dedicados a estudiar esta enfermedad así como el cáncer, el derrame cerebral y los males cardíacos encontraron un vínculo entre estas afecciones mortales y el proceso inflamatorio del cuerpo.

Una inflamación —por ejemplo, la hinchazón caliente, roja y dolorosa que se produce alrededor de una cortada— suele ser una respuesta protectora de corta duración desencadenada por el sistema inmunitario. Un sinnúmero de elementos pueden activarla, como por ejemplo una quemadura solar, otros traumas de la piel e invasores virales.

La inflamación de corta duración que se produce a causa de una cortada cumple con su función y "se apaga" al cabo de unos cuantos días. Por el contrario, la inflamación crónica que conduce a la diabetes y otras enfermedades mortales no puede apagarse y ataca los tejidos en lugar de defenderlos.

Es posible que en parte esta inflamación se deba a un exceso de grasa corporal, la cual de hecho libera citoquinas adicionales, unos mensajeros químicos del sistema inmunitario que en cantidades excesivas "revuelven" las señales enviadas por la insulina y frustran la capacidad de las células para absorber la glucosa. Con el tiempo el nivel de glucosa en la sangre empieza a elevarse y se produce la diabetes. Incluso es posible que la inflamación estimule al hígado para fabricar un exceso de glucosa.

Estos nuevos conocimientos acerca del papel que desempeña la inflamación en relación con las enfermedades "representa una revolución fundamental de nuestro entendimiento de las causas de los ataques cardíacos, los derrames cerebrales y la diabetes —opina el Dr. Paul M. Ridker, Ph.D., cardiólogo de la Escuela de Medicina de Harvard y director del Centro para la Prevención de las Enfermedades Cardiovasculares en el Hospital Brigham and Women's de Boston—. Nos posibilita nuevas y fenomenales formas para predecir, prevenir y tratar enfermedades mortales".

La suma de los síntomas en todo el cuerpo

La diabetes del tipo II puede causar una multitud de síntomas relacionados de manera directa o indirecta con el alto nivel de glucosa en la sangre.

Alto nivel de colesterol y/o presión arterial alta (hipertensión). La resistencia a la insulina con frecuencia se relaciona con un alto nivel de colesterol así como con la presión arterial alta, y es posible que se trate de la causa directa de estas afecciones. Por este motivo muchas personas descubren que padecen diabetes del tipo II al iniciar el tratamiento médico debido a un ataque cardíaco.

Fatiga. Cuando la glucosa no alcanza a llegar hasta las células, estas no la pueden usar para obtener energía, por lo que las personas que padecen diabetes del tipo II muchas veces se sienten cansadas y letárgicas.

Mucha sed y el deseo frecuente de orinar. En un intento desesperado por deshacerse del exceso de glucosa, el cuerpo exprime el agua de las células. Sin embargo, esta táctica con frecuencia resulta contraproducente. Puede producirse un estado de deshidratación, el cual aumenta aún más la concentración de glucosa en la sangre.

Visión borrosa. De la misma forma en que se acumula un exceso de glucosa en la sangre, el azúcar puede infiltrarse en el líquido al interior de los ojos. Ahí absorbe el agua, lo cual distorsiona la lente externa del ojo y también la visión. La retinopatía diabética de hecho hace que revienten los vasos sanguíneos de los ojos y llega a causar ceguera.

Infecciones frecuentes y sanación lenta de las heridas. Un nivel excesivo de glucosa afecta la capacidad del sistema inmunitario para combatir las infecciones, lo cual retarda el proceso de curación. Los resfriados (catarros) y la gripe se prolongan y es posible que las mujeres padezcan infecciones vaginales recurrentes.

Entumecimiento, hormigueo o dolor en las manos y los pies. Una complicación común de la diabetes son los daños que causa a los nervios que atraviesan todo el cuerpo, es decir, la neuropatía diabética, la cual provoca diversos síntomas incluyendo el que aquí se menciona: la neuropatía distal. Los síntomas de la neuropatía también pueden darse en otras partes del cuerpo. Entre ellos figuran debilidad muscular; falta de sensibilidad; pérdida de funciones corporales como la digestión; hormigueo, ardor o dolor.

Si bien los investigadores aún desconocen las causas de la neuropatía diabética, las personas afectadas por un deficiente control de la glucosa tienen mayor probabilidad de padecerla.

Problemas sexuales. Un alto nivel de glucosa reduce el flujo de sangre tanto al pene como a la vagina y puede dañar los nervios de la zona genital. El posible resultado: pérdida de sensibilidad en la zona vaginal y sequedad vaginal, en las mujeres, y dificultades para lograr o mantener una erección, en los hombres.

Problemas digestivos. Cuando los nervios del tracto digestivo sufren daños a causa del alto nivel de glucosa las consecuencias pueden ser náuseas, vómito, estreñimiento o diarrea. Si se afecta al nervio vago —que controla el avance de los alimentos por el tracto digestivo—, es posible que los músculos del estómago y los intestinos dejen de trabajar adecuadamente. En ocasiones esto conduce a la gastroparesis, estado en el cual el proceso digestivo se retarda o bien se detiene por completo.

¿Se siente de maravilla? Analícese de todas formas

Dos tercios de las personas con diabetes del tipo II no tienen síntomas en el momento de diagnosticárseles la enfermedad, pero es importante no confundir la ausencia de síntomas con una ausencia de peligro. Si bien es posible que no se vea ni se sienta, la diabetes del tipo II puede ocasionar daños. Se trata de un hecho aterrador si se toma en cuenta

Mida su glucosa al momento

Cuando se padece diabetes del tipo II, medirse la glucosa en la sangre regularmente ayuda a mantener el control sobre la situación. Un nuevo contador de glucosa, más o menos del tamaño de una baraja, calcula el nivel de glucosa en la sangre en cosa de 5 segundos y permite observar su evolución a lo largo de los últimos días, semanas o incluso meses. El aparato, que se llama *OneTouch UltraSmart Blood Glucose Monitoring System*, también funciona como diario electrónico de la diabetes al permitir que se almacene información sobre las comidas, el ejercicio, los medicamentos y el estado de salud en general (incluyendo niveles de estrés). Todo ello puede ayudar al paciente y al médico a localizar con precisión las causas de las bruscas y peligrosas elevaciones en el nivel de la glucosa. Asimismo el diario sirve para llevar el registro de las experiencias positivas y determinar qué cambios en los hábitos cotidianos son los que más ayudaron a controlar el nivel de glucosa en la sangre. El aparato cuesta unos $99, pero es posible que el seguro médico cubra aunque sea una parte del costo. Encontrará más información en www.lifescan.com/products/meters/ultrasmart.html.

que el tiempo que transcurre —en promedio— entre la aparición de la diabetes del tipo II y el momento del diagnóstico son 10 años.

"Normalmente descubrimos la diabetes del tipo II 'por la puerta de atrás' —comenta el Dr. John Stringfield, codirector del centro médico Waynesville Family Practice en Carolina del Norte—. La gente se queja de fatiga o mareos, de una infección que no sana o de algún otro síntoma común. Averiguamos la causa al recibir los resultados de su análisis de sangre. Con frecuencia su nivel de glucosa está altísimo".

La moraleja: programe una prueba de glucosa lo más pronto posible.

En vista de que el riesgo de padecer diabetes del tipo II aumenta con la edad, la Asociación Estadounidense contra la Diabetes recomienda hacerse analizar la sangre cada 3 años después de los 45, y de manera anual si usted tiene 45 años o más y también alguno de los factores de riesgo importantes (vea el Capítulo 6). ¿Tiene uno o más factores de riesgo, pero aún no cumple 45 años? También pida un análisis.

Los médicos utilizan varias pruebas de la sangre para diagnosticar la diabetes del tipo II. Para conocer los detalles, vea "Tome nota: cómo hacerse el análisis adecuado", en la página 20.

Aunque se le diagnostique la diabetes, unos cuantos cambios en

Supersuplementos para la diabetes

Es posible que las hierbas y los suplementos que se mencionan a continuación ayuden a reducir el riesgo de sufrir varias complicaciones de la diabetes, como ataques cardíacos y derrame cerebral, problemas en los pies y oculares y neuropatías diabéticas.

MIRTILLO Y *GINKGO*. Estas hierbas pueden mejorar la circulación, con lo cual el riesgo de sufrir daños oculares se reduce en los diabéticos. Ambas están disponibles en cápsulas o como tintura (*tincture*). Siga las indicaciones del fabricante.

Advertencia: No combine el *ginkgo* con medicamentos antidepresivos inhibidores de monoamina oxidasa (MAO) como sulfato de fenelsina (*Nardil*) o tranilcipromina (*Parnate*), aspirinas u otras sustancias antiinflamatorias no esteroides o medicamentos anticoagulantes como warfarin (*Coumadin*). El *gingko* puede producir dermatitis, diarrea y vómitos cuando se supera una dosis de 240 miligramos de extracto concentrado.

VITAMINA E. Las investigaciones que se han llevado a cabo en el Centro Médico Southwestern de la Universidad de Texas en Dallas observaron que una dosis de 1,200 unidades internacionales (UI) de vitamina E al día reducen en gran medida la tendencia del colesterol LDL "malo" a adherirse a las paredes de las arterias en los diabéticos. Se trata de una ayuda importante, porque el 70 por ciento de las muertes por diabetes se deben a arterias dañadas y obstruidas.

Es imposible obtener grandes cantidades de vitamina E de los alimentos, por lo que resulta razonable tomarla en suplementos. Algunos expertos en diabetes les recomiendan a los diabéticos 600 UI al día de la forma natural de vitamina E —d-alfa-tocoferol—. Encontrará la vitamina E en suplementos multivitamínicos y preparados a su estilo de vida —con respecto a la alimentación, el ejercicio y el peso— mejorarán su estado de salud muy pronto.

Mejore con VENUMED

Ya sea que usted haya estado enterada desde hace tiempo de que padece diabetes del tipo II, se la acaben de diagnosticar o desee evitar

base de hierbas, pero las dosis grandes por lo general se ofrecen en forma de suplementos sin otros ingredientes.

Ácido alfa-lipoico. En Alemania este antioxidante, el cual resulta más eficaz que las vitaminas C y E, es un medicamento vendido con receta que se utiliza para tratar la neuropatía. Se están realizando estudios en los Estados Unidos, pero aún no se obtienen los resultados. Las investigaciones que ya se llevaron a cabo indican que se requieren de 600 a 1,200 miligramos diarios, cantidad que sólo se obtiene a través de suplementos. (Nota: En inglés esta sustancia se llama *alpha-lipoic acid*).

Vitamina C. Los diabéticos padecen altos niveles de estrés por oxidación, lo cual puede ser causa de ceguera, daños a los nervios y enfermedades cardíacas. Además, si el nivel de glucosa está lo suficientemente alto como para pasarse a la orina, el cuerpo pierde vitamina C. De acuerdo con algunos expertos es posible contrarrestar estos efectos mediante dosis adicionales de vitamina C.

La dosis máxima segura de vitamina C, cuando se toma diariamente, son 2,000 miligramos; una dosis más alta puede causar diarrea o descomponer el estómago. Cuando se exagera la dosis, la vitamina C hace más daño que bien. Informe a su médico si piensa tomar suplementos. Además, no todo el mundo soporta dosis adicionales de vitamina C. No vaya a tomarla si se encuentra en quimioterapia, porque los investigadores no saben con certeza si la vitamina interfiere con tales tratamientos. Además, si su cuerpo almacena el hierro excedente (como en la hemocromatosis o la talasemia) o si tiene antecedentes de cálculos renales, no tome más de 100 a 200 miligramos diarios. Si está embarazada, consulte a su médico si piensa tomar más de 500 miligramos al día.

la enfermedad, encontrará un sinnúmero de técnicas sencillas para controlar la glucosa en su sangre en cada página de este libro. Prácticamente todas las sugerencias pueden resumirse por medio de una útil fórmula que llamaremos VENUMED.

Al aplicar la fórmula VENUMED usted

• *Vigilará* su nivel de glucosa en la sangre

• Hará *ejercicio* con regularidad

• Observará una buena *nutrición*

• En algunos casos, tomará los *medicamentos* que su doctor le recete

Más detalles sobre la estrategia VENUMED:

Vigilancia. Los diabéticos deben hacerse analizar la glucosa en la sangre de manera regular. Pretender controlar la afección sin este paso esencial "es como tratar de cruzar la calle con los ojos cerrados", dice el Dr. Bernstein. Su médico le indicará con qué frecuencia debe realizar estas pruebas.

Ejercicio. De manera directa, el ejercicio hace que descienda el nivel de glucosa en la sangre al estimular a las células musculares para extraer glucosa de la sangre a fin de obtener combustible para sus esfuerzos. De esta forma las células musculares responden mejor a la insulina incluso al terminar la actividad física. Asimismo, el ejercicio ayuda a adelgazar, a bajar la presión arterial y a incrementar el colesterol HDL o "bueno". También es importante levantar pesas. Esta actividad desarrolla los músculos, los cuales consumen la glucosa de manera voraz.

Antes de iniciar un programa de ejercicio, pídale a su médico que le haga un chequeo (revisión) completo, el cual debe incluir la presión arterial, los niveles de grasa en la sangre, los niveles de hemoglobina A1c, el funcionamiento de los sistemas cardíaco, renal, circulatorio y nervioso, los ojos y los pies.

Nutrición. Aprenderá más acerca de cómo comer de manera saludable en la Cuarta Parte. Por lo pronto tenga presentes las siguientes reglas básicas.

• Sustituya el pan blanco, el arroz blanco y los alimentos preparados con harina o azúcar blancas que contienen carbohidratos refinados por cereales y panes hechos de cereales integrales, arroz integral, frutas frescas, verduras y frijoles (habichuelas), ya que estos ofrecen carbohidratos complejos.

• Escoja las proteínas más magras (bajas en grasa), como pollo y pavo (chompipe) sin la piel, productos lácteos de grasa reducida, pescado y frijoles.

• Cambie las grasas saturadas (las cuales se encuentran en alimentos de origen animal como la carne roja y los productos lácteos de grasa entera) y las transgrasas (que están al acecho en muchos alimentos envasados) por las saludables grasas monoinsaturada y polisaturada de los aceites de oliva y *canola*, los frutos secos, el aguacate (palta) y el pescado.

Medicamentos. Si los cambios en la alimentación y el ejercicio no bastan para reducir la glucosa en su sangre a un nivel aceptable, es posible que requiera medicamentos. Sin embargo, si bien las medicinas llegan a ser eficaces, no pueden sustituir la alimentación y el ejercicio, advierte el Dr. Bernstein.

4

Comer con inteligencia

CAPÍTULO 14

Los secretos del índice glucémico

EL ÍNDICE GLUCÉMICO (IG) fue establecido a principios de los años 80 por un grupo de investigadores de la Universidad de Toronto como herramienta para controlar el alto nivel de glucosa en la sangre. En él los carbohidratos se clasifican de acuerdo con el efecto que producen en el nivel de glucosa en la sangre. Los proponentes del IG piensan que consumir una mayor cantidad de carbohidratos "buenos" —es decir, los que ocupan un sitio más bajo en el IG y no provocan un aumento brusco en el nivel de glucosa— tal vez termine por salvarnos la vida, mientras que ingerir los carbohidratos "malos" posiblemente nos mate.

"Estamos descubriendo que el tipo de carbohidratos que se ingieren realmente incide en la salud", afirma Christine L. Pelkman, Ph.D., investigadora especializada en el IG de la Universidad Estatal de Pensilvania en University Park. Actualmente el IG es aceptado como estrategia alimenticia para ayudar a controlar la diabetes en el Canadá, Australia e Inglaterra, y empieza a llamar la atención en los Estados Unidos.

Es posible que el IG no sólo les convenga a las personas con un alto nivel de glucosa en la sangre. Tal vez ofrezca impactantes beneficios para la salud casi de todo el mundo. Se puede utilizar para elegir comidas y meriendas que protejan contra la diabetes del tipo II, los ataques cardíacos y posiblemente incluso el cáncer. Y no hay que sorprenderse tampoco si se baja de peso y se adquiere más energía.

El vínculo entre los dulces y la insulina

El IG les asigna un número a los alimentos que contienen carbohidratos, de acuerdo con la forma en que afectan el azúcar en la sangre o glucosa. Los alimentos con un IG menor a 55 sólo causan una elevación mínima en el nivel de glucosa; los que se sitúan entre 55 y 70 hacen que la glucosa se eleve un poco más; y los carbohidratos cuyo IG es superior a 70 provocan que el nivel de glucosa de plano se dispare.

¿Por qué los carbohidratos tienen efectos tan diversos sobre el nivel de glucosa en la sangre? Sin importar la forma inicial que posea el carbohidrato —la lactosa de la leche, la fécula del *bagel*, la sacarosa del azúcar de mesa—, con el tiempo el cuerpo lo descompone para reducirlo a glucosa. Entre más tiempo requiera el sistema digestivo para descomponer el carbohidrato, más despacio aumenta el nivel de glucosa y más bajo es el número que se le asigna al alimento dentro del IG.

Los alimentos altos en fibra con frecuencia tienen un IG más bajo. La fibra —particularmente la soluble, como la de la avena o los frijoles (habichuelas)— crea una red en los intestinos que atrapa las partículas de carbohidratos y retarda el proceso digestivo. No sorprende que los frijoles tengan un número bajo dentro del IG.

Sin embargo, no siempre es fácil predecir el IG de un alimento. Cuando la fibra se muele finamente, como con frecuencia sucede en el caso de la harina de trigo integral, no le plantea un desafío lo suficientemente fuerte a la digestión como para bajar el IG de tales alimentos. Es por eso que el IG del pan de trigo integral es casi idéntico al del pan blanco. De todas formas el pan de trigo integral representa una opción más saludable, porque la fibra adicional ofrece otros beneficios y el trigo integral contiene nutrientes que le faltan al pan blanco. (*Nota*: Si no conoce los alimentos en la tabla siguiente por los nombres que usamos, vea el glosario en la página 455).

SUSTITUCIONES SENCILLAS PARA UN BAJO IG

Alimento con un alto IG	Opción con un bajo IG
Caramelos de goma, 80	Albaricoques secos, 31
Galletitas de barquillo de vainilla, 77	Galletitas de avena, 55
Pan francés, 95	Pan de trigo integral molido por piedra al 100 por ciento, 53
Stuffing, una porción, 74	Una porción de frijoles al horno (de lata), 48
Pretzels, 83	Palomitas de maíz, 55
Puré de papa/papa al horno, 73 o 85	Batata dulce asada, 54

Otra sorpresa en cuanto al IG: el azúcar blanca tiene un IG *más bajo* que el de la papa. Así ocurre porque el azúcar blanca de hecho se compone de dos moléculas de azúcar, la glucosa y la fructosa. La glucosa prácticamente pasa de manera directa al torrente sanguíneo, pero la fructosa se desvía a través del hígado, donde se convierte en glucosa con lentitud. Por su parte, las moléculas feculentas de la papa se componen de cadenas de glucosa. Al hervirse, hornearse o aplastarse la papa, las moléculas se revientan y se le facilita a la glucosa introducirse en el torrente sanguíneo.

El problema de consumir muchos alimentos con un alto IG radica en que la hormona conocida como insulina se dispara junto con el nivel de glucosa en la sangre. El principal deber de la insulina es recoger el exceso de glucosa y depositarla en los tejidos musculares. En cantidades moderadas, la insulina es buena, pero se convierte en asesina cuando sus niveles se elevan con brusquedad de manera reiterada. Desafortunadamente el nivel de insulina sube de forma constante en las personas que con regularidad optan por alimentos con un alto IG, como *bagels*, *donuts*, papas a la francesa y otros carbohidratos feculentos de rápida absorción.

Por si fuera poco, las bruscas elevaciones en el nivel de glucosa

Valore el vinagre

Los expertos en la aplicación del índice glucémico afirman que el ácido del vinagre o del limón sirve para reducir de manera sustancial el efecto que un alimento tiene en el nivel de glucosa en su sangre. Por lo tanto, aliñar (aderezar) sus papas a la francesa con vinagre y preparar la ensalada de papa con una vinagreta son dos trucos inteligentes y sabrosos para bajar el IG de las papas. Los vinagres de vino tinto, vino blanco, balsámico, de manzana, de malta y blanco funcionan de igual manera. Agregue 1 cucharada de su vinagre favorito y ¡a comer!

muchas veces alternan con descensos igualmente súbitos en la glucosa, lo cual produce antojos y fatiga y con frecuencia induce a consumir meriendas con un alto IG a fin de recuperar energía.

El efecto derrotadiabetes del IG

Los expertos hacen hincapié en el hecho de que las formas de alimentación modernas ofrecen muchísimas más oportunidades para consumir alimentos feculentos con un alto IG que los tipos de alimentación tradicionales del ser humano. Es posible que se trate de una de las causas por las que la circunstancia de tener un alto nivel de glucosa en la sangre ya parece ser una epidemia.

La buena noticia es que al cambiar a una alimentación con un bajo IG se logra una liberación mínima de insulina, lo cual tiene efectos saludables en todo el organismo.

"Desde el punto de vista de los diabéticos, la gran ventaja de emplear el índice glucémico radica en el hecho de que, además de ayudar a controlar el nivel de glucosa en la sangre así como el de insulina, suprime el apetito, por lo que bajan de peso. Y tan sólo bajar de peso puede revertir la diabetes del tipo II", explica el Dr. Marc Rendell, director del Centro Creighton para la Diabetes en la Universidad

Creighton de Omaha, Nebraska, y director médico de la Fundación Rose Salter para la Investigación Médica en Baltimore.

Hasta la fecha las investigaciones que comparan los planes de alimentación caracterizados por un alto IG con los de un bajo IG resultan prometedoras en lo que a la diabetes se refiere. Por ejemplo, el Estudio de la Salud de las Enfermeras (uno de los estudios de mayores alcances que se haya realizado en los Estados Unidos con respecto a los factores de riesgo para las principales enfermedades crónicas de la mujer) observó que la protección más poderosa contra la diabetes —una baja de un tercio o más en el riesgo de padecerla— se da al tener una alimentación basada en un bajo IG, además de obtener mucha fibra de cereales (7.5 gramos al día).

También nos ayuda a adelgazar

Es posible que el IG también ayude a deshacerse de las libras de más al reprimir el apetito. Resulta irónico, pero una comida con un alto IG produce tal inundación de insulina —para hacer frente a toda la glucosa— que los niveles de glucosa en la sangre terminan por debajo de como hubieran estado de no haberse ingerido nada. Y es posible que un bajo nivel de glucosa haga sonar la alarma del hambre en el cuerpo, de acuerdo con Susan Roberts, Ph.D., profesora de Nutrición en la Universidad Tufts de Boston y autora de un libro acerca de la nutrición infantil. En un estudio realizado en el Children's Hospital de Boston, durante 4 meses se pusieron a niños (de 10 años en promedio) en dos tipos de dietas. Una consistía en alimentos con un IG bajo y la otra era de alimentos bajos en grasa. Ambas dietas tenían la misma cantidad de calorías. La dieta ganadora sin duda fue la del bajo IG, con la que en promedio perdieron 4.5 libras (2 kg), en comparación con las 2.8 libras (1.3 kg) perdidas a través de la dieta baja en grasa.

La Dra. Roberts sospecha que los carbohidratos con un alto IG posiblemente sean uno de los factores causantes de los niveles epidémicos de obesidad que se padecen en los Estados Unidos actualmente. "El IG no resuelve por completo los problemas de peso de todo el mundo —indica la experta—. No obstante, independientemente de

(continúa en la página 138)

CÓMO UTILIZAR EL ÍNDICE GLUCÉMICO

Los alimentos con un IG menor a 55 sólo causan una elevación mínima en el nivel de glucosa; los que se sitúan entre 55 y 70 hacen que la glucosa suba un poco más; y los carbohidratos cuyo IG es superior a 70 provocan que el nivel de glucosa de plano se dispare.

Además de ayudarle a controlar su nivel de glucosa, elegir alimentos con un bajo IG también favorece la pérdida de peso. Así ocurre porque los alimentos con un bajo IG se digieren lentamente y ayudan a evitar los incrementos bruscos en la glucosa que provocan el deseo de comer más y por lo tanto hacen subir de peso. Si llega a optar por un alimento con un alto IG, trate de combinarlo con alguno de bajo IG o que tenga un alto contenido proteínico o de grasa. De esta forma se retardará la absorción del primero y se impedirá que se dispare el nivel de glucosa en su sangre.

En la tabla que se incluye a continuación, los alimentos subrayados tienen un alto IG, pero no hay necesidad de evitarlos; todos ellos, como la zanahoria o la sandía, contienen nutrientes importantes además de carbohidratos. Los alimentos acompañados de un asterisco tienen un bajo IG, pero de preferencia hay que comerlos poco; todos los que tienen asterisco, como las papitas fritas, tienen un alto contenido de grasa o calorías y no ofrecen mucho más que eso, en términos de nutrición. (*Nota*: Si no conoce un alimento en la lista por el nombre que empleamos aquí, vea el glosario en la página 455).

Alimento	IG	Alimento	IG
Productos panificados		*Croissant*	67
Pan francés	95	*Stoned wheat thins*	67
Waffle	76	Pan de centeno 100 por ciento integral	65
Galleta integral *graham*	74	*Crispbread* de centeno	65
Panecillo *kaiser*	73	*Muffin* de salvado	60
Bagel	72	Pan árabe	57
Tortilla de maíz	70	Galletita de avena	55
Tostadas *melba*	70	Pan *pumpernickel*	41
Pan blanco	70	**Cereales para desayunar**	
Pan de trigo integral	69	Arroz inflado	88
Envoltura dura para taco	68	*Cornflakes*	84
Pastel blanco esponjoso	67		

Alimento	IG
Trigo inflado	74
Cream of Wheat	70
Shredded wheat	69
Avena de cocción rápida	66
Copos de avena tradicionales	59
Salvado de avena	55
All-Bran	42

Cereales

Arroz instantáneo	91
Millo	71
Harina de maíz	68
Arroz blanco	68
Cuscús	65
Arroz integral	55
Alforjón	54
Trigo *bulgur*	48
Arroz sancochado	47
Cebada perla	26

Pastas

Pasta de arroz integral	92
Gnocchi	68
Macarrones con queso de caja	64
Vermicelli de arroz	58
Espaguetis de trigo fanfarrón	55
Tortellini de queso*	50
*Linguine**	46
Espaguetis blancos*	41
Ravioles rellenos de carne*	39
Espaguetis integrales	37
Vermicelli	35
Fettuccine	32
Fideos chinos transparentes	26

Alimento	IG
Legumbres	
Habas	79
Frijoles colorados de lata	52
Frijoles al horno (enlatados)	48
Frijoles pintos (enlatados)	45
Frijoles de caritas	42
Garbanzos de lata	42
Garbanzos	33
Habas blancas	32
Chícharos amarillos partidos	32
Habas blancas secas	31
Lentejas verdes	30
Frijoles colorados	27
Lentejas rojas	26
Frijoles de soya	18

Productos lácteos y helados

Postre congelado de *tofu*	115
Helado	61
Yogur de frutas endulzado	33
Leche descremada	32
Leche entera	27
Yogur con sabor a frutas y edulcorante artificial	14

Frutas

Sandía	72
Piña*	66
Cantaloup	65
Pasas	64
Jugo de naranja	57
Mango	55
Plátano amarillo	53
Kiwi	52

(continúa en la página 138)

CÓMO UTILIZAR EL ÍNDICE GLUCÉMICO *(continuación)*

Alimento	IG	Alimento	IG
Jugo de toronja	48	Remolacha	64
Jugo de piña	46	Papa hervida	62
Naranja	43	Maíz fresco	59
Uva	43	Batata dulce	54
Jugo de manzana	41	Chícharo	48
Manzana	36	Tomate	38
Pera	36	**Meriendas y otros alimentos**	
Fresa	32	*Pretzels*	83
Albaricoque seco	31	Tortitas de arroz	82
Melocotón	28	Galletitas de barquillo de vainilla	77
Toronja	25		
Ciruela	24	Totopos	74
Cereza	22	Frituras de maíz	72
Verduras		Azúcar blanca (sacarosa)	65
Chirivía	97	Palomitas de maíz	55
Papa al horno	85	Papitas fritas*	54
Puré de papa instantáneo	83	Chocolate	49
Papas a la francesa	75	Cacahuates recubiertos de chocolate	32
Calabaza	75		
Zanahoria	71	Leche de soya	31
Puré de papas hervidas	70	Cacahuates	14

las investigaciones me he convencido a título personal del hecho de que las dietas basadas en un bajo IG ayudan a las personas a adelgazar, incluyéndome a mí. Mi esposo y yo desayunábamos una avena instantánea con un IG relativamente alto o bien una avena irlandesa de bajo IG, pero a ambos nos daba muchísima hambre a sólo 2 horas de haber desayunado. Ahora tengo presente el IG de lo que como y de manera regular observo que me da más hambre después de haber ingerido alimentos con un IG muy alto, como *bagels*, puré de papas y otros por el estilo".

Estrategias inteligentes: 6 formas de utilizar el IG

Las sugerencias que se dan a continuación le ayudarán a emplear el índice glucémico para proteger su salud y evitar que sus antojos de comida se salgan de control.

Una por comida. Procure que de un tercio a la mitad de sus féculas diarias correspondan a alimentos con un bajo IG. Estará cumpliendo con esta regla si incluye una fécula con un bajo IG en cada comida, como un plato de avena tradicional, ½ taza de frijoles (habichuelas) o un poco de sopa de lenteja.

Sírvase cereales integrales. Hay algunas excepciones, pero por regla general los alimentos basados en cereales integrales, como la cebada y el trigo *bulgur*, tienen un bajo IG, principalmente porque su alto contenido en fibra retarda la digestión.

Fíjese en la fibra. Entre más grueso o menos procesado sea el cereal o la harina, tendrá un IG menor. Por eso la pasta, que se

Enfermedades cardíacas: ¿representa el IG la solución?

Los altos niveles de insulina causan estragos en el corazón. "Un elevado nivel de insulina crea múltiples factores de riesgo para desarrollar enfermedades cardíacas", señala Michael Zemel, Ph.D., director del instituto de Nutrición en la Universidad de Tennessee en Knoxville.

En un trabajo realizado para una revista científica, el Dr. Zemel revisó las conexiones que existen entre el índice glucémico y las enfermedades cardíacas y descubrió que entre ellas figuran la presión arterial alta (hipertensión), un aumento en los depósitos de grasa, un alto nivel de triglicéridos (un tipo de grasa sanguínea) y niveles más bajos del colesterol HDL "bueno". Una vez más, los alimentos con un bajo IG se perfilan como los héroes que nos salvan la vida. En el Estudio de la Salud de las Enfermeras, las mujeres cuya alimentación contenía la mayor cantidad de carbohidratos procedentes de alimentos con un alto IG enfrentaban una probabilidad dos veces mayor de desarrollar enfermedades cardíacas.

prepara con un trigo de molido grueso, tiene un bajo IG aun sin ser integral.

Bájelo un poco. ¿El tiempo apenas le alcanza para preparar arroz instantáneo? Agréguele frijoles. Al añadirse un alimento con un bajo IG se reduce el IG de toda la comida. Un poco de grasa o proteínas también sirven para bajar el IG.

Mejore sus meriendas. Al comer una merienda (refrigerio, tentempié) se tiende a consumir un solo alimento un lugar de combinarlos. Esta circunstancia no importa si la merienda es baja en calorías, independientemente de que su IG sea alto o no. No obstante, en el caso de un *bagel*, que tiene un alto IG, o bien en el de un *donut*, que contiene cientos de calorías, los efectos de la glucosa no se ven menguados por otros alimentos, así que lo mejor es evitar las meriendas feculentas con un alto IG.

Llénese de frutas, verduras y legumbres. La mayoría tiene un IG bajo; en el caso de las que no, tendría que consumir muchas libras para que afectaran el nivel de glucosa en su sangre. A su vez no coma grandes cantidades de alimentos con un bajo IG que contengan muchas calorías, como *Snickers*. Subir de peso también eleva el nivel de glucosa en la sangre.

CAPÍTULO 15

Armas antiglucosa

¿AVENA O BIEN PAN TOSTADO CON JALEA? ¿Pasta o bien pollo asado con una ensalada verde? ¿Bayas frescas o un tres leches?

A fin de cuentas, los alimentos que se eligen —esas pequeñas decisiones que se toman a las 7 A.M., en la cafetería o al salir a cenar— desempeñan un importante papel en lo que le pasa a la glucosa en la sangre, en relación a que su nivel se mantenga constante o bien suba o baje, con lo cual también aumentará o disminuirá el riesgo de padecer sobrepeso, fatiga y un sinnúmero de problemas graves de salud.

Este capítulo le servirá como una guía de referencia rápida sobre nutrición, y sus prácticas sugerencias alimenticias le ayudarán a empezar a controlar el nivel de glucosa en su sangre. Encontrará 35 consejos de nutrición en los que se reflejan los conocimientos actuales acerca de la relación entre la alimentación y la glucosa en la sangre; además, toman en cuenta las dietas de alto contenido proteínico, los carbohidratos "buenos" y "malos", el índice glucémico, los dulces y las golosinas y mucho más.

Incluso encontrará minirrecetas rápidas y fáciles de preparar que le ayudarán a aplicar las sugerencias. Acuérdese de que entre más ponga en práctica estas recomendaciones, más se beneficiará el nivel de glucosa en su sangre.

Arma antiglucosa

Fíjese en la fibra

La fibra representa una gran aliada cuando se trata de bajar de peso o de controlar el nivel de glucosa en la sangre. Un estudio reciente demostró que los diabéticos que ingieren 50 gramos de fibra al día (particularmente la soluble, que se halla en alimentos como las manzanas y la avena) controlan mejor su nivel de glucosa que quienes consumen menores cantidades de fibra.

La fibra es tan importante para la salud que el Consejo Estadounidense para los Alimentos y la Nutrición dio a conocer recomendaciones en cuanto a su consumo diario por primera vez hace poco. Hasta los 50 años, los hombres requieren 38 gramos de fibra diariamente; y las mujeres, 25 gramos. Más allá de los 50 años, los hombres deben consumir 30 gramos de fibra todos los días; y las mujeres, 21 gramos. Las siguientes técnicas muy fáciles de aplicar le ayudarán a aumentar su consumo de fibra.

• Coma alimentos ricos en fibra soluble. Los investigadores sospechan que este tipo de fibra desempeña un importante papel en lo que se refiere al control de la glucosa, ya que forma un gel espeso que posiblemente interfiera con la absorción de los carbohidratos y la glucosa en el intestino.

El resultado: niveles más bajos de glucosa e insulina y una diabetes más manejable.

Los alimentos campeones en cuanto a su contenido en fibra soluble son la naranja (china) y la toronja (pomelo), la ciruela seca, el cantaloup (melón chino), la papaya (fruta bomba, lechosa), la pasa, la haba blanca (*lima bean*), el *zucchini* (calabacita), la avena, el salvado de avena y la *granola*. Otros alimentos ricos en fibra soluble son la cebada, el chícharo (guisante, arveja), la fresa y la pulpa de la manzana (la cáscara consiste en fibra insoluble).

• A fin de obtener la mayor cantidad posible de nutrientes y beneficios para la salud, consuma una amplia variedad de frutas y verduras de vivos colores: pimiento (ají, pimiento morrón) rojo y amarillo, berenjena, repollo (col) colorado, batata dulce (camote) y cantaloup. Evite las verduras congeladas que vengan acompañadas de pan molido o salsa; suelen contener muchos carbohidratos, sodio y grasas hidrogenadas.

• Trate de consumir diariamente cinco raciones de verduras y cuatro de frutas. Tres cuartos de taza de jugo de naranja a la hora del desayuno cuenta como una ración. Una taza de ensalada a la hora del almuerzo y otra para acompañar la cena elevan la suma a tres raciones. Si come un poco de apio o zanahoria cruda como merienda, una verdura como guarnición a la hora de la cena y un poco de fruta junto con el postre, lo habrá logrado.

Arma antiglucosa

2

Tome control con el frijol. . .

y con todo tipo de legumbres. Se trata del alimento que contiene la mayor cantidad de fibra, a excepción de los cereales para desayunar hechos de salvado de trigo. Una alimentación alta en fibra reduce el riesgo de padecer diabetes y enfermedades cardíacas, y un estudio en particular demostró que la mínima cantidad de 3.4 onzas (95 g) de frijoles (habichuelas) al día les ayuda a los diabéticos a controlar su nivel de glucosa. Los frijoles son particularmente ricos en fibra soluble, la cual baja el nivel de colesterol, así como en folato, sustancia que reduce el nivel de homocisteína, otro factor de riesgo para desarrollar enfermedades cardíacas.

Lo ideal sería comer frijoles por lo menos cinco veces a la semana. Agregan proteínas y fibra a cualquier plato y pueden incluirse en ensaladas, papas al horno rellenas y *chili* vegetariano. También puede hacerlos puré y untarlos en un sándwich (emparedado). Si surte su despensa (alacena, gabinete) de diversos tipos de frijoles, siempre contará con la materia prima para una cena deliciosa y saludable. Si utiliza frijoles de lata, acuérdese de enjuagarlos primero, pues el líquido con el que se envasan contiene mucho sodio.

Las siguientes técnicas le permitirán sacarle el mayor provecho posible a los frijoles.

• Tenga a la mano sopas instantáneas de frijoles. Un estudio nacional que abarcó a casi 10,000 personas llegó a la conclusión de que consumir frijoles, chícharos (guisantes, arvejas) o lentejas cuatro veces a la semana reduce en un 22 por ciento el riesgo de padecer enfermedades cardíacas. Las sopas instantáneas de frijol le brindan una comida que favorece la salud del corazón y que está lista en unos 6 minutos, además de que no quedan platos que lavar. Entre las buenas opciones están las marcas de sopa enlatada *Fantastic Foods Five Bean* (240 calorías, 1.5 gramos de grasa, 12 gramos de fibra), *Fantastic Foods Split Pea* (220 calorías, 1 gramo de grasa, 9 gramos de fibra) y *Knorr Hearty Lentil* (220 calorías, 2 gramos de grasa, 8 gramos de fibra).

• Úselas para preparar un *omelette*: revuelva ¼ taza de frijoles negros de lata o cocidos; 2 cucharadas de cada uno de estos alimentos: granos de maíz (elote, choclo), pimiento (ají, pimiento morrón) rojo o verde picado en trocitos, tomate (jitomate) picado en cubitos y cebollín (cebolla de cambray) picado en trocitos; 1 cucharada de chile jalapeño picado en cubitos; 1 cucharada de cilantro seco y ¼ cucharadita de comino seco. Esta cantidad de relleno alcanza para un *omelette* de 3 huevos o bien 1½ tazas de sustituto de huevo.

• Recubra su pizza casera con ½ taza de frijoles colorados o negros cocidos, 1 taza de espinaca rallada y hongos en rebanadas. Si extraña la carne, agregue unas cuantas lonjas (lascas) de salchichón (chorizo italiano, *pepperoni*) de pavo (chompipe).

Arma antiglucosa 3 Cuídese con cereales

Para el organismo, la harina refinada blanca es igual al azúcar, por lo que una alimentación rica en productos preparados con harina blanca es igual a una alimentación alta en azúcar. A la inversa, se han ido acumulando cada vez más pruebas de que una alimentación rica en cereales integrales disminuye el peligro de padecer diabetes, además de reducir el riesgo de sufrir enfermedades cardíacas, derrame cerebral y cáncer.

Un grupo de investigadores finlandeses a cargo de uno de los estudios más recientes llevaron el seguimiento de la salud de 2,286 hombres y 2,030 mujeres entre los 40 y los 69 años de edad durante 10 años. Observaron que el riesgo de padecer diabetes del tipo II bajaba en un 61 por ciento en las personas que consumían la mayor cantidad de fibra. Pero no era la que se obtiene de las frutas y verduras, sino la que aportan los cereales como copos de avena, centeno, cebada, millo (mijo) y alforjón (trigo sarraceno).

Se piensa que la fibra de los cereales ayuda a combatir la diabetes del tipo II de varias formas. En comparación con los carbohidratos simples, como el pan blanco, los carbohidratos ricos en fibra se digieren y se absorben despacio, lo cual reduce la demanda corporal de insulina. Además, la fibra insoluble recorre los intestinos de manera acelerada, lo cual deja menos tiempo para la absorción de los carbohidratos. Por otra parte, falta determinar si la disminución en el riesgo se debe más bien a otros componentes de los cereales integrales, como los lignanos, los tocotrienoles y los ácidos fíticos.

A continuación le damos algunas técnicas sabrosas y rápidas para preparar cereales integrales.

• Si ya come pan de trigo integral y quiere cambiar el menú, pruebe el pan de centeno integral (*rye bread*), que es lo que ingerían la mayoría de los consumidores de cereales que participaron en el estudio finlandés.

• Seleccione pastas de cereales integrales. Una opción evidente es la de trigo integral, pero también las hay de amaranto, quinua (un cereal sudamericano) o alforjón (trigo sarraceno), lo cual incluye los fideos japoneses de alforjón que se conocen como fideos de *soba*. Las encontrará en las tiendas de alimentos *gourmet* o bien en las tiendas de productos naturales.

• Rellene los pimientos (ajíes, pimientos morrones) con una mezcla de trigo *bulgur* cocido, frijoles (habichuelas), hongos, apio y albahaca.

• Agregue germen de trigo a su yogur bajo en grasa o espolvoréelo sobre sus ensaladas.

• Para obtener un pan de carne (*meat loaf*) sabroso y más saludable, agréguele 1 taza de millo (mijo) por cada libra (450 g) de carne molida.

• Prepare una rica ensalada fría combinando quinua con perejil picado, pepino, tomate (jitomate) y ajo picado en trocitos. Utilice aceite de oliva y jugo de limón como aliño (aderezo).

Arma antiglucosa 4 Cuide su consumo de grasa

A pesar de toda la atención que se les ha dado a las dietas bajas en grasa, de hecho ha aumentado la cantidad de grasa en la alimentación. La mujer común consume unos 65 gramos al día. Es demasiado.

En una dieta diaria de 1,800 calorías que pretende limitar la cantidad de grasa al 25 por ciento de estas, el consumo de grasa no debe rebasar los 50 gramos al día. Nos referimos, por cierto, a 50 gramos de grasa *buena*, como la de los aceites de oliva y *canola* (monoinsaturada) o la del pescado graso (ácidos grasos omega-3).

Para mantenerse dentro de los límites saludables en cuanto al consumo de grasa —obteniéndose un 25 por ciento de las calorías de fuentes grasas—, primero hay que determinar la cantidad máxima de grasa permitida según el número de calorías que se estén consumiendo:

• 1,250 calorías: 35 gramos de grasa

• 1,500 calorías: 42 gramos de grasa

• 1,750 calorías: 49 gramos de grasa

• 2,000 calorías: 56 gramos de grasa

• 2,250 calorías: 63 gramos de grasa

Una vez que usted haya establecido su límite máximo de consumo de grasa, sume los gramos de grasa de todos los alimentos que ingiere en un día para averiguar si lo está respetando.

Lo más probable es que ya haya cambiado a leche descremada (*fat-free milk* o *nonfat milk*) y productos lácteos bajos en grasa. Y sabe que debe recortar la grasa visible de la carne de cerdo y res, además de retirarle el pellejo a la carne de ave. Las siguientes tácticas le servirán para reducir la grasa aún más.

- Trate de obtener la mayor parte de su consumo de grasa de los aceites de oliva y *canola* (o de aliños/aderezos para ensalada preparados con estos aceites), la margarina libre de transgrasas, los frutos secos y el pescado.

- Distribuya su consumo de grasa a lo largo del día, pues un poco de grasa ayuda a absorber los nutrientes solubles en grasa contenidos en las verduras y las frutas.

- En lugar de cocinar las verduras en mantequilla, pruebe una de las siguientes opciones: vino, limón, naranja (china), jugo de tomate (jitomate), hierbas y especias o bien consomé.

- No elimine por completo cada gramo de grasa de su alimentación. Su cuerpo la necesita para funcionar de manera adecuada. Simplemente concéntrese en obtener las grasas correctas en las cantidades indicadas.

Arma antiglucosa 5 "Engrásese" con omega-3

Desde hace años nos han dicho que la grasa provoca ataques cardíacos, un alto nivel de colesterol y sobrepeso. No obstante, ahora sabemos que ciertos tipos de grasa de hecho nos protegen contra los altos niveles de colesterol, la diabetes y la presión arterial alta (hipertensión).

Los ácidos grasos omega-3 ayudan a reducir el colesterol LDL "malo", elevan el colesterol HDL "bueno", bajan el nivel de triglicéridos (un tipo de grasa sanguínea) y tal vez reduzcan el riesgo de que se formen coágulos de sangre. Estas noticias son buenas para todo el mundo, pero en particular para los diabéticos, quienes son más propensos a padecer enfermedades cardíacas.

Nuestros cuerpos no son capaces de producir ácidos grasos omega-3. Tenemos que obtenerlos de los alimentos; y de manera específica, del pescado y las plantas.

El pescado brinda unas importantes grasas omega-3 llamadas "ácido eicosapentanoico" (o *EPA* por sus siglas en inglés) y "ácido docosahexaenoico" (o *DHA* por sus siglas en inglés). Algunas buenas fuentes son el salmón, la caballa (macarela, escombro), las sardinas, el arenque, las anchoas, la trucha arco iris, el pomátomo (*bluefish*) y el atún albacora blanco de lata empacado en agua.

Las plantas contienen el ácido alfa-linolénico (o *ALA* por sus siglas en inglés). Algunas buenas fuentes son el aceite de *canola*, la semilla de lino (linaza, *flaxseed*) y el aceite de semilla de lino, el aceite de nuez y las verduras de hojas color verde oscuro. En el cuerpo, sólo una parte del ALA se convierte en EPA y en DHA, cuyos efectos son mucho más fuertes.

Se requieren por lo menos 0.5 gramos de EPA y DHA al día, así como 1 gramo diario de ALA. Las siguientes cinco técnicas le facilitarán agregar ácidos grasos omega-3 a su alimentación.

• Coma pescado graso dos veces a la semana. De esta forma cubrirá su cuota diaria de 0.5 gramos de EPA y DHA.

• Pida salmón cuando salga a comer. La mayoría de los restaurantes ofrecen un plato fuerte de salmón, que representa una manera fácil de consumir ácidos grasos omega-3. Una ración de 3 onzas (84 g) le aportará casi 2 gramos de EPA y DHA.

• Coma un sándwich (emparedado) de atún. Utilice el atún albacora blanco (*white albacore tuna*) de lata empacado en agua, ya que este tipo de atún contiene una mayor cantidad de ácidos grasos omega-3. Una ración de 3 onzas de atún contiene un promedio de 1.1 gramos de EPA y DHA. (El atún que se sirve en los restaurantes suele ser el de aleta amarilla y no contiene muchos ácidos grasos omega-3).

• Utilice aceite de *canola* para hornear y cocinar.

• Espolvoree sus cereales o yogur con semilla de lino molida. Cada cucharada contiene 2.2 gramos de ALA. Encontrará la semilla de lino en las tiendas de productos naturales.

Arma antiglucosa 6 Favorézcase con frutos secos

He aquí una razón más para dejarse seducir por la tentación crujiente y placentera de los frutos secos: un grupo de científicos que estudiaron a 84,000 mujeres durante 16 años descubrieron que quienes comían una cucharada de crema de cacahuate (maní) o ¼ taza de cualquier fruto seco por lo menos cinco veces a la semana reducían su riesgo de desarrollar diabetes entre un 20 y un 30 por ciento, en comparación con las que rara vez consumían cualquiera de las dos cosas. (De acuerdo con los investigadores, el beneficio es el mismo para los hombres).

Y no importa cómo le guste comerlos: tanto disfrutar las nueces, pistaches o almendras en su estado natural como untar una rebanada de pan integral con cremas de frutos secos brinda beneficios. "Los cacahuates y algunos otros frutos secos comparten una composición alimenticia semejante, por lo que los beneficios en lo que al combate de la diabetes se refiere deben ser similares para todos", según indica el Dr. Frank Hu, Ph.D., un investigador en Nutrición de la Universidad de Harvard.

¿De qué manera acaban los frutos secos con la diabetes? Los investigadores piensan que sus grasas monoinsaturadas posiblemente construyan una "piel" más saludable alrededor de cada una de las células del cuerpo, lo cual vuelve más eficiente el paso de la glucosa. La fibra y el magnesio de los frutos secos al parecer le ayudan al cuerpo a manejar los niveles de insulina. Otros componentes —vitaminas, minerales, antioxidantes y proteínas vegetales— quizá se agreguen para asegurar un nivel sano de glucosa así como para regular la insulina.

Ahora bien, cabe señalar que se deben disfrutar con moderación, ya que tienen muchas calorías. Cada cucharada de crema de cacahuate contiene alrededor de 95 calorías; y cada onza (28 g) de frutos secos, 165 calorías. Si los come sin ejercer ningún control podría subir 10 libras (5 kg) o más. Y controlar el peso, además de hacer ejercicio, es una de las medidas más importantes para evitar la diabetes, afirma el Dr. Hu.

La mejor forma de aprovechar los frutos secos y las cremas de estos es usándolos para sustituir algún carbohidrato refinado que tenga la misma cantidad de calorías, como el pan blanco, ya que este tipo de carbohidratos pueden aumentar el riesgo de padecer diabetes. De tal manera se duplican los beneficios. Tenga presentes las siguientes sustituciones fáciles.

• Reemplace ¼ a ⅓ taza de un cereal bajo en fibra con 1 cucharada de almendras rebanadas.

• Cambie ¼ taza de pasta cocida por 1 cucharada de pistaches.

• Agregue 1 cucharada de nuez picada a su ensalada, en lugar de ¼ taza de crutones condimentados.

Arma antiglucosa 7 — Complemente sus comidas

Aunque lleve una alimentación muy saludable, es buena idea tomar un suplemento multivitamínico y de minerales. Asimismo querrá tomar los suplementos individuales que se mencionan a continuación. Aprenderá más al respecto de estos suplementos y otros (sobre todo en lo que se refiere al control de la glucosa) en el Capítulo 19.

• Vitamina C: de 100 a 500 miligramos. En un estudio realizado por un grupo de investigadores italianos, 40 diabéticos tomaron 1 gramo de vitamina C al día. Al cabo de 4 meses, la capacidad de los pacientes para utilizar la insulina se había incrementado de manera significativa, quizá porque la vitamina C le ayuda a esta hormona a penetrar en las células. También es posible que el consumo diario de vitamina C ayude a reducir la cantidad de glucosa que se adhiere a las proteínas, favoreciendo la aparición de complicaciones. A los hombres y las mujeres con diabetes del tipo I al parecer se les dificulta absorber la vitamina C, así que tal vez les haga falta tomar más.

• Vitamina E: de 100 a 400 unidades internacionales (UI). Las investigaciones indican que la vitamina E, al igual que la C, tal vez le ayude a la insulina a funcionar mejor. Un grupo de científicos finlandeses estudió a 944 hombres y encontró que quienes tenían los niveles más bajos de vitamina E en la sangre enfrentaban una probabilidad cuatro veces mayor de padecer diabetes que quienes tenían los niveles más altos de vitamina E. Es posible que la vitamina E de alguna forma ayude a la insulina a transportar el azúcar de la sangre a las células de los músculos y los tejidos, especulan los investigadores.

Otros estudios han demostrado que consumir 800 UI al día de vitamina E tal vez reduzca los altos niveles de glucosa en la sangre. Por su parte, un pequeño estudio llegó a la conclusión de que una cantidad un poco mayor —900 UI al día— puede mejorar el funcionamiento de los nervios en las personas que padecen diabetes del tipo II.

No obstante, si usted padece diabetes debe obtener la aprobación de su médico antes de tomar vitamina E en tales cantidades.

• Calcio: de 500 a 1,000 miligramos. Ya sea que sufra diabetes o no, es posible que no esté incluyendo una cantidad suficiente de este importante mineral en su alimentación. Los días en que vaya a consumir menos de dos alimentos ricos en calcio, tome 500 miligramos del mineral si aún no cumple los 50 años; debe tomar 1,000 miligramos (repartidos entre dos dosis separadas de 500 miligramos cada una) si tiene 50 años o más.

Arma
antiglucosa

8

Planifique sus platos

A menos que lleve varios años de vivir bajo tierra, estará enterada del hecho de que las proteínas han festejado su reaparición y los carbohidratos han perdido adeptos. Sería comprensible que sintiera la tentación de convertirse en defensora incondicional de las proteínas; es más, a lo mejor ya lo es.

Mejor no lo sea. Los carbohidratos como los frijoles (habichuelas), los cereales integrales y las manzanas no tienen nada de malo. Los carbohidratos muy procesados, como las galletitas (*cookies*) o el pastel (bizcocho, torta, *cake*) son los que suman las libras.

Para calcular sus necesidades proteínicas y de carbohidratos, simplemente observe la "regla del plato".

- Llene la mitad de su plato con verduras y/o frutas.

- Llene el resto con cantidades más o menos iguales de féculas y algún alimento rico en proteínas.

Si come de esta forma perderá peso sin esfuerzo alguno, además de bajar su riesgo de padecer diabetes, cáncer y otras enfermedades.

A continuación le ofrecemos algunos ejemplos de platos perfectos.

Platos para desayunar

- Cereal integral con leche y fruta

- *Omelette* preparado con tres claras de huevo y acompañado de pan integral tostado y fruta

Platos para almorzar

- Un sándwich (emparedado) relleno de dos o tres lonjas (lascas) de carne fría magra (baja en grasa), acompañado de una ensalada vegetal o de frutas o bien una guarnición de verduras

- Una sopa de frijoles negros, lentejas u otra legumbre, acompañada de una ensalada o una guarnición de verduras

Platos para cenar

- Una combinación que conviene: una ensalada o verduras cocidas (la mitad del plato); un trozo de pescado, carne de ave o bien un corte magro de carne, del tamaño de una baraja (entre un tercio y un cuarto del plato) y una papá horneada (un cuarto del plato)

- Sofrito al estilo asiático: tres cuartos de verduras y un cuarto de carne, carne de ave, pescado o marisco. Llene las tres cuartas partes de su plato con las verduras y la carne sofritas al estilo asiático y una cuarta parte con arroz.

Reduzca sus raciones

La mayoría de los restaurantes sirven platos de pasta tan hondos como tazones (recipientes) para preparar pasteles (bizcochos, tortas, *cakes*), o sándwiches (emparedados) casi tan gruesos como un libro. En casa también tendemos a amontonar la comida sobre nuestros platos. Por eso a muchas nos cuesta trabajo mantener la cintura esbelta. Las raciones gigantescas no sólo se encargan de agregar calorías adicionales a nuestra alimentación. Es muy posible que también le agreguen más grasa, azúcar y sal.

Una solución: empiece a leer las etiquetas de los envases de los alimentos para ver cuál es el tamaño preciso de una ración en el caso de cada uno. Verá que con mucha frecuencia la bolsa de hojuelas con la que acompaña su almuerzo no contiene 1 ración sino 2 ó 2½.

También es importante conocer el *verdadero* aspecto de una ración de cada alimento. Por ejemplo, una ración de carne equivale a 3½ onzas (98 g) y cabe en la palma de la mano; una ración de pasta integral corresponde a ½ taza y tiene el tamaño de una pelota de tenis. A continuación señalaremos otras formas de controlar los tamaños de sus raciones tanto en casa como fuera de ella.

Al comer fuera

• Limítese a una rebanada de pan. Mejor aún, pídale al mesero que no le sirva pan ni panecillos.

• Si el restaurante tiene fama de servir porciones enormes, pídale al mesero que le envuelva la mitad del plato fuerte para llevar, desde antes de colocarlo en la mesa frente a usted. Guarde el resto para el almuerzo del día siguiente.

• Al optar por un sándwich (emparedado) de alguna carne fría, pida que se lo preparen con sólo dos o tres lonjas (lascas). Si va a comer una ensalada de pollo, atún o camarón, solicítele al *chef* que use una cantidad menor del ingrediente principal.

• En las barras de ensaladas sin límite de consumo, use una cuchara sopera para agregar el aliño (aderezo). Los pequeños cucharones de la mayoría de los recipientes para aliño contienen más de una ración.

En casa o al salir

• Sirva la comida en la estufa en lugar de la mesa. La necesidad de levantarse para volver a llenar el plato le recordará que es mejor no hacerlo.

• Si normalmente come 2 ó 3 tazas de pasta en una sola sentada, reduzca la cantidad a 1 taza y agréguele 1 taza de verduras asadas o sofritas (salteadas).

• En lugar de sentarse frente al televisor con una bolsa entera de galletitas (*cookies*) u hojuelas, sírvase una ración y guarde lo demás.

• Olvídese de las órdenes combinadas en los restaurantes de comida rápida; pida cada alimento por sí solo.

Arma antiglucosa 10 Termine con las transgrasas

Las transgrasas —el sinónimo de "ácidos transgrasos", las grasas que se encuentran en las hojuelas, las papas a la francesa y otros alimentos procesados— hacen que aumente el colesterol LDL "malo" y baje el nivel del colesterol HDL que protege al corazón.

Hasta el año 2006, cuando los fabricantes tengan la obligación de incluir en las etiquetas de los alimentos la cantidad de transgrasas que estos contienen, la única forma de saber si un alimento contiene transgrasas va a ser buscando la fuente de estas. Aparecerán en la lista de ingredientes bajo el nombre "*partially hydrogenated oils*" (aceites parcialmente hidrogenados).

Desde luego es muy probable que la mayoría de los alimentos altos en grasa que incluyen las transgrasas en su lista de ingredientes estén llenos de estas sustancias, que sólo se encargan de obstruir las arterias. Sin embargo, los alimentos bajos en grasa o libres de ella tampoco representan una opción segura. Las pequeñas cantidades se suman, sobre todo en el caso de alimentos con los que es fácil exagerar las cantidades, como las hojuelas y las galletas (*crackers*). Una feliz excepción: la crema de cacahuate (maní). A pesar de que las marcas homogeneizadas tal vez incluyan grasas parcialmente hidrogenadas en su lista de ingredientes, diversos análisis han demostrado que su contenido de transgrasas es minúsculo.

Según los expertos, las transgrasas se encuentran en un número tal de alimentos que sería imposible eliminarlas por completo de la alimentación. La meta: cuando tenga la opción, elija productos que no contengan aceites parcialmente hidrogenados. Usando marcas comunes de los EE. UU. como ejemplo, a continuación le proporcionamos una lista de artículos recomendables así como de otros que sería mejor eliminar. Encontrará muchos de los primeros en las tiendas de productos naturales.

Escoja estos

• *Smart Balance Light Buttery Spread* (pasta para untar)

- *Kashi GoLean Crunch!* (cereal)
- *Ian's Natural Foods Sweet Potato Fries* (papitas fritas)
- *Orville Redenbacher's Hot Air Gourmet Popping Corn* (palomitas de maíz)
- *Health Valley Strawberry Cobbler Cereal Bars* (barras de cereal)
- *Swiss Miss Hot Cocoa Mix,* de dieta con calcio (bebida de chocolate)
- *Quilt Whole Wheat Crackers* (galletas)

Elimine estos

- *Fleischmann's Original Margarine* (margarina)
- *Frito-Lay Sun Chips* (hojuelas)
- *Ore Ida Golden Fries* (papitas fritas)
- *Orville Redenbacher's 94% Fat-Free Gourmet Popping Corn* (palomitas de maíz)
- *Pepperidge Farm Milano Cookies* (galletitas)
- *Triscuit Reduced-Fat Baked Whole Wheat Crackers* (galletas)

Arma antiglucosa

II Domine los dulces con inteligencia

Desde el pastel (bizcocho, torta, *cake*) de cumpleaños hasta el chocolate que las hormonas nos impulsan a comer, los dulces son una realidad inevitable de la vida moderna. La buena noticia: saborear una galleta con chispitas de chocolate y mantener al mismo tiempo un control estrecho sobre la glucosa en la sangre no tienen por qué ser dos acciones contradictorias si se aprende a asignarles a los dulces un lugar adecuado en el plan de alimentación. A continuación le diremos cómo hacer esto.

• Si usted vigila su nivel de glucosa, revíselo 2 horas después de haber empezado a ingerir una comida o merienda que incluyó dulces. Observe de qué forma la afectan las distintas golosinas. Por ejemplo, una galletita (*cookie*) de crema de cacahuate (maní) al finalizar la comida tal vez no le haga nada, mientras que dos eleven su nivel de glucosa muchísimo.

• Investigue el contenido en carbohidratos de sus cinco golosinas favoritas. Al limitarse a estas, se le facilitará mantener el control tanto sobre su consumo de carbohidratos como sobre su nivel de glucosa. Si le encantan los dulces de la marca *Entenmann's*, por ejemplo, o cualquier otro producto dulce envasado, encontrará el contenido en carbohidratos en el envase, en el recuadro de los datos alimenticios.

Por otra parte, para los artículos de panadería o bien horneados en casa deberá recurrir a algún libro que presente el contenido en carbohidratos de los alimentos. También puede revisar los datos alimenticios que se mencionan en los envases de productos dulces semejantes en el supermercado, lo cual le permitirá realizar un cálculo aproximado de su contenido en carbohidratos.

• Opte por porciones pequeñas. Comparta los postres con sus amigos, pida una rebanada delgadísima o sólo pruebe unas cuantas cucharadas antes de retirar el plato. En los restaurantes, pida raciones infantiles, tamaño *junior* o pequeñas. Si compra dulces para la casa, opte por cantidades pequeñas o envases que contengan una sola ración. Si le cuesta trabajo limitar su consumo de dulces en casa, sólo coma postres al salir a cenar.

• Consiéntase… un poco. De vez en cuando reemplace unos cuantos carbohidratos de la comida con un dulce. Por ejemplo, tal vez acostumbre consumir un total de 60 gramos de carbohidratos a la hora de la cena. Un día decide comer ¾ taza de un pastel (pay, tarta, *pie*) de melocotón (durazno). Por lo tanto, deberá omitir una rebanada de pan integral y una ración de fruta. A fin de compensar un poco la nutrición perdida, deberá agregar ½ taza adicional de brócoli o espinacas. ¡Entonces podrá disfrutar cada mordida de ese pastel!

• Queme más calorías. Coma una galleta pequeña de chispitas de chocolate y luego camine una milla o dos (1.6 a 3.2 km). El ejercicio ayuda a regular la glucosa.

Arma antiglucosa 12 · Reduzca la sal

Algunos estudios han observado que limitar el consumo de sal ayuda a controlar la presión arterial. Otros afirman que recortarla prácticamente no influye en nada. Entonces, ¿qué debe hacer? ¿Abandonar la sal o abandonarse a ella?

Ninguna de las dos cosas, según el Dr. Myron Weinberger, director del Centro de Investigación sobre la Hipertensión en la Escuela de Medicina de la Universidad de Indiana en Indianápolis. "No es necesario reducir la sal de manera drástica —explica—. Sin embargo, se beneficiará de ponerle al sodio un límite moderado de 2,400 miligramos al día; es decir, un total de 1¼ cucharaditas de todas las fuentes". El habitante común de los Estados Unidos consume aproximadamente 3,400 miligramos de sodio al día, de modo que una cantidad moderada de 2,400 miligramos diarios significa reducir el consumo normal más o menos en la tercera parte.

Vale la pena hacerlo aunque su presión arterial se encuentre en un nivel normal. Un estudio reciente descubrió que las personas con presión arterial saludable que son sensibles al sodio (es decir, cuya presión arterial aumenta de manera considerable cuando ingieren una gran cantidad de sodio) corren el mismo riesgo de morir que quienes tienen la presión arterial alta.

Es posible limitarse a 2,400 miligramos de sodio al día. Más o menos el 75 por ciento del sodio que se consume proviene de alimentos procesados, y sólo el 10 por ciento del salero. He aquí unas cuantas sugerencias sencillas:

• Revise las etiquetas. Procure comer alimentos que contengan menos de 200 miligramos de sodio por ración, y definitivamente evite los productos extremadamente altos en sodio, es decir, que incluyan más de 800 miligramos por ración. Los artículos de fácil preparación —como las cenas congeladas, la pizza, los preparados comerciales, las sopas de lata y los aliños (aderezos) para ensalada— con frecuencia tienen mucho sodio.

• Utilice hierbas, especias y mezclas de condimentos sin sal tanto para guisar como para sazonar. Pruebe la marca *Mrs. Dash*, ya que esta vende nueve mezclas diferentes de condimentos sin sodio. Las encontrará en el pasillo de las especias de la mayoría de los supermercados.

- Compre verduras frescas, congeladas o bien las enlatadas, pero procure que estas no contengan sal.

- Use carne de ave fresca, pescado y carne magra (baja en grasa) en lugar de las presentaciones de estas en lata.

- Cocine el arroz, la pasta y los cereales calientes sin sal.

- Enjuague los alimentos de lata, para eliminar un poco de sodio.

- En cuanto a otros alimentos, elija las versiones bajas en sodio, de sodio reducido o sin sal adicional.

Arma antiglucosa 13 Piense antes de beber

Si usted padece diabetes del tipo II, puede beber con moderación siempre y cuando su glucosa se encuentre bajo control. La palabra clave es *moderación*: un trago al día en el caso de las mujeres, dos para los hombres. Un trago se define como una copa de vino de 4 onzas (120 ml); una botella de cerveza de 12 onzas (360 ml) o un trago preparado con

1½ onzas (45 ml) de alcohol destilado. Beber más puede empeorar las complicaciones de la diabetes.

Además, si le han diagnosticado diabetes observe las siguientes pautas para tomar alcohol, las cuales fueron establecidas por la Asociación Estadounidense contra la Diabetes.

• Encuentre a un dietista registrado que le ayude a acomodar el alcohol en su plan de alimentación.

• Si acostumbra tomar alcohol varias veces a la semana, dígaselo a su médico antes de que le recete un medicamento contra la diabetes.

• Hágase analizar la glucosa en la sangre para ayudarle a decidir si puede beber y también para saber si necesita comer algo antes de beber o mientras bebe.

• Si toma medicamentos contra la diabetes, acompañe la bebida alcohólica con alguna merienda (refrigerio, tentempié) o comida. Por ejemplo, puede comer palomitas (rositas) de maíz (cotufo), hojuelas sin grasa u horneadas o verduras crudas y un *dip* de yogur bajo en grasa.

• Si usa insulina, tome alcohol por añadidura, junto con su plan alimenticio normal.

• Si le han indicado que tome en cuenta cualquier bebida alcohólica dentro del total de calorías que consume a diario, úsela para sustituir la grasa. Por ejemplo, una bebida alcohólica equivale a dos raciones de grasa.

• Opte por las bebidas que contengan poco alcohol y azúcar. La cerveza ligera y los vinos secos, que cuentan con menos alcohol y carbohidratos así como menos calorías, son buenas opciones.

• Mezcle sus tragos con bebidas sin azúcar, como refrescos (sodas) de dieta, agua tónica de dieta, *club soda* o agua.

• Póngase una pulsera de alerta médica que indique que padece diabetes.

• Si usted tiene un nivel alto de triglicéridos, tal como les ocurre a muchos diabéticos, no debe tomar alcohol. El alcohol afecta la manera en que el hígado saca la grasa de la sangre y fomenta la producción de triglicéridos.

Arma antiglucosa 14

Consuma carbohidratos de calidad

No le haga caso a la manía anticarbohidratos que se ha hecho tan popular últimamente. No todos los carbohidratos son malos. Para controlar la glucosa, la clave está en escoger los mejores.

Tan sólo tiene que procurar que la mayoría de las calorías que consume provengan de alimentos proteínicos magros (bajos en grasa) como el pollo y el pescado, grasas saludables como el aceite de oliva y carbohidratos buenos para la salud como las verduras, las frutas y los cereales integrales. En la mayoría de las personas, esta alimentación basada en carbohidratos buenos ayuda a normalizar el nivel de glucosa en la sangre y reprime el impulso a comer sin control.

Este efecto se debe a la naturaleza misma de los carbohidratos.

En términos generales existen dos clases de carbohidratos, los refinados y los no refinados. Los carbohidratos refinados en esencia son los azúcares y las harinas refinadas. Numerosos estudios vinculan estos carbohidratos menos saludables con la diabetes del tipo II y otras enfermedades. Los carbohidratos sin refinar son los que se encuentran en los cereales integrales, los frijoles (habichuelas), la fruta y muchas verduras; son ricos en fibra, la cual es muy buena para la salud.

Consumir una cantidad excesiva de carbohidratos refinados trastorna el delicado equilibrio de glucosa en la sangre. O sea, puede provocar una situación en la que las células disponen de más glucosa de la que el organismo requiere.

Tal situación produce una baja en el nivel de glucosa en la sangre, ya que el exceso de esta se almacena en las células en forma de grasa. Y cuando el nivel de glucosa en la sangre empieza a bajar, se siente hambre.

Si usted consume muchos carbohidratos refinados —como refrescos (sodas), pizza, *bagels* y pasta—, está alimentando un círculo vicioso que en realidad no le permite nunca satisfacer su hambre realmente, sino sólo obtener alivio a corto plazo.

Además, algunos alimentos basados en carbohidratos refinados contienen muy poca fibra. Tal como se mencionó antes, el consumo de alimentos ricos en fibra produce una sensación de saciedad. Es posible que el círculo vicioso compuesto por todos los elementos descritos arriba ayude a explicar por qué el azúcar parece provocar adicción y también por qué las comidas ricas en carbohidratos pueden producir un aumento de peso.

Si usted consume principalmente alimentos que contienen carbohidratos sin refinar, obtendrá más fibra, vitaminas y minerales, los cuales ayudarán a retardar la absorción de los carbohidratos por su torrente sanguíneo. Esta absorción lenta y gradual evitará que su cuerpo produzca un exceso de glucosa, de modo que sentirá menos hambre y será menos probable que se le antojen los dulces o que se sirva un segundo plato de comida.

Arma antiglucosa

15

Realice sustituciones inteligentes

No tiene que renunciar para siempre a sus alimentos favoritos con tal de controlar su consumo de los carbohidratos refinados que provocan grandes aumentos de insulina en la sangre. Por ejemplo, podrá evitar casi 40 gramos de carbohidratos si elige como merienda (refrigerio, tentempié) una taza de palomitas (rositas) de maíz (cotufo) en lugar de un puñado de *pretzels*. Aplique las siguientes sustituciones tanto en su cocina como al comer fuera.

En lugar de	Pruebe	Carbohidratos ahorrados (g)
Azúcar granulada ($\frac{1}{2}$ taza)	*Splenda* ($\frac{1}{4}$ taza) o hierba dulce de Paraguay ($\frac{1}{8}$ cucharadita)	48
Bagel sin nada (4"/10 cm)	Pan de trigo integral (1 rebanada)	25
Espaguetis cocidos (1 taza)	*Spaghetti squash* cocido (1 taza)	30
Harina multiuso o de trigo integral ($\frac{1}{4}$ taza)	Harina de avena ($\frac{1}{4}$ taza)	12
Helado ($\frac{1}{2}$ taza)	Gelatina de dieta ($\frac{1}{2}$ taza) con crema batida (2 cucharadas)	14
Lasaña (2 onzas/56 g peso en seco)	Berenjena o *zucchini* en rodajas (1 taza)	35
Leche con chocolate (1 taza)	Batido de chocolate bajo en carbohidratos (1 taza)	26
Pan blanco (1 rebanada)	Pan ligero de trigo integral (1 rebanada)	2
Panqueque hecho de preparado comercial (dos de 6"/15 cm)	Huevos grandes (2)	56
Papa al horno (1 mediana)	Mazorca de maíz (1 mediana)	34
Pastel amarillo con glaseado de vainilla (1 trozo)	Tarta de queso (1 trozo)	18
Pretzels duros y enrollados (10)	Palomitas de maíz hechas a presión (2 tazas)	35
Refresco de cola (12 onzas/360 ml)	Refresco de cola de dieta, agua de Seltz (12 oz)	38
Salsa de arándano agrio de lata ($\frac{1}{4}$ taza)	Salsa de arándano agrio preparada con *Splenda* ($\frac{1}{4}$ taza)	22
Sirope de *maple* puro (2 cucharadas)	Sirope de arce bajo en calorías (2 cucharadas)	14
Torreja (1 rebanada)	*Omelette* de jamón y queso (2 huevos)	12
Tortilla de harina de trigo (6"/15 cm)	Tortilla de harina de maíz (6")	6
Yogur con frutas (1 taza)	Yogur natural sin edulcorante (1 taza)	30

Aprenda a contar los carbohidratos

Arma antiglucosa 16

Para el diabético existen dos objetivos principales: comer de manera que el nivel de glucosa en la sangre se mantenga estable y disfrutar lo que coma. Al contar los carbohidratos —lo cual significa sumar los gramos de carbohidratos que se consuman con cada comida o merienda— es posible cumplir con ambos objetivos de manera eficaz y sencilla. (Hay que contar los gramos de carbohidratos en lugar de los de proteínas o grasa, porque tienden a afectar la glucosa de forma más sensible).

Cuando lo que se cuenta son los carbohidratos, la lista de los alimentos "permitidos" crece de manera automática. Por ejemplo, si usted quisiera comer una saludable cena congelada baja en grasa o tomar una taza de sopa, ya no tendría que calcular cómo acomodarla en el plan de alimentación más tradicional, que se basaba en unidades de intercambio. Simplemente revisaría los gramos de carbohidratos señalados en el recuadro con los datos alimenticios del producto.

Por fácil y poco limitante que resulte contar los carbohidratos, no es posible aplicar esta técnica a menos que ya se disponga de un plan de alimentación que el médico o dietista haya diseñado de manera exclusiva para la persona. Al fin y al cabo usted necesita saber, para empezar, cuántos carbohidratos le hacen falta. Como sea, a continuación describiremos las pautas generales del método.

• Una "elección" de carbohidrato equivale a 15 gramos.

• Una ración de fécula, fruta o leche, o bien tres raciones de verduras, equivalen a 15 gramos de carbohidratos.

Veamos un ejemplo de cómo funciona el método de contar los carbohidratos. Digamos que su plan de alimentación le indica que debe consumir 90 gramos de carbohidratos a la hora de la cena. Esto equivale a seis elecciones de carbohidrato. La etiqueta de su cena congelada señala que el producto contiene 73 gramos de carbohidratos. En lugar de calcular a cuántas unidades de intercambio corresponde tal cantidad de carbohidratos, simplemente deberá calcular cuántos gramos de carbohidratos le hacen falta para sumar el total de 90. Bastará con agregar una ración de fruta o leche —15 gramos de carbohidratos— y con eso prácticamente logrará su meta.

• Limitar las porciones es un aspecto vital del método de contar carbohidratos. Si usted consume más carbohidratos de lo que su plan de alimentación indica para una comida en particular, su nivel de glucosa se elevará más de la cuenta. Si aún no tiene la costumbre de medir sus alimentos, compre una pesa para alimentos así como unas tazas y cucharas de medir. Y pese el pan. Una ración equivale a una rebanada de 1 onza (28 g). Si el pan que consume pesa mucho más que eso, puede afectar su nivel de glucosa.

Arma antiglucosa 17 — Aclare cuántos hay según la etiqueta

Si bien las etiquetas con los datos alimenticios que vienen en los envases han mejorado mucho en cuanto a su tarea de aclarar las propiedades de nutrición del producto, los detalles del contenido en carbohidratos aún pueden resultar algo confusos. Las siguientes sugerencias le servirán para esclarecer las cosas.

• Fíjese primero en el tamaño de la ración. Este número se encuentra hasta arriba, porque todas las cifras que le siguen se basan precisamente en él. Si va a comer una ración más grande que la señalada sobre el envase, deberá aumentar todas las cifras alimenticias, incluyendo el número de carbohidratos.

• Lea las indicaciones que se incluyan bajo el rubro de: "Ya preparado" (*As Prepared*). Si el alimento requiere que se agreguen huevos y leche, por ejemplo, fíjese si aumenta el número de carbohidratos.

• Revise el número total de calorías, gramos y miligramos que aparecen del lado izquierdo de la etiqueta. La indicación "*% Daily Value*" (porcentaje de la Cantidad Diaria Recomendada) del lado derecho se basa en un total de 2,000 calorías diarias, cantidad que no necesariamente corresponde a lo que usted consume todos los días.

• Fíjese bien en las cifras que se incluyen bajo: "*Total Carbohydrate*" (Total de carbohidratos). Son las más importantes cuando se trata de vigilar el consumo de carbohidratos. La cifra total de carbohidratos representa la suma de los azúcares más la fécula más la fibra soluble más la fibra insoluble.

Es posible que luego encuentre cifras específicas en cuanto a azúcares y fibra. De ser así, tal vez se dé cuenta de que la suma de estas cifras no es igual a la del total de carbohidratos. Así sucede porque los azúcares y las fibras deben medirse con exactitud en el laboratorio y calcularse por separado del total de carbohidratos. Elija alimentos que equilibren su consumo total de carbohidratos para el día o la semana entera.

• Llénese de fibra. La fibra ayuda a crear una sensación de saciedad. Por lo tanto, no comerá en exceso. Además, retarda la absorción del azúcar de los alimentos que contienen carbohidratos. Trate de obtener entre 25 y 35 gramos de fibra al día.

• Convierta los gramos de azúcar en cucharaditas, que son más fáciles de visualizar. Para realizar esta conversión, divida el número de gramos entre 4. Por ejemplo, si la etiqueta indica 8 gramos de azúcar, dividirlos entre 4 le revela que el producto contiene 2 cucharaditas de azúcar por ración. Acuérdese de que la cantidad total recomendada de azúcar que debe consumir todos los días es menos de 10 cucharaditas. Siempre que le sea posible, elija los alimentos que contengan la menor cantidad de azúcar.

Arma antiglucosa 18

Nútrase según los números

El índice glucémico (IG) clasifica los alimentos de acuerdo con la forma en que afectan el nivel de glucosa en la sangre. Los que tienen un bajo IG (menos de 55) producen un aumento gradual en el nivel de glucosa, mismo que el cuerpo puede asimilar con facilidad. Los alimentos que se ubican entre 55 y 70 tienen un IG intermedio. Los productos con un IG alto (arriba de 70) provocan un rápido aumento tanto en los niveles de glucosa como en los de insulina; es decir, amenazan la salud.

Son cada vez más las investigaciones de acuerdo con las cuales vale la pena evitar que el nivel de glucosa en la sangre aumente bruscamente. Al parecer los alimentos con un bajo IG protegen contra las enfermedades cardíacas, evitan la diabetes del tipo II —así como efectos secundarios graves si ya se padece diabetes—, controlan el apetito y tal vez incluso produzcan una sensación de mayor energía.

Utilizar el IG no es tan difícil como tal vez parezca a primera vista. Lo único que se debe hacer es observar las siguientes pautas generales. Aprenderá mucho más acerca del IG en el Capítulo 14. Por lo pronto le presentaremos una muestra de alimentos con un IG bajo, intermedio y alto. (*Nota*: No evite ni limite siquiera los alimentos con un alto IG que llevan un asterisco; son muy nutritivos. Si no conoce los alimentos en la siguiente lista bajo los nombres que empleamos, vea el glosario en la página 455).

Alimentos con un bajo IG
• Yogur bajo en grasa con
   edulcorante artificial   14

• Cacahuate   14
• Manzana   36
• Espaguetis de trigo integral   37

Alimentos con un bajo IG *(cont.)*

- *All-Bran*   42
- Garbanzos de lata   42
- Copos de avena tradicionales   49
- Plátano amarillo   53
- Pan de trigo molido por piedra al 100 por ciento   53
- Batata dulce   54

Alimentos con un IG intermedio

- Arroz integral   55
- Palomitas de maíz   55
- Arroz blanco   56
- *Multi-Bran Chex*   58
- Pizza de queso   60
- Avena instantánea   66

- Pastel blanco esponjoso   67
- Pan de trigo integral   69
- Pan blanco   70

Alimentos con un alto IG

- Zanahorias*   71
- *Bagel* 72
- Sandía*   72
- Puré de papas   73
- *Cheerios*   74
- Papas a la francesa   76
- *Pretzels*   83
- *Cornflakes*   84
- Papa al horno*   85
- Arroz instantáneo   91

Arma antiglucosa 19 Cuidado con los alimentos sin azúcar

Es posible que algunos alimentos que llevan la etiqueta "libre de azúcar" (*sugar-free*) o "sin azúcar adicional" (*no sugar added*) de hecho provoquen casi el mismo aumento en el nivel de glucosa en la sangre como la versión normal del mismo alimento. Lo que pasa es que algunas galletitas (*cookies*), pasteles (bizcochos, tortas, *cakes*) y otras golosinas dulces sin azúcar llegan a contener prácticamente la misma cantidad de carbohidratos que la versión auténtica llena de azúcar. Por si fuera poco, también es posible que sumen casi el mismo número de calorías.

La verdad es que no todos los sustitutos de azúcar son iguales, lo cual representa una razón más para revisar atentamente los datos alimenticios del producto. Por lo pronto usted debe saber lo siguiente.

• **Los alcoholes del azúcar.** Muchos alimentos procesados sin azúcar contienen alcoholes del azúcar, como sorbitol o mannitol. Estos ingredientes basados en carbohidratos suman unas 2 calorías por gramo, más o menos la mitad de las calorías de los carbohidratos normales. La ley no prescribe que se cuenten como azúcares en los recuadros de datos alimenticios, pero de todas formas aumentan el total básico de carbohidratos. En fin: un gran número de expertos en diabetes afirman que tales alimentos no aportan muchos beneficios cuando se trata de controlar la diabetes. Le conviene más disfrutar una pequeña porción del alimento original.

• Los sustitutos del azúcar. Los sustitutos del azúcar aprobados por la Dirección de Alimentación y Fármacos, como el acesulfame-K (*Sweet One*), el aspartame (*Nutrasweet*) y la sucralosa (*Splenda*), no contienen calorías ni carbohidratos. Algunos de los alimentos que se endulzan con ellos tampoco contienen calorías (como el refresco/soda de dieta) o bien incluyen otros ingredientes que aportan algunas calorías y carbohidratos (como en el caso del preparado para chocolate caliente).

De todos los edulcorantes artificiales, *Splenda* ha despertado menos controversias con respecto a si es seguro para la salud tomarlo. Se trata de uno de los sustitutos de azúcar que más se han analizado; arriba de 100 estudios realizados al respecto, tanto con seres humanos como con animales, no han dado muestra de ningún efecto perjudicial. A diferencia de otros sustitutos de azúcar, es posible usar *Splenda* para hornear, ya que se hace con azúcar aunque no contenga calorías. Encontrará sugerencias acerca de cómo hornear con *Splenda*, además de algunas recetas deliciosas, en www.splenda.com.

En fin: revise el contenido en carbohidratos de cualquier alimento endulzado con sustitutos de azúcar. Es posible que exista una pequeña golosina más baja en carbohidratos que usted pueda disfrutar.

Arma antiglucosa 20 El chocolate que cuida su corazón

¿Le encanta el chocolate? ¿Les teme a las enfermedades cardíacas? Alégrese. Sólo 1 onza (28 g) de cierta marca de chocolate contiene más del doble del poder antioxidante tan saludable para el corazón que se encuentra en el vino tinto o en otras marcas de chocolate oscuro.

Dove Dark, una marca de chocolate fabricada por la empresa Mars, contiene el cacao *Cocoapro*, que es patentado y se procesa de manera especial. Este cacao brinda una altísima cantidad de flavanoles, unos flavonoides antioxidantes; de hecho son tantos que *Dove Dark* aparece en investigaciones médicas. Diversos estudios han demostrado que las personas con un alto nivel sanguíneo de flavonoides enfrentan un menor riesgo de padecer diabetes del tipo II y enfermedades cardíacas.

Varias investigaciones realizadas con animales y seres humanos han observado que los antioxidantes del chocolate son saludables para el corazón; se trata de una bendición para las personas que padecen diabetes del tipo II, quienes corren un mayor riesgo de sufrir enfermedades cardíacas. Uno de dichos estudios encontró que las personas cuya alimentación contiene mucho cacao en polvo y chocolate oscuro experimentan una oxidación menor del colesterol LDL "malo", un nivel más alto de antioxidantes en la sangre y un 4 por ciento más de colesterol HDL "bueno".

De manera particular, el cacao *Cocoapro* tiene los siguientes efectos, de acuerdo con los estudios.

Un grupo de investigadores de la Universidad de California en Davis midieron los efectos que en 10 personas sanas tuvieron 1⅓ onzas (37 g) de chocolate *Dove Dark*, alto en flavanoles, en comparación con la misma cantidad de chocolate oscuro bajo en flavanoles. Sólo *Dove Dark* redujo la oxidación del LDL y aumentó los niveles de antioxidantes así como las concentraciones de HDL en la sangre.

En el tubo de ensayo, el cacao *Cocoapro* reduce la tendencia de la sangre a formar coágulos. También es posible que estabilice la placa arterial, por lo que se volvería menos probable que esta se desplazara y provocara un derrame cerebral o ataque cardíaco. Este efecto se parece al de la aspirina.

Algunas de las procianidinas del *Cocoapro* estimulan la producción de óxido nítrico, el cual ayuda a mantener flexibles las arterias y apoya la circulación de la sangre.

Los chocolates con el contenido más alto de cacao también tienen más flavanoles. Dos productos con niveles superiores de flavanol:

• *El Rey Gran Saman Dark Chocolate*, 1.4 onzas (39.2 g), 70 por ciento de cacao, 190 calorías, 15 gramos de grasa

• *Scharffen Berger Bittersweet*, barra de 1 onza (28 g), 70 por ciento de cacao, 170 calorías, 11 gramos de grasa

Arma antiglucosa 21 · Coma menos y más seguido

Si usted por lo común se salta el desayuno, almuerza muy poco, se llena con una cena digna de un leñador y va a la cocina a buscar meriendas una y otra vez antes de acostarse, lo más probable es que el nivel de glucosa en su sangre ande todo el tiempo como en montaña rusa, desplomándose a causa de la falta de comida durante el día y elevándose mucho después de la enorme cena. Además, en vista de que el método alimenticio de saltarse las comidas y luego atiborrarse de alimentos promueve la tendencia a comer de más, tampoco es muy bueno para la circunferencia de la cintura.

Hay una mejor forma de controlar el nivel de glucosa, vigilando al mismo tiempo las calorías y los tamaños de las raciones: distribuir a lo largo del día de cuatro a seis minicomidas que consistan en aproximadamente 250 calorías cada una, en lugar de ingerir tres comidas grandes.

"Al consumir comidas más pequeñas de manera más frecuente, dotándolas de las proporciones correctas de proteínas, grasas y carbohidratos, es posible que se estén manipulando las hormonas para lograr el peso deseado", indica el Dr. Geoffrey Redmond, director del Centro Neoyorquino para las Hormonas en la Ciudad de Nueva York y autor de un libro sobre las hormonas de la mujer.

La estrategia de las minicomidas controla los niveles de glucosa en la sangre a través de lo que se conoce como el "efecto de la segunda comida": entre más cerca esté una comida pequeña de la que sigue, menos se disparan los niveles de glucosa, lo cual se traduce en un menor nivel constante de insulina.

También es posible que las minicomidas le ayuden a controlar su peso, sobre todo si es una mujer de mediana edad. Un estudio llevado a cabo por la Universidad Tufts de Boston observó que cuando mujeres mayores sanas (de 72 años en promedio) consumen comidas de entre 500 y 1,000 calorías, sus niveles de glucosa y de insulina permanecen altos hasta durante 5 horas. (En las mujeres jóvenes se normalizan pronto). Por el contrario, después de haber ingerido comidas de 250 calorías, los niveles de glucosa e insulina de las mujeres mayores hacen lo que deberían hacer: subir y volver rápidamente a la normalidad.

Sólo tiene que asegurarse de que sus comidas realmente sean "mini". Las calorías se suman rápido cuando se consumen meriendas y comidas pequeñas de manera frecuente, aunque se omitan las meriendas llenas de grasa y azúcar y se opte por alimentos más saludables.

Arma
antiglucosa

22

Coma carne. . . de manera sensata

Un exceso de grasa. Un exceso de calorías. Un atajo hacia las enfermedades cardíacas. Muchas personas preocupadas por su salud, sobre todo mujeres, han reducido de manera radical su consumo de carne de res. Sin embargo, no hay motivo para renunciar a la carne si se ingieren raciones razonables de los cortes más magros (bajos en grasa) como parte de un plan de alimentación bien equilibrado.

Las investigaciones realizadas demuestran que está bien comer carne de res magra aunque se pretenda reducir el riesgo de padecer enfermedades cardíacas. A través de cierta dieta baja en grasa, por ejemplo, se logró la misma reducción en el colesterol LDL "malo" y el mismo aumento en el HDL "bueno" comiendo carne roja magra o bien carne de ave y pescado.

No obstante, la carne roja magra ofrece más que eso, pues también contiene vitaminas y minerales. De hecho brinda cantidades muchísimo mayores que el pollo de vitaminas B_6 y B_{12}, folato, hierro y cinc. Se trata de nutrientes ausentes en la alimentación de la mayoría de las mujeres. Por decir algo, una ración de 3 onzas (84 g) de carne de res tiene la misma cantidad de cinc que 5½ pechugas de pollo.

Los bistecs, las hamburguesas y los asados que actualmente se encuentran en los supermercados son más magros que nunca. A continuación le diremos cómo lograr el sabor que quiere sin la grasa y las calorías que no quiere. (Como sea, en todas sus comidas la carne debe ocupar sólo la cuarta parte del plato).

• El corte de carne conocido como *"select"* (selecta) es el más magro.

• Independientemente de la calidad, se obtiene la menor cantidad de grasa de los cortes de res que contienen la palabra *round* (vea el glosario en la página 455) en la etiqueta.

• Las variedades más magras de carne de res molida se identifican como *loin* o *round*.

• Pruebe la carne de res magra precocida y envasada. (Por ejemplo, un producto de este tipo sería *Louis Rich Seasoned Beef Steak Strips*). Puede guardar un paquete abierto en el refrigerador durante un máximo de 7 días o sin abrir en el congelador durante un máximo de 60. Las deliciosas tiritas tardan unos 3 minutos en calentarse en un plato frito y revuelto al estilo asiático, o bien se pueden comer frías en una ensalada. (Siga las indicaciones del envase para evitar que la carne se recueza y endurezca). Tres o cuatro tiras bastan para que un plato de verduras quede riquísimo, de modo que posiblemente la inspiren a incluir más verduras en su alimentación. . . el cual sería el consejo alimenticio más inteligente.

Los beneficios de la leche

Un exceso de grasa corporal y la falta de ejercicio hacen que el cuerpo se resista a los esfuerzos de la insulina, la hormona que envía la glucosa a las células.

Actualmente los investigadores afirman que incluso cuando se tiene sobrepeso es posible que sea conveniente consumir una mayor cantidad de productos lácteos bajos en grasa —como un vaso de leche semidescremada al 1 por ciento o un *smoothie*, un batido (licuado) de fruta, preparado con yogur bajo en grasa— en lugar de refrescos (sodas).

Un estudio de 10 años de duración que abarcó a 3,000 personas observó que la probabilidad de desarrollar resistencia a la insulina era un 70 por ciento menor en el caso de quienes tenían sobrepeso pero consumían muchos productos lácteos.

"La lactosa, las proteínas y la grasa de la leche tienen la capacidad de mejorar la glucosa —afirma el investigador Mark A. Pereira, Ph.D., de la Escuela de Medicina de Harvard—. El azúcar de la leche [lactosa] se convierte en glucosa de manera relativamente lenta, lo cual es bueno para controlar el nivel de azúcar en la sangre y para reducir el nivel de insulina. Las proteínas ayudan a llenar el estómago. Y es posible que la grasa también contribuya a la sensación de saciedad". Los nutrientes que se encuentran en los productos lácteos, como el calcio, el magnesio y el potasio, asimismo ayudan.

Ahora le diremos cómo combatir la diabetes a través de los productos lácteos.

• Trate de consumir por lo menos dos raciones de productos lácteos bajos en grasa al día. Cada ración reduce las probabilidades de padecer resistencia a la insulina en un 20 por ciento.

• Realice sustituciones inteligentes. Ingiera productos lácteos en lugar de meriendas altas en carbohidratos y bajas en fibra como refrescos (sodas), dulces o comida rápida.

• Acompañe los lácteos con frutas, verduras y cereales integrales. Agregue frutas frescas picadas al yogur a la hora del desayuno. Coma unas zanahorias cambray (*baby carrots*) y tome un vaso con leche como merienda. Disfrute un sándwich (emparedado) de queso a la parrilla preparado con queso bajo en grasa fundido sobre pan de trigo integral.

• Agregue leche descremada en polvo a sus cacerolas (guisos), el pan de carne (*meat loaf*), las sopas y otros platos. Cada cucharadita proporciona aproximadamente 94 miligramos de calcio. Puede agregar hasta 5 cucharadas para obtener 1,410 miligramos, la cantidad de calcio que debe consumirse diariamente.

• Prepare una superleche. Agregue unas cuantas cucharadas de leche descremada en polvo a su vaso de leche para incrementar el calcio y otros nutrientes.

• Prepare o compre pudín (budín) sin grasa como postre. Cada ración de ½ taza contiene ½ taza de leche.

Arma antiglucosa 24

Póngale sazón

La canela hace algo más que agregar un toque de condimento a los alimentos. También ayuda a regular la glucosa.

La canela estimula la producción de unas enzimas que queman la glucosa además de aumentar la eficacia de la insulina, de acuerdo con Richard A. Anderson, Ph.D., un químico del Centro Beltsville de Investigación sobre la Nutrición Humana del Departamento de Agricultura de los Estados Unidos en Maryland. Entre ¼ y 1 cucharadita de canela al día —de la que se compra en el supermercado— ayuda a controlar los niveles de glucosa en la sangre.

Hace más de una década, el Dr. Anderson y sus colaboradores comenzaron a buscar un método natural de mantener la glucosa en un nivel normal por medio del análisis de las plantas y las especias que se aplican dentro de la medicina popular. Encontraron que varias especias y sobre todo la canela aumentan mucho la sensibilidad de las células de grasa a la insulina, la hormona que regula el metabolismo del azúcar y de tal forma controla el nivel de glucosa en la sangre.

El Dr. Anderson y sus colegas observaron que el compuesto más activo de la canela es el polímero metilhidróxido de chalcona (o *MHCP* por sus siglas en inglés), el cual aumentó el metabolismo de la glucosa más o menos 20 veces en los estudios de tubo de ensayo.

El MHCP también demostró prevenir la formación de los perjudiciales radicales libres. "Posiblemente resulte ser un importante beneficio secundario —apunta el Dr. Anderson—. Otros estudios han señalado que los suplementos antioxidantes llegan a reducir o retardar el desarrollo de varias complicaciones de la diabetes".

El Dr. Anderson sugiere experimentar agregando canela a alimentos como el pan de carne (*meat loaf*) o la avena. Su receta favorita es hervir una raja (rama) de canela en agua para preparar té. "Una sola raja brinda los mismos beneficios que 1 cucharadita de canela molida", afirma.

También hay otras formas de disfrutar esta sabrosa especia.

- Espolvoréela sobre su yogur bajo en grasa, batidos (licuados) de frutas y requesón bajo en grasa.

- Rebane una manzana, póngala en una bolsa de plástico con una cucharadita de canela, agítela y saboréela.

- Agregue ¼ cucharadita de canela a su avena por la mañana.

Arma antiglucosa 25 Tómese su tacita de té

¿Le encanta su taza de té por la mañana o la tarde? Ahora tendrá otra razón más para disfrutarla: los tés comunes estimulan la actividad de la insulina en más de 15 veces, de acuerdo con unos estudios llevados a cabo por el Departamento de Agricultura de los Estados Unidos.

Un grupo de investigadores del Centro Beltsville de Investigación sobre la Nutrición Humana, que mantiene el Departamento de Agricultura de los Estados Unidos en Maryland, analizaron diversas hierbas, especias y plantas para ver si tenían efectos positivos sobre la insulina. Probaron unas células de grasa que habían tomado de ratas y "alimentaron" a esas células —en tubos de ensayo— con azúcar ligeramente radioactiva, insulina y varios extractos de té. (El azúcar radioactiva es fácil de rastrear).

¿El resultado? Los tés negro, verde y *oolong* —tanto con cafeína como sin ella— fueron los que más incrementaron la actividad de la insulina. Con los tés herbarios no pasó lo mismo. Asimismo, la leche de vaca entera o descremada (*fat-free milk* o *nonfat milk*), la leche de soya o los sustitutos de crema, al añadirse al té, parecían reducir los efectos beneficiosos de esta bebida sobre la insulina.

La sustancia química contenida en el té que más parece favorecer la actividad de la insulina se llama galato de epigalocatequina (o *EGCG* por sus siglas en inglés). Cuando el té verde se oxida para producir el *oolong* y el negro, el EGCG forma otros compuestos, los llamados polifenoles, que también son fuertes antioxidantes.

Es posible que este efecto de estimular la insulina también explique por qué el té parece ayudar a prevenir las enfermedades cardíacas y la presión arterial alta (hipertensión). Los investigadores médicos piensan que un alto nivel de glucosa en la sangre daña los vasos sanguíneos; cuando se incrementa la actividad de la insulina, los niveles de glucosa descienden.

Se pueden tomar entre una y cinco tazas diarias de té verde, negro u *oolong*. Si la cafeína la pone nerviosa o si padece alguna enfermedad que le impide tomar cafeína, la bebida descafeinada le servirá de igual manera.

Por cierto, si prepara el té de bolsita y la mueve arriba abajo mientras el té se esté haciendo, obtendrá un enorme beneficio adicional: el movimiento ocasiona que el té libere muchísimos más polifenoles. Diversos estudios han observado que al moverse la bolsita de té de manera continua durante 3 minutos se liberan cinco veces más polifenoles. Si usted prepara el té con hojas sueltas no hay necesidad de moverlas, pues liberan una mayor cantidad de polifenoles ya sea que las mueva o no.

Arma antiglucosa 26 Búsquese una barra

Las barras para merienda (refrigerio, tentempié) son una maravilla por donde se las vea. Su presentación es muy cómoda. Se transportan con facilidad. No se echan a perder ni se ponen rancias. Son muy sabrosas. Y varias compañías fabrican actualmente barras especiales para las personas con un alto nivel de glucosa en la sangre.

Algunos ejemplos de tales barras especiales son *ChoiceDM Nutrition Bar*, *Extend Bar* y *Glucerna*. Dentro del marco de un estudio, unos diabéticos comieron una *ChoiceDM Nutrition Bar*, la cual contiene carbohidratos de digestión lenta, y una barra energética hecha de carbohidratos normales. Una hora después de haber ingerido la *ChoiceDM Bar*, sus niveles de insulina eran un 28 por ciento más bajos; y sus niveles de glucosa, un 16 por ciento, que después de haber comido la barra energética. (Tener elevados niveles de insulina y de glucosa en la sangre es lo que causa los daños de la diabetes).

Muchas de las barras contienen la llamada "fécula resistente", un tipo de carbohidrato que el cuerpo digiere y absorbe de manera más lenta. Por lo tanto no elevan los niveles de glucosa en la sangre de forma tan rápida como otras fuentes de carbohidratos. La absorción lenta también le permite a la glucosa seguir introduciéndose al torrente sanguíneo durante mucho tiempo. De esta forma es posible ayudar a prevenir la hipoglucemia, sobre todo a la mitad de la noche, cuando por lo común ya se agotaron la mayoría de los carbohidratos que se consumieron en forma de merienda antes de acostarse. Una ventaja adicional es que las barras también contienen vitaminas, minerales y fibra.

Son ideales casi a la hora que sea, incluyendo antes, durante o después del ejercicio, como merienda o como parte de una comida rápida cuando su horario se descompone y no puede comer a la hora acostumbrada.

Si quiere probar estas barras, pregúntele primero a su médico cómo acomodarlas en su plan alimenticio. Una vez que cuente con el visto bueno de su doctor, mida sus niveles de glucosa con frecuencia —antes y después de comer la barra así como por la mañana— para evaluar de qué forma su cuerpo responde a una marca en particular.

Ahora bien, no utilice estas barras como remedio contra la hipoglucemia. Es posible que no eleven los niveles de glucosa en la sangre de forma tan rápida como lo hace la glucosa presente en otras fuentes de carbohidratos.

Arma antiglucosa 27 Desayune de manera diferente

Un grupo de investigadores del Registro Nacional de Pérdida de Peso están estudiando actualmente a 3,000 personas que perdieron por lo menos 30 libras (14 kg) sin volverlas a subir durante un año o más, en busca de patrones que expliquen el éxito obtenido en este sentido. Un rasgo común es que el 80 por ciento de estas personas desayunan todos los días.

No obstante, hay noticias aún mejores. Es posible desayunar prácticamente lo que sea siempre y cuando se trate de algo saludable, desde un plato de sopa hasta un sándwich (emparedado) preparado con pan integral.

A continuación encontrará unas cuantas sugerencias para empezar.

• Aplique su creatividad a los huevos, una fuente excelente de proteínas. Pueden prepararse revueltos, duros, escalfados o estrellados, como *omelette*, en una *frittata* o incluso como ensalada de huevo. Agrégueles las sobras de verduras, carne y un poco de queso de grasa reducida para preparar un rápido *omelette* o *frittata*. En un apuro, las sobras de *quiche* también son un desayuno excelente.

• Pruebe cualquier cosa que contenga trigo integral —galletas (*crackers*), pan *matzo*, una tortilla, pan tostado, medio *bagel* mediano— untado de crema de cacahuate (maní), almendra o nuez de macadamia.

• Sálgase de las tradiciones. ¿Quién dice que no puede recalentar las sobras de la cena o desayunar un plato de sopa? En el Japón se acostumbra empezar el día con un plato calientito de sopa. Si le encanta la sopa de verduras, adelante.

• En México, Costa Rica y en la Gran Bretaña con frecuencia se sirven frijoles (habichuelas) a la hora de desayunar. Los frijoles son una fuente maravillosa de proteínas y excelentes para acompañar los huevos. Pruebe unas lentejas sazonadas o frijoles colorados, pintos o blancos.

• Si usted es más bien tradicionalista y le encanta su cereal matutino, pruebe una marca diferente (siempre que sea saludable). Puede escoger entre docenas de variedades dentro de lo que son los cereales integrales o altos en fibra como *All-Bran*, el salvado o los copos de avena, los copos de trigo o de centeno integral, la sémola (*kasha*), el alforjón (trigo sarraceno) o los cereales inflados sin edulcorante como los de arroz integral, maíz o trigo integral. Agrégueles leche descremada y arándanos o fresas.

Arma antiglucosa 28 Pruebe las proteínas para llenarse

Planear meriendas (refrigerios, tentempiés) saludables ayuda a evitar que se amontone un exceso de comida en el plato a la hora del almuerzo y la cena. Si bien muchas personas que se encuentran a dieta optan por las palomitas (rositas) de maíz (cotufo) o los *pretzels*, por su bajo contenido en grasa, las investigaciones sugieren que la carga de carbohidratos que significan tal vez sabotee la pérdida de peso. Un grupo de investigadores franceses observaron que las meriendas altas en proteínas mantienen la sensación de saciedad por más tiempo y posiblemente reduzcan la cantidad de alimentos que se consuman en la siguiente comida.

"A las personas que eligieron una merienda alta en carbohidratos les dio hambre de manera igualmente rápida que en el caso de quienes no comieron nada —indica la autora del estudio, Jeanine Louis-Sylvestre, Ph.D.—, pero los consumidores de proteínas, que comieron pollo, se sintieron satisfechos por casi 40 minutos más". En vista de que las proteínas se tardan más en digerir, uno se siente satisfecho por más tiempo. (*Nota:* Los participantes en el estudio comieron meriendas de 200 calorías).

A la mayoría de las personas no se nos ocurriría comer pollo como merienda, pero la cantidad de 2 onzas (56 g) contiene muchas proteínas. Pruebe unas tiras prehorneadas de pollo, como 1 taza de la marca *Perdue* (38 gramos de proteínas, 180 calorías); una lata de 3 onzas (84 g) de carne blanca de pollo (14 gramos de proteínas, 70 calorías); o un sándwich (emparedado) de pollo a la parrilla de un restaurante de comida rápida, sin pan, mayonesa ni aderezos (28 gramos de proteínas, 160 calorías). Otras opciones: 1 taza de requesón bajo en grasa (28 gramos de proteínas, 164 calorías) o dos palitos de queso en hebras (tiras) (*string cheese*) (14 gramos de proteínas, 160 calorías).

Otras estrategias inteligentes para sus meriendas:

• Coma sólo cuando tenga el estómago vacío. "Hay menos probabilidad de que el cuerpo almacene la grasa si sólo come cuando tiene hambre", afirma la Dra. Louis-Sylvestre.

• Consuma los alimentos basados en carbohidratos a la hora de las comidas principales, no como merienda. Si siente la necesidad de comer una galletita (*cookie*) o unas hojuelas, hágalo junto con el almuerzo, no entre las comidas.

• Haga de sus meriendas una extensión de sus comidas. Si desayuna un plato de cereal integral y algo de fruta pero se da cuenta de que no podrá terminarse la fruta, guárdela para su merienda de media mañana. Si compra un sándwich, una sopa o ensalada para el almuerzo, coma la ensalada o la mitad del sándwich unas horas más tarde.

• Prepare sus meriendas. Ponga en bolsitas de plástico individuales el equivalente a 100 calorías de sus meriendas saludables favoritas, como queso bajo en grasa picado en cubitos o la mitad de una manzana untada con 1 cucharada de crema de cacahuate (maní). Sabrá exactamente cuánto está comiendo.

Arma antiglucosa 29 Coma como mujer, no como hombre

Cuando su compañero se sirve un tercer trozo de pizza resulta tentador imitarlo. No obstante, si lo hace es posible que sus pantalones empiecen a apretarle cada vez más. Por injusto que parezca, los hombres pueden comer más que las mujeres sin subir de peso.

A fin de evitar que los hábitos alimenticios de su compañero se depositen en las caderas de usted, pruebe las siguientes sugerencias.

• Si él acostumbra llevar comida chatarra a la casa, pídale que la ponga donde usted no la tenga que ver. De hecho, lo mejor sería exigirle que la escondiera; así usted no podría sucumbir ante la tentación aunque quisiera.

• Vayan juntos al supermercado alguna vez, para que cuando él lo haga solo pueda identificar los alimentos saludables por los que usted optaría.

Revise los menús de los restaurantes de comida rápida y marque los platos fuertes saludables; si él quiere otra cosa, dígale que le pida una porción pequeña de lo que usted indicó.

• Es triste pero verdad: el cuerpo de usted sólo necesita dos tercios de la comida que él se sirve, en opinión de Ellen Albertson, R.D., la cual tiene un programa radiofónico de cocina junto con su esposo. Si actualmente consumen las mismas cantidades, empiece a servir sus propias comidas en un plato para ensalada y las de él en un plato extendido grande. Para evitar terminar su porción más reducida antes de que él se acabe la suya (lo cual podría inducirla a servirse más), deje que él empiece solo mientras usted toma lentamente media copa de vino o un vaso de agua con hielo.

• Encárguese de preparar las ensaladas. Así usted podrá comer una porción minúscula del plato fuerte lleno de grasa de él y llenarse con un plato de sopa y un poco de ensalada.

• Cada 2 ó 3 semanas sugiera algún cambio, como comerse las verduras sin mantequilla o servir los sustanciosos platos favoritos de su compañero como guarnición. Tal vez entienda la indirecta.

• Hágale más caso a la barbacoa. Él podrá comer su carne y usted su pescado o pollo a la parrilla sin que se ensucien muchos trastes extras y sin líos.

• Desafíelo a un duelo dietético. No lo haga en torno a las libras, (pues los hombres casi siempre bajan de peso más rápido que las mujeres), sino en cuanto a asuntos relacionados directamente con la comida. Por ejemplo, vean cuál de los dos puede acercarse más a consumir diariamente de 25 a 35 gramos de fibra o bien nueve raciones de frutas y verduras. El perdedor se encarga de las tareas domésticas de la otra persona durante el mes siguiente.

Arma antiglucosa 30

No crea en la publicidad para perder peso

Si parece ser demasiado bueno para ser cierto, por lo común se trata de una afirmación falsa. Tal fue la conclusión a la que llegó un grupo de expertos en pérdida de peso reunidos por la Comisión Federal de Comercio (la oficina encargada de asegurar que la publicidad diga la verdad), quienes revisaron las afirmaciones hechas para promover ciertos tipos de productos para bajar de peso, como por ejemplo medicamentos vendidos sin receta, suplementos, cremas, envolturas, aparatos y parches. Si usted encuentra las siguientes declaraciones sobre un producto para adelgazar de este tipo o bien en un anuncio promoviendo alguno de estos productos, tenga presente que no son ciertas.

Declaración: "Disfrute alimentos altos en calorías sin límite".

La realidad: No sería cierto aunque borrara lo de "altos en calorías". Cientos de estudios han demostrado que controlar las calorías es fundamental para bajar de peso.

Declaración: "Le funciona a todo el mundo, independientemente de todos los intentos fracasados que ya haya hecho".

La realidad: Ni siquiera las píldoras para bajar de peso que se venden con receta le funcionan a todo el mundo. Sólo entre un tercio y la mitad de las personas que las prueban bajan de peso.

Declaración: "Tal ingrediente absorbe hasta 900 veces su propio peso en grasa".

La realidad: Diversos estudios sobre los bloqueadores de grasa y calorías han encontrado que ni siquiera absorben una cantidad suficiente de grasa (55 gramos diarios) como para lograr que se pierda 1 libra (450 g) a la semana. Aunque fueran capaces de hacerlo, el efecto secundario (diarrea) les impediría a la mayoría de las personas tomarlos.

Declaración: "Baje de peso de manera saludable con este arete, plantillas para sus zapatos, crema o parche".

La realidad: En el futuro es posible que los parches y las cremas se conviertan en una forma de suministrar sustancias que ayuden a bajar de peso, pero de acuerdo con las pruebas científicas disponibles en la actualidad no existe todavía ningún producto capaz de hacerlo.

Declaración: "Coma sus alimentos preferidos y baje de peso. La píldora se encarga de todo el trabajo".

La realidad: Si no come menos o hace más ejercicio, tendría que bloquear la absorción, cambiar su metabolismo o modificar la composición de su cuerpo para bajar de peso. Entre los productos que se encuentran a la venta actualmente ninguno tiene estos efectos.

Arma antiglucosa 31 — Siga sus señales de hambre

En el marco de un estudio sueco, los participantes comieron un 22 por ciento menos de comida con los ojos vendados, sintiéndose igual de satisfechos que de costumbre. Por lo tanto, es posible que eliminar el sentido de la vista favorezca la intención de bajar de peso.

Al no disponer del sentido de la vista hay que confiar en las señales internas de satisfacción enviadas por el estómago y el cerebro. La mayoría de las personas normalmente dependemos de señales externas —un plato vacío, el final de un programa de televisión o el fondo de la bolsa— para indicarnos que estamos satisfechos. Vendarse los ojos para comer no es muy práctico, así que a continuación le proporcionaremos algunas técnicas que sí lo son para que usted se guíe por las señales de hambre enviadas por su cuerpo. . . y coma menos.

• Recoja la mesa. Ponga la correspondencia y demás desorden en otra parte. Sólo deje los artículos de mesa y una vela o arreglo floral sencillo.

• Evite las distracciones. No vea la televisión ni lea mientras come. Cuando se hacen otras cosas al mismo tiempo hay menos posibilidad de darse cuenta cuando uno se siente agradablemente satisfecho.

• Busque la soledad. Comer a solas permite concentrarse. Si no le resulta práctico, limite el número de personas que la acompañan.

• Sirva los platos por separado. Coma la ensalada primero y luego el plato fuerte. Deje lo demás en la estufa y sólo ponga en la mesa el alimento que le toque comer. De esta forma su comida se alargará y se dará cuenta más pronto cuando ya haya comido lo suficiente.

• Cierre los ojos (al tomar los primeros bocados). *Saboree* lo que está comiendo.

• Aplique las "cinco 'des'". Cuando se dé cuenta de que está comiendo más de lo que le gustaría, siga estos pasos.

1. Determine qué está pasando.

2. Defina primero qué la está impulsando a comer (¿se trata de ira?, ¿aburrimiento?, ¿soledad?), para aplazar su reacción.

3. Distráigase durante por lo menos 10 minutos.

4. Distánciese de las tentaciones. Tire la bolsa de hojuelas. De hecho, métala hasta el fondo del basurero si tiene que hacerlo.

5. Decida de qué forma manejará la situación: ¿dejará de comer o lo seguirá haciendo? Está bien seguir comiendo, siempre y cuando haya tomado la decisión de manera consciente en lugar de comer de manera totalmente descontrolada.

No deje que la saboteen

¿Quiere provocar lo peor en la gente? Baje de peso. El problema normalmente empieza porque usted tomó la decisión de cambiar (y está feliz), pero sus amigos y familia se resisten a que cambie.

De hecho, en un estudio 24,000 mujeres con sobrepeso señalaron que el hecho de bajar de peso les produjo problemas en sus relaciones con otras personas, los cuales se hubieran resuelto de haber engordado nuevamente.

"Un verdadero amigo rara vez le dificultará de manera malintencionada que lleve a cabo su dieta —opina la profesora en Nutrición Audrey Cross, Ph.D., de la Universidad Rutgers en New Brunswick, Nueva Jersey—. Sin darse cuenta, simplemente hacen cosas para mantener la relación tal como era".

Puede haber muchas razones para ello. Tal vez se sientan culpables o extrañen la oportunidad de compartir los alimentos con usted.

Cualquiera que sea la causa, usted tendrá que protegerse contra estos saboteadores, que muchas veces son bienintencionados. A continuación le presentaremos algunas opciones más saludables y bajas en calorías a las que podrá recurrir cuando sus amigos o familiares la tienten con comida.

En lugar de. . . devorar alitas de pollo con un *dip* de queso azul con sus amigos

Trate de. . . ir a un restaurante donde ellos puedan pedir alitas; y usted, algún alimento más saludable

En lugar de. . . pedir postre

Trate de. . . compartir un postre, pero sólo coma una o dos cucharadas y dedíquese largamente a exaltar su sabor

En lugar de. . . dedicar 2 horas al almuerzo

Trate de. . . comer algo rápido y luego ir de compras o dar un paseo

En lugar de. . . salir con sus amigas a un restaurante o bar

Trate de. . . ir a un *spa* para hacerse manicura y pedicura; podrán platicar todo lo que quieran y se divertirán de lo lindo

En lugar de. . . que su compañero salga con sus amigos a un restaurante o bar

Trate de. . . convencerlo de que vayan a jugar béisbol o fútbol en el parque

En lugar de. . . compartir una barra de confitura con su compañero

Trate de. . . mojar fresas en chocolate una por una, darse mutuos masajes en los pies, sorprenderse el uno al otro con un regalo de joyería o boletos para el *playoff*

No permita que las "gordopiniones" la detengan

Arma antiglucosa 33

Es cierto que la diabetes y otras afecciones que afectan el nivel de glucosa, como el síndrome de ovarios poliquísticos (o *PCOS* por sus siglas en inglés), pueden dificultarle la tarea de deshacerse de esas tercas libras de más. Sin embargo, no se rinda ni permita que opiniones equivocadas anulen sus buenas intenciones. A fin de mantener el rumbo que se ha fijado, tiene que cambiar ciertas actitudes comunes, las cuales llamamos "gordopiniones", porque son opiniones que fomentan la gordura. A continuación desmentimos estas "gordopiniones" para ayudarla a cambiar su forma de pensar, uno de los pasos iniciales para cambiar su cuerpo y mejorar su salud.

La "gordopinión": "Soy gorda de nacimiento".

La realidad: Un estudio llevado a cabo por el Departamento de Agricultura de los Estados Unidos observó que las mujeres que opinan que sus genes determinan la talla de sus pantalones de mezclilla (mahones, *jeans*) tienen mayor probabilidad de ponerse gordas realmente. "Es cierto que los genes influyen en el peso —indica Thomas Wadden, Ph.D., director del Programa de Peso y Trastornos de la Alimentación en la Universidad de Pensilvania en Filadelfia—. No obstante, en última instancia el ambiente del individuo es lo que determina cuánto engorda".

La opinión remozada: "Las decisiones que tomo en cuanto a mi alimentación y estilo de vida dan forma a mi figura".

La "gordopinión": "No seré feliz ni sana hasta que haya bajado mucho de peso".

La realidad: "Veo a pacientes que empiezan con el deseo de perder el 35 por ciento de su peso inicial —afirma el Dr. Wadden—. Luego las sorprende lo bien que se sienten tras haber perdido el 10 por ciento". Probablemente lo que estén gozando sea la sensación de bienestar provocada por un mejor estado de salud. El Programa para la Prevención de la Diabetes demostró que perder tan sólo el 7 por ciento del peso corporal, además de aumentar la actividad física, puede retardar o incluso impedir la diabetes del tipo II en las personas con un alto riesgo de padecerla; de hecho esta circunstancia se confirmó de manera tan contundente que fue posible dar fin al estudio un año antes de lo planeado.

La opinión remozada: "Seré más feliz y sana si pierdo tan sólo de 10 a 15 libras (5 a 7 kg)".

La "gordopinión": "No como fuera mucho".

La realidad: Quizá no lo haga en el sentido de salir a cenar como ocasión especial, pero cada almuerzo de cafetería, cena para llevar o merienda extraída de la máquina expendedora cuenta como alimento no preparado en casa. Y eso es peligroso, porque salir a comer equivale a comer en exceso para demasiadas personas.

La opinión remozada: "Necesito saber cuántas calorías se esconden en esta comida que yo no preparé".

Arma antiglucosa 34 — Cocine a lo saludable según su estilo

Cuando 440 excelentes cocineras caseras hicieron un examen de personalidad diseñado por investigadores en Ciencias de los Alimentos, la mayoría resultó coincidir con uno de cuatro "tipos culinarios". Algunas servían comida reconfortante. Otras eran innovadoras. Otras seguían al pie de la letra las indicaciones de las recetas. ¿Cuál de las *chefs* que se describen abajo se parece más a *usted*?

Innovadora: Le gusta probar nuevos ingredientes, combinaciones y formas de cocinar. ¿Seguir una receta paso a paso? ¡Jamás!

Definición: Usted se la pasa inventando y sería capaz de servir un flan como plato principal o de adornar la ensalada con flores comestibles. Puede preparar alimentos saludables, pero no es una de sus metas principales.

La transformación saludable: Agregue ingredientes exóticos y sofisticados llenos de sabor y nutrición. Tampoco debe olvidarse de los tesoros tradicionales de la granja, como las verduras antes comunes que ya casi han desaparecido del vocabulario culinario actual o las que figuran en las cocinas de otras partes del mundo, como las berzas (bretones, posarmos).

Generosa: Sus comidas reconfortan e inspiran confianza.

Definición: Usted es experta en preparar delicias familiares y tradicionales de su país, platos que nos hacen recordar a nuestra familia o tierra.

La transformación saludable: Opte por hacer pequeños cambios. En vez de freír los alimentos, pruebe cocinarlos al horno o bien utilice más ingredientes bajos en grasa. Por ejemplo, puede usar leche condensada descremada para hacer flan.

Competitiva: Le gusta llamar la atención y cocina para impactar a la gente.

Definición: Le encantan las recetas difíciles y adopta las nuevas modas y las domina, sean o no saludables los platos.

La transformación saludable: Cause admiración y anime comidas aburridas con ingredientes saludables poco comunes como uvas espina o el melón asiático de invierno.

Metódica: Tiene sus libros de cocina y también saca recetas de *chefs* de la tele o de revistas. Las sigue todas al pie de la letra y casi siempre con resultados excelentes.

Definición: Utiliza recetas de familia y otras que toma de revistas *gourmet* o de la tele.

La transformación saludable: Recorra la sección de recetarios de su librería local y escoja un libro de cocina saludable que le llame la atención, aunque normalmente no lo hubiera comprado. Luego. . . ¡a cocinar se ha dicho!

Arma antiglucosa 35

Complemente su consumo de fibra

Si le resulta simplemente imposible ingerir las nueve raciones recomendadas de frutas y verduras al día, tal vez sería bueno tomar un suplemento de fibra. En particular, los diabéticos o las personas con un alto nivel de colesterol se benefician de consumir más fibra, según indica el Dr. James W. Anderson, profesor de Medicina y Nutrición Clínica en la Universidad de Kentucky y jefe de la sección endocrina-metabólica del Centro Médico del Departamento de Veteranos, ubicados ambos en Lexington.

Quizá elegir un suplemento de fibra entre las docenas que llenan los estantes parezca una tarea intimidante, pero el Dr. Anderson ha ayudado a reducir las opciones. A fin de mejorar sus niveles de colesterol y de glucosa, debe elegir un suplemento de fibra soluble como el *psyllium*, tal como se encuentra en los productos de *Metamucil*.

También puede optar por la goma de guar, un ingrediente del producto *Benefiber*; se trata de una fibra natural. Se disuelve en las bebidas y los alimentos blandos sin producir una sensación arenosa ni tiene un sabor extraño. No obstante, el Dr. Anderson prefiere el *psyllium* porque entre las fuentes de fibra que se encuentran a la venta actualmente se trata de la que se ha estudiado más a fondo. (Por otra parte, no vaya a comprar productos a los que se haya agregado *psyllium*. No ofrecen ningún beneficio para la salud que se conozca actualmente).

¿Y tabletas como *FiberCon*, que contiene la fibra sintética policarbofil? De acuerdo con el Dr. Anderson, no se activan en los intestinos de algunas personas. Además, no hay pruebas de que la fibra artificial baje los niveles de colesterol o glucosa de la misma forma que los productos de fibra natural.

Cuando empiece a aumentar su consumo de fibra, sus bacterias intestinales interactuarán con esta y producirán un exceso de gas y abotagamiento. A fin de reducir las molestias al mínimo, empiece con una dosis baja y vaya aumentándola poco a poco. También puede probar *Citrucel*, un producto que contiene celulosa de metilo, una fibra soluble que no interactúa con las bacterias. La falta de interacción significa que no se dan efectos secundarios no deseados.

Al tomar suplementos de fibra, resulta crucial tomar mucha agua a lo largo del día. Tome la mayoría de los productos de fibra acompañados de un vaso de 8 onzas (240 ml) de agua. Empiece con una dosis sencilla y auméntela a dos diarias, de ser necesario. Los suplementos de fibra no bloquean la absorción de la mayoría de los medicamentos. Sin embargo, para estar segura puede tomarlos 2 horas antes o 2 horas después de su medicamento, sobre todo cuando este forma parte de un tratamiento para el corazón o la presión arterial, advierte el Dr. Anderson.

CAPÍTULO 16

Estrategias estelares

UNA DE LAS MEJORES FORMAS de empezar a comer de manera más saludable es reordenando la cocina, el lugar donde la mayoría de las buenas intenciones se cumplen... o fracasan. Si el refrigerador y la despensa (alacena, gabinete) de su casa se encuentran llenos a reventar de pastel (bizcocho, torta, *cake*), galletas (*crackers*), galletitas (*cookies*) y otros alimentos hechos de carbohidratos refinados, ha llegado la hora de hacerles un espacio a los alimentos saludables en los que debe basarse cualquier comida o merienda (refrigerio, tentempié) rebosante de grasas saludables y fibra.

Además de los ingredientes básicos —frutas y verduras frescas, congeladas y de lata; panes y pasta de trigo integral así como queso bajo en grasa—, existen cinco artículos que todo aquel que desee mantenerse sano y comer bien debe tener a la mano: frijoles (habichuelas) de lata y crudos, aceites de cocina saludables, frutos secos, cereales integrales y harinas de cereales integrales, así como hierbas y especias. Todas estas cosas son fundamentales para preparar una comida saludable y deliciosa, y tal vez por lo mismo con frecuencia se pasan por alto. A pesar de ello, guardan varias sorpresas. En el presente capítulo encontrará todo tipo de estrategias estelares que le permitirán aprovechar y disfrutar estos alimentos.

Frijoles: alimento que acaba con la glucosa

Existe todo un caleidoscopio de frijoles (habichuelas) de distintas formas, tamaños y colores, y cada uno de ellos ofrece un montón de vitaminas, minerales y otros nutrientes. Por si fuera poco, los frijoles contienen mucha fibra, por lo que su índice glucémico (IG) es bajo. A continuación le diremos cómo aprovecharlos.

• Para mayor comodidad, utilice frijoles de lata. Agréguelos a sus ensaladas y pastas o úselos para preparar *dips*. A fin de reducir el contenido en sodio de los frijoles de lata, escúrralos y enjuáguelos antes de utilizarlos. Enjuagarlos hasta que desaparezcan todas las burbujas elimina hasta el 40 por ciento del sodio así como algunos de los oligosacáridos que producen gases. Una lata escurrida (15.5 onzas/434 g) de frijoles rinde aproximadamente 1⅔ tazas.

• Para mayor sabor, utilice frijoles crudos. El sabor de algunos platos, como las sopas, mejora bastante cuando se preparan con frijoles crudos. Esto se debe a que al cocinarse los frijoles liberan sus deliciosos sabores en el caldo (un poco del sabor de los frijoles de lata se va por el tubo de desagüe junto con el líquido del envase). No se deje intimidar por los frijoles crudos; lo único que deberá hacer es remojarlos antes de ponerlos a cocer. Hay dos opciones para hacerlo.

Remojo rápido: extienda los frijoles secos sobre una superficie limpia y saque cualquier piedrita, basura o frijol deformado. Ponga los frijoles limpios en un colador y enjuáguelos; luego páselos a una olla grande (lo suficiente para que le quepa por lo menos el doble de volumen de los frijoles). Por cada 2 tazas (1 libra/450 g) de frijoles agregue 10 tazas de agua caliente. Deje que rompan a hervir a fuego mediano-alto y hiérvalos de 2 a 3 minutos. Tape la olla y deje los frijoles remojando de 1 a 4 horas. Escurra el agua del remojo y enjuague los frijoles.

Remojo de toda la noche: extienda los frijoles secos sobre una superficie limpia y saque cualquier piedrita, basura o frijol deformado. Ponga los frijoles limpios en un colador y enjuáguelos; luego páselos a una olla grande (lo suficiente para que le quepa por lo menos el doble de volumen de los frijoles). Cúbralos con agua fría y déjelos remojando toda la noche, luego escúrralos y enjuáguelos nuevamente.

Disfrute la dulzura de la vida

Si le encanta preparar panes y pasteles (bizcochos, tortas, *cakes*), trate de producir versiones más saludables de sus recetas favoritas utilizando sustitutos del azúcar blanca. Los endulzantes que se mencionan a continuación tienen menos calorías, un índice glucémico más bajo o bien nutrientes adicionales. (El aspartame y la sacarina no sirven para hornear, por lo que no se incluyen en la lista).

● Azúcar morena (mascabado). Esta mezcla de azúcar blanca con melado (melaza) contiene menos carbohidratos que el azúcar blanca. Al sustituir el azúcar blanca por morena, se ahorran 15 gramos de carbohidratos por cada ¼ de taza. Tenga presente que el azúcar morena sigue siendo un azúcar refinada, además de que no se trata del endulzante más bajo en carbohidratos que hay.

● Hierba dulce de Paraguay (*Stevia rebaudiana*). Esta hierba tiene un enorme poder endulzante. En su forma líquida (también está disponible en polvo) se trata de la opción más conveniente para guisar, pues se mide con facilidad y se conserva muy bien en el refrigerador. No obstante, úsela con moderación. La octava parte de una cucharadita de hierba dulce de Paraguay líquida equivale a ½ taza de azúcar. Empiece con menos de lo que piensa necesitar y

● Guarde los frijoles secos en recipientes herméticos de vidrio o de metal y póngalos en un lugar fresco y seco. Si le sobran frijoles cocidos o de lata, los puede escurrir y congelar hasta 6 meses. Descongélelos antes de agregarlos a un plato o calentarlos.

Aceites: aproveche estos aliados

La mayoría de los aceites, como el de *canola* o los aceites vegetales, son opciones más saludables que las grasas saturadas o sólidas como la mantequilla y la grasa de tocino. Por lo tanto, son aliados alimenticios de primera clase. No obstante, si bien estos aceites forman parte de una cocina saludable, también hay que incluir un buen aceite de oliva o incluso alguno más exótico.

aumente la cantidad poco a poco. A diferencia del azúcar, la hierba dulce de Paraguay no ayuda a dorar los productos panificados ni tampoco aligera su textura; sin embargo, funciona bien en todo desde los panqueques (*hotcakes*) hasta el pudín (budín). La encontrará en las tiendas de productos naturales o los supermercados grandes.

• *Splenda*. El principal ingrediente del *Splenda* es la sucralosa, un sustituto del azúcar que se prepara a partir del azúcar auténtica, modificada de tal forma que el cuerpo no la absorbe. La sucralosa no tiene calorías, no afecta los niveles de glucosa en la sangre y conserva su dulzura a través de un amplio rango de temperaturas. Se mide por tazas, al igual que el azúcar, y resulta casi idéntica a esta al agregarse a los alimentos. Cuando se utiliza en cantidades moderadas no tiene el regusto empalagoso que suele asociarse a los edulcorantes artificiales.

El *Splenda* es particularmente útil para hornear, aunque no se caramelice como el azúcar. Una alternativa es utilizar mitad azúcar y mitad *Splenda*. De esta forma aprovechará la capacidad del azúcar para caramelizarse y dorar, pero con menos calorías y carbohidratos.

El aceite de oliva contiene una gran cantidad de grasas monoinsaturadas saludables para el corazón y soporta bastante bien el calor. Puede utilizarse en aliños (aderezos), salsas y adobos (escabeches, marinados), así como para sofreír (saltear), preparar platillos fritos y revueltos al estilo asiático e incluso para hornear. También puede esparcirlo sobre el pan en lugar de mantequilla o margarina. Hay tres clases fundamentales de aceite de oliva: extra virgen, clásico y extraligero.

El aceite de oliva extra virgen tiene un sabor fuerte y es de color verde oscuro. Su sabor se aprecia más en los platillos que no se calientan, como los aliños, adobos y salsas. También puede agregarlo al finalizar el proceso de cocción para mejorar el sabor de los platos de pasta o de verduras, por ejemplo.

El aceite de oliva clásico tiene un color más dorado y un sabor suave. Se trata de una buena alternativa multiuso para sofreír y cocinar.

El aceite de oliva extraligero tiene un sabor menos notorio a oliva. Úselo para sofreír, para preparar platos sofritos al estilo asiático o para hornear. De las tres variedades de aceite de oliva, el extraligero es el que mejor soporta las temperaturas altas.

Muchas personas tienen una botella grande de aceite de oliva clásico a la mano así como otras más pequeñas de extra virgen y extraligero, para usos especiales. Guarde el aceite de oliva en un lugar fresco y oscuro para que se conserve por más tiempo; en tales condiciones dura hasta 2 años. El refrigerador es un buen lugar para ello. No se preocupe si se pone turbio; recuperará su aspecto traslúcido conforme regrese a la temperatura ambiente.

Un paso más allá de los aceites de oliva están los aceites aromáticos de frutos secos, también altos en grasas monoinsaturadas. El sabor a frutos secos de los aceites puros se logra al moler frutos secos enteros o en trozos grandes, asar el producto molido y filtrar el aceite sólo un poco.

Evite los aceites más baratos de frutos secos, que con frecuencia sólo consisten en mezclas de frutos secos macerados y aceite vegetal. Los aceites puros de nuez, almendra y nuez de macadamia son buenos para empezar si nunca se ha probado un aceite de fruto seco. El aceite de nuez se prepara con la nuez de Castilla; tiene un color topacio y un delicado sabor a nuez tostada. El proceso de cocción destruye su sabor, de modo que es preferible usarlo en aliños (aderezos) y *dips* o bien agregarlo a platos calientes justo antes de servirlos. El aceite de almendra, que también tiene un sabor suave, soporta el calor mejor que el de nuez. Se trata de una buena alternativa para aliños así como para sofreír ligeramente u hornear. Pruébelo con sus *muffins* o esparcido sobre habichuelas verdes (ejotes) con almendras.

Los aceites de frutos secos son más propensos a ponerse rancios que los vegetales, así que sólo hay que comprar pequeñas cantidades y guardarlos en un lugar fresco y oscuro como el refrigerador, donde se conservarán hasta por un año.

Los frutos secos: un gusto saludable

Es posible agregar frutos secos prácticamente a cualquier plato, ya sea salado o dulce, y rebosan de saludables grasas monoinsaturadas, proteínas e importantes vitaminas y minerales.

• Entre más fresco el fruto seco, más intenso el sabor. La temporada tradicional para estos productos es el otoño e invierno, pero se encuentran a la venta durante todo el año. Si los compra frescos y a granel, busque una tienda con mucha circulación de mercancías. Una vez que se extraen de la cáscara, los frutos secos pueden ponerse rancios rápidamente debido a su alto contenido en grasa. Para obtener los más frescos, cómprelos con la cáscara. Evite los que se sientan ligeros para su tamaño o que tengan la cáscara agujereada o agrietada. Lo más probable es que haya pasado su mejor momento.

• Guárdelos en un lugar fresco y oscuro. Los frutos secos (y las semillas) por lo general duran como un mes a temperatura ambiente. Se conservarán por más tiempo y sabrán más frescos si los guarda en un lugar fresco, seco y oscuro (o en el refrigerador). Si mantiene una gran reserva de frutos secos, póngalos en el congelador en recipientes herméticos, donde se conservarán hasta por un año.

• Tostarlos realza su sabor. Para tostar los frutos secos, colóquelos en una sartén seca a fuego mediano y revuélvalos con frecuencia hasta que su color cambie ligeramente y se vuelvan aromáticos, unos 2 a 3 minutos. Si ya tiene prendido el horno, colóquelos sobre una bandeja de hornear y tuéstelos a 350°F (177°C) de 3 a 5 minutos.

• Abastézcase de cremas de frutos secos. Si le gusta la crema de cacahuate (maní), pruebe la versión sin edulcorante que también se conoce como crema de cacahuate natural. La crema de cacahuate sin edulcorante se prepara sin grasas hidrogenadas, azúcar ni otros saborizantes. Sabe más a cacahuate y tiene un índice glucémico más bajo que la mayoría de las variedades comerciales, de modo que no provoca un aumento tan rápido en el nivel de glucosa.

• También pruebe otras cremas de frutos secos. La de nuez de la India (anacardo, semilla de cajuil, castaña de cajú) tiene un sabor

(continúa en la página 190)

Arme su cocina contra la glucosa

Si mantiene a la mano los artículos incluidos en la siguiente lista reducirá al mínimo la necesidad de realizar compras de último momento. Encontrará todo lo que necesita para preparar comidas deliciosas rápidamente, lo cual representará una gran ventaja los días que esté muy ocupada, cuando tal vez se sienta tentada a recurrir a opciones menos saludables de comida para llevar.

Es posible que algunos de los artículos para el refrigerador, como el perejil y el limón, no se conserven el mismo tiempo que otros alimentos, pero se pueden utilizar de tantas maneras diferentes y son tan baratos que es buena idea incluirlos entre los productos básicos de la cocina. Además de los alimentos que se presentan en esta tabla es importante que también se surta de los que más le gusten a su familia, aunque algunos de ellos contengan más carbohidratos. Si consumir alimentos altos en carbohidratos de vez en cuando le ayuda a mantenerse fiel a su plan de alimentación en general, vale la pena tenerlos en la casa.

Una sugerencia: saque varias fotocopias de esta lista y péguelas en la puerta de su refrigerador o guárdelas en un cajón. Le servirán como lista de compras que podrá adaptar a sus necesidades antes de dirigirse a la tienda.

Para guardarse en un sitio fresco y seco

Ajo

Batata dulce

Cebolla

Cidrayote

Ciruela

Melones (cantaloup, tipo *honeydew*, sandía)

Naranja

Plátano amarillo

Para guardarse en el refrigerador

Apio

Berenjena

Brócoli

Cebollín

Champiñón

Coliflor

Crema agria (de grasa reducida)

Frutos secos (nuez, pacana, almendra, piñón, pistache, nuez de macadamia)

Half-and-half

Huevo

Jugo de naranja

Leche semidescremada al 1 por ciento

Limón

Mantequilla (de preferencia *light*)

Manzana

Pasa

Pepino

Perejil

Pimiento morrón

Queso (*Cheddar*, *mozzarella*, parmesano, *Monterey Jack*, queso crema, de preferencia de grasa reducida)

Repollo verde o colorado

Semillas (girasol, sésamo)

Squash (*squash* amarillo, *zucchini*)

Toronja

Uva

Verduras de hoja verde

Yogur (de grasa reducida, natural)

Zanahoria

Para guardarse en el congelador

Brócoli

Camarón

Carne de cerdo (chuletas, lomo)

Carne de cordero (molida, chuletas)

Carne de res (molida magra, lomo de res, varios tipos de bistec)

Chícharo

Coco sin azúcar

Espinaca

Fruta congelada (sin azúcar)

Habichuelas verdes

Hamburguesas vegetarianas

Maíz

Pan de trigo integral

Pavo (lonjas, lomo, pechuga molida)

Pollo (sin pellejo, pechugas sin hueso y piezas con hueso)

Salchicha (de cerdo o de pavo)

Salmón

Tocino (de cerdo o de pavo)

Tortillas (de maíz y de trigo integral)

Para guardarse en la despensa

Aceite de *canola*

Aceite de oliva

Aceite de sésamo

Aceitunas

Albaricoque

Almeja picada de lata

Arroz integral

Azúcar morena (o sustituto de azúcar morena)

Cacahuate (y otros frutos secos) tostado sin sal

Cacao en polvo (sin edulcorante)

Cebada perla

Chile verde de lata, no muy picante

Consomé de lata (pollo, res)

Copos de avena

Crema de cacahuate natural (y otras cremas naturales de frutos secos)

Cuscús de trigo integral

Frijol seco o de lata (negro, pinto, colorado, haba blanca, garbanzo, lenteja marrón)

Fruta de lata en jugo de fruta

Galletas de cereales integrales

Harina de avena

Harina de soya

Harina de trigo integral

Harina pastelera de trigo integral

Hierba dulce de Paraguay

Hongos secos

Jugo de manzana (el que se conoce como *cider* debe guardarse en el refrigerador)

Mayonesa (sin azúcar)

Mermelada sin azúcar (varios sabores)

Mostaza

Pasta de trigo integral

Pescado de lata (atún, salmón, sardinas, anchoa, filete de trucha)

Pesto

Pimiento asado

Productos de tomate de lata (entero, machacado, salsa, jugo)

Quinua

Sal

Salsa de soya

Salsa marinara (baja en azúcar)

Salsa picante

Salsa *Worcestershire*

Sirope de arce (bajo en calorías)

Splenda

Té (negro, verde y herbario)

Vinagre (de manzana, de vino blanco y tinto, balsámico)

Los frutos secos mejoran los carbohidratos malos

Los platos de pasta y las cacerolas (guisos) por lo común se preparan con ingredientes que tienen un alto índice glucémico (IG), como la pasta normal, las papas o el pan molido. Una manera sabrosa de bajar el IG de un plato de pasta es agregándole frutos secos. Los piñones quedan excelentes con la pasta o el cuscús. Las pacanas, las nueces y las almendras funcionan bien en cacerolas así como en platos de verduras o de arroz. Los frutos secos incluso tienen este efecto al acompañar una carne. (De todas formas, la pasta integral es la opción más saludable. Limite su consumo de la pasta no integral a una vez por semana u ocasiones especiales).

particularmente cremoso y sabe deliciosa untada sobre pan tostado junto con una mermelada de frutas con especias (*fruit spread*). La crema de nuez de macadamia, también muy cremosa, es excelente para untarse en un sándwich (emparedado). La de almendra sabe exquisita como ingrediente para salsas. Casi cualquier crema de frutos secos sirve para preparar un *dip* o salsa, incluyendo el *tahini*, que es particularmente sabroso. Las encontrará en la mayoría de las tiendas de productos naturales así como en algunos supermercados grandes.

Los cereales integrales: pasta y mucho más

Puede resultar difícil renunciar al pan y al arroz blancos así como a los cereales de caja llenos de azúcar. No obstante, el número cada vez mayor de personas que en los Estados Unidos han optado por productos de cereales integrales a fin de reducir su riesgo de padecer diabetes y otras enfermedades están comprobando un hecho asombroso: realmente comienzan a preferir estos alimentos. A continuación están algunas sugerencias para el consumo de cereales integrales ricos en fibra y vitaminas.

• El primer gran paso es probar un pan de algún cereal integral, quizá el pan 100 por ciento de trigo integral o 100 por ciento de centeno. Revise la etiqueta para asegurarse de que la primera harina que aparezca como ingrediente sea integral, como una de centeno integral (*whole rye flour*), trigo integral (*whole wheat flour*) o avena integral (*whole oat flour*).

• Cambie la pasta blanca por pasta de trigo integral y obtendrá más fibra, un índice glucémico más bajo y —aunque no lo crea— más sabor. La pasta de trigo integral ofrece un sabor más complejo, tirando a fruto seco, que la pasta típica hecha de harina blanca. La mayoría de los supermercados venden pastas de trigo integral de todo tipo, desde espaguetis hasta *linguine* o *rotelle*. Búsquelas al lado de las pastas blancas de harina refinada. El cuscús de trigo integral es otro tipo de pasta diminuta alta en fibra, la cual puede utilizarse en lugar del cuscús normal. Es excelente para ensaladas o preparado al estilo *pilaf*.

• El arroz integral contiene más fibra y vitaminas que el blanco, además de ofrecer una textura más sustanciosa y un saborcillo a frutos secos. Tanto las variedades de grano corto como las de grano largo funcionan bien con cacerolas (guisos) y como guarnición. La mayoría de las tiendas de comestibles también ofrecen mezclas de arroz integral que incluyen varios tipos de arroz silvestre (*wild rice*) e integral. El sabor de estas mezclas de arroz se lleva de calle al arroz blanco. Si no puede evitar el arroz blanco, opte por el sancochado (*parboiled*) en lugar del blanco normal. Tiene un índice glucémico más bajo.

• Empane (empanice) alimentos como el pescado o el pollo con pan molido de algún cereal integral, como por ejemplo el trigo. Para preparar ½ taza de pan molido fresco de trigo integral, coloque dos rebanadas de pan de trigo integral en un procesador de alimentos y muélalas hasta obtener migajas finas. Úselas de inmediato o congélelas para otra ocasión.

Las harinas integrales: mejores que las refinadas

Si nunca ha probado unos panqueques (*hotcakes*) de alforjón (trigo sarraceno) ni un pan de trigo integral hecho en casa, es posible que le cueste trabajo aceptar la idea de renunciar a su harina blanca

Gánele a la glucosa al salir a comer

Independientemente de la calidad de los alimentos que usted consuma en casa, no llegará muy lejos en su lucha contra la glucosa si no sigue las mismas pautas al salir a comer. Lo bueno es que es posible reducir la ingesta de carbohidratos refinados en un restaurante sin necesidad de limitarse a selecciones insípidas.

De hecho la mayoría de los platos fuertes de los restaurantes se basan en las proteínas, así que no debe costarle trabajo elegir una comida deliciosa. Simplemente revise el menú para identificar —y evitar— los alimentos cuyas descripciones incluyen carbohidratos refinados y pregunte si el que usted haya elegido se prepara con harina, pan molido o azúcar. Por ejemplo, el pescado y las carnes de todo tipo, incluyendo las de ave, a veces se recubren de harina antes de freírse, o bien es posible que un plato se sirva con un *gravy* o una salsa que no aparece en el menú.

Las siguientes palabras muchas veces indican que el plato contiene carbohidratos refinados:

- *à la mode* (con helado)
- *honey-baked* (horneado con miel)
- *barbecued* (asado a la barbacoa)
- *loaf* (pan/hogaza/barra)
- *breaded* (empanado/empanizado)

multiuso. Como un primer paso, mezcle la harina integral con la multiuso y utilice el resultado para espesar sus salsas y recubrir las carnes antes de freírlas. A continuación encontrará lo que necesita saber acerca de las harinas integrales más difundidas.

• Harina de trigo integral. Si usted prepara su propio pan, la harina de trigo integral es un buen sustituto de la harina normal para pan. La harina de trigo integral al 100 por ciento molida por piedra le dará los mejores resultados en cuanto a textura y sabor. Algunos supermercados venden harina pastelera de cereales integrales (*whole grain pastry flour*), la cual produce resultados muy parecidos a los de

- *parmigiana* (con queso parmesano, huevo y pan molido)
- *creamed* (batido)
- *pot pie* (estofado cubierto de masa hojaldrada)
- *crispy* (tostado, crujiente)
- *stuffed* (relleno)
- *crust* (corteza)
- *stuffing* (relleno)
- *fruited* (con frutas)
- *sweet and sour* (agridulce)
- *glazed* (barnizado, glaseado)
- *tetrazzini* (lleva espagueti y pan molido)
- *gravy*

Al pedir su comida no sienta pena. Haga preguntas. Si bien en algunos restaurantes será difícil que consiga pan de cereales integrales o bien pasta o arroz integral, muchos están dispuestos a sustituir un plato de papas, arroz, pasta u otro alimento feculento por una orden de verduras o una ensalada pequeña. Por último, si va a comer pan tenga presente que un panecillo de tamaño común equivale a dos raciones de fécula.

la harina pastelera de trigo integral (*whole wheat pastry flour*). En la mayoría de las recetas para pan de preparación rápida (sin hornear), es posible reemplazar toda la harina multiuso por harina pastelera de trigo integral, una harina de molido fino hecha de trigo suave, con una textura semejante a la de la harina multiuso.

En el caso de productos panificados delicados como pasteles (bizcochos, tortas, *cakes*), utilice una combinación de harina pastelera de trigo integral y harina de avena para lograr una textura más ligera. Por ejemplo, a fin de reemplazar 1 taza de harina multiuso, utilice ½ taza de harina pastelera de trigo integral más ½ taza de harina de avena.

¡LE GANÓ A LA GLUCOSA! *Marcia Cronin*

Los problemas comenzaron para ella apenas rebasando los 20 años. En su trabajo como reportera de periódico del turno nocturno, Marcia Cronin, que actualmente tiene 48 años, con frecuencia dormía hasta tarde, se saltaba el desayuno y se esforzaba por no comer nada antes del almuerzo. No obstante, muchas veces al salir de compras o rumbo a una entrevista sentía un repentino mareo, náuseas o frío o bien empezaba a sudar, como si estuviera a punto de vomitar o desmayarse. En dos ocasiones no alcanzó a llegar al baño, por lo que vomitó en una tienda de comestibles y un concurrido estacionamiento.

Aterrada, consultó a su médico, quien le dijo que "probablemente" era hipoglucémica, es decir, propensa a sufrir niveles bajos de glucosa en la sangre.

"En vista de que por lo demás era una adulta joven y sana y mis problemas parecían producirse exclusivamente cuando no había desayunado por la mañana, me dijo que podía elegir entre pagar unas costosas pruebas o comer enseguida de levantarme —recuerda Cronin, madre de dos hijos, que ahora trabaja como redactora independiente y vive en Norfolk, Virginia—. Opté por desayunar".

También puede lograr una textura más ligera con harina pastelera de trigo integral si la cierne varias veces antes de usarla.

• La harina pastelera de trigo integral absorbe más líquidos que la multiuso, de modo que tal vez haga falta agregar varias cucharadas de líquido por encima de lo que indique la receta o bien utilizar varias cucharadas menos de harina.

• Harina de avena. La harina de avena, que se prepara con avena integral, contiene más o menos la mitad de los carbohidratos de la harina multiuso, además de tener un índice glucémico más bajo. Su sabor es ligeramente dulce. Al igual que en el caso de la harina pastelera de cereales integrales, al agregar la harina de avena quite varias cucharadas a la cantidad de harina multiuso indicada por la receta.

Durante los 20 años siguientes controló sus accesos ocasionales de mareos o náuseas comiendo un poco de crema de cacahuate (maní) rápidamente. Observó los mismos síntomas en su hija mayor, Rosie, de 11 años.

"Sólo tengo que mirarla o tocarle la frente para saber lo que le sucede: se pone toda pálida y todo su cuerpo se siente frío y húmedo. Ambas constatamos que necesitamos comer comidas regulares que incluyan algo de proteínas y poco azúcar".

Tenía más o menos 45 años cuando se le hizo un diagnóstico en serio después de haberse tropezado con unos escalones y raspado la rodilla, que luego tardó casi un mes en sanar. Cronin sabía que una herida que tarda en sanar es indicio de diabetes, de modo que visitó a otro médico y se hizo un análisis de 5 horas de la glucosa. El diagnóstico: hipoglucemia.

"Por ahora el diagnóstico no ha cambiado mi vida de manera significativa —indica—. Trato de asegurarme de que mi hija y yo comamos comidas o meriendas frecuentes, una cantidad suficiente de proteínas y poco azúcar. Comer bien definitivamente es mejor que tener que sentarme y meter la cabeza entre las rodillas, a punto de desmayarme o de vomitar".

Si no encuentra harina de avena en su tienda de comestibles, puede prepararla en casa moliendo copos de avena integral finamente en su procesador de alimentos. Cierna la harina de avena antes de usarla, ya que tiende a formar grumos.

• Harina de *kamut*. El cereal llamado *kamut* es un antiguo pariente del trigo común moderno. Contiene más aminoácidos y minerales que el trigo común. Debido al gluten que contiene, se facilita usar la harina de *kamut* en lugar de la blanca. Tiene un sabor más sustancioso que la harina multiuso, tendiendo a frutos secos, así como más proteínas y fibra.

• Harinas de alforjón (trigo sarraceno) y amaranto. La harina de alforjón no tiene gluten y es buena para preparar panqueques, panes, bolas de masa y pastas como los fideos secos de *soba* (pasta de alforjón). La harina de amaranto ablanda el producto final un poco y le agrega un agradable sabor a frutos secos. En las recetas que pidan más de un tipo de harina, sustituya cada taza de harina multiuso por 1 taza de harina de amaranto.

• Guarde las harinas de cereales integrales en recipientes bien cerrados dentro del refrigerador. Si necesita conservarlas por mucho tiempo, póngalas en el congelador. Deje que recuperen la temperatura ambiente de nuevo antes de usarlas (a menos que vaya a preparar un pastel/pay/tarta/*pie* que pida ingredientes fríos).

• Es cierto que la mayoría de los productos panificados que se preparan con harinas de cereales integrales quedan un poco más pesados que cuando se utiliza harina blanca, pero es posible lograr una consistencia más o menos ligera si la harina se cierne dos o tres veces a fin de incorporarle un poco de aire.

• Para asegurar que sus productos panificados de cereales integrales tengan un sabor suave, precaliente el horno y prepare los moldes antes de hacer la masa. De esta forma se reducirá la cantidad de tiempo que la harina de cereales integrales absorba humedad al reposar en el tazón (recipiente). Evite que la masa repose. También evite revolver demasiado la masa de los panes de preparación rápida como los panqueques (*hotcakes*) y los *muffins*. Entre más la revuelva, más probabilidad hay de que el producto resulte pesado.

• A las harinas de trigo integral les hace falta mucho líquido. La fibra adicional que contienen lo absorbe muy fácilmente. Al hornear esto significa que probablemente necesite agregar un poco de aceite o líquido adicional a lo que indique la receta, para evitar que el producto se reseque.

Hierbas, especias y saborizantes: más sabor con menos calorías

Hay muchísimas posibilidades más allá de agregarle un chorrito de limón al brócoli. Consiéntase con los saborizantes más exóticos que pueda conseguir, como el azafrán, semillas auténticas de vainilla o hierbas provenzales frescas. A continuación encontrará unas cuantas ideas para empezar.

• Los aceites volátiles de las hierbas encierran aromas intensos. Al utilizar hierbas secas, agréguelas al poco tiempo de haber iniciado el proceso de cocción para aprovechar lo más posible la duración de este y permitirles que suelten mucho sabor. Si las machaca antes obtendrá un sabor aún más intenso. Las hierbas frescas más delicadas, como la albahaca o el perejil, deben agregarse hacia el final del proceso de cocción.

• Los jugos de los cítricos agregan un sabor fresco a todos los alimentos, desde el pollo y el pescado hasta la pasta y las verduras. También puede realzar el sabor de productos panificados como las galletitas (*cookies*) y los *muffins* con un poco de peladura de limón, limón verde (lima) o naranja (china). Los vinagres también enriquecen el sabor de los alimentos. Esparza vinagres de sabor, como el de frambuesa, sobre sus ensaladas, guarniciones de verduras y frijoles (habichuelas).

• Los alimentos secos son fuentes concentradas de sabores riquísimos. Un puñado de tomates (jitomates) secados al sol realmente intensifica el sabor de la pizza, las pastas y las ensaladas. También puede añadir hongos rehidratados a sus platos de arroz, sopas o cacerolas (guisos). Los hongos *porcini* secos se prestan de manera particular a este uso. Si va a preparar *muffins*, panes o una salsa para postre, pruebe las frutas secas. Al calentarse casi con cualquier tipo de líquido, el rico sabor dulce de los albaricoques (chabacanos, damascos), los dátiles, los higos y las pasas se manifiesta de manera maravillosa.

• ¡Sabor y más sabor! No hay nada que anime un plato tanto como una salsa picante. La salsa tipo mexicano, cualquier salsa picante de chile o incluso la pimienta roja molida tal vez sea justo lo que necesite para intensificar el sabor de un plato. Se venden docenas de salsas picantes, algunas de ellas con nombres raros pero graciosos, como *Rigor Mortis Hot Sauce* o *Dave's Insanity Sauce*.

CAPÍTULO 17

Sugerencias sensatas para salir a comer

LA PIZZA DE SALCHICHA TAMAÑO PERSONAL de cierta cadena popular de pizzerías contiene la impresionante cantidad de 740 calorías y 39 gramos de grasa. Y en uno de los restaurantes de comida rápida más visitados, la hamburguesa triple con queso y todo lo demás que se le agrega suma 810 calorías y 47 gramos de grasa; ¡se trata de más grasa —en una sola comida— de la que la mayoría de nosotras deberíamos ingerir en todo el día!

¿Alguna noticia buena en medio de tanta grasa? Muchos de nuestros restaurantes favoritos de comida rápida y cadenas de restaurantes ofrecen alternativas saludables además de sus menús normales.

¿Sabroso y *también* saludable? Sí, ¡es posible!

Al comer fuera, por lo común no tenemos acceso a etiquetas con datos alimenticios, de modo que no nos damos cuenta de nuestros estragos dietéticos. La mayoría de las personas ni siquiera nos imaginamos que un sándwich (emparedado) gigante preparado con pan tipo *focaccia* pueda llegar a tener hasta 1,222 calorías y 65 gramos de grasa.

Sin embargo, no hay motivo para la desesperación. Existen formas de hacer frente al asunto. Las siguientes sugerencias le ayudarán a evitar los alimentos menos saludables y a elegir los buenos.

Y una cosa más: saboree la experiencia misma de comer fuera de casa tanto como la comida, ya sea que se encuentre en una cafetería o en el restaurante francés más fino. "Uno de los platos que se sirvan debe ser la conversación", opina Suzanne Vieira, R.D., coordinadora de Nutrición Culinaria en la Universidad Johnson & Wales de Providence, Rhode Island.

• Si piensa salir a comer en una ocasión especial y no conoce el restaurante, hable un día antes y pregúntele al gerente si pueden prepararle su comida de manera especial: asada en lugar de frita, sin salsa ni mantequilla, con verduras al vapor y fruta fresca en lugar de guarniciones con un alto contenido de grasa. Muchos restaurantes cumplirán con tales peticiones si se las comunican con anticipación. También puede pedir de antemano una copia del menú, para determinar qué platos caben dentro de su plan alimenticio.

• De ser posible, comience su comida con una sopa o ensalada o incluso con ambas. Diversos estudios han demostrado que los alimentos que contienen mucha agua, como las sopas, llenan más; lo mismo sucede con las verduras de hojas color verde oscuro. Pida un consomé o caldo en lugar de una sopa de crema, e indique que le sirvan aparte el aliño (aderezo) de la ensalada.

• Aplique su creatividad al menú para armar su propio "paquete" especial de ingredientes saludables. Por ejemplo, podría pedir como entremés la ensalada de fruta del menú de los desayunos, en lugar de los palitos de queso *mozzarella* fritos. Para cenar puede pedir una ensalada —con el aliño aparte— junto con un entremés bajo en grasa, en lugar de un plato fuerte alto en grasa.

• No sea tímida: pregúntele al mesero si le puede servir una ensalada o una verdura al vapor en lugar de las papas a la francesa o las
(continúa en la página 202)

Es posible que la "opción saludable" no lo sea tanto

Sorprendentemente, en algunos casos usted tal vez se esté perjudicando al elegir la opción "saludable". Para asegurarse de no consumir más calorías (y grasa) de lo que cree, utilice las siguientes preguntas para probar sus conocimientos sobre comida rápida.

¿Cuál engorda menos?

1. Un sándwich (emparedado) tipo *wrap* o una pizza vegetariana
2. Una hamburguesa o un plato de *chili*
3. Una ensalada para taco o un taco
4. Un sándwich de pollo a la parrilla o una ensalada de pollo a la parrilla

Respuestas

1. Una rebanada de la pizza *Veggie Lover's* de Pizza Hut sólo contiene 220 calorías y 8 gramos de grasa, mientras que un *Fields & Feta Wrap* de Au Bon Pain tiene 560 calorías y 17 gramos de grasa. Los sándwiches tipo *wrap* con frecuencia incluyen grandes cantidades de queso y aliño (aderezo) con mucho aceite, mientras que el pan con el que se envuelve el relleno es más grande que un plato extendido. A manera de comparación, un trozo de pizza vegetariana le ofrece una cantidad más pequeña y saludable del mismo tipo de ingredientes.

2. Depende. Tal vez la sorprenda averiguar que una hamburguesa de McDonald's, con 280 calorías y 10 gramos de grasa, es mucho mejor como opción que una orden de *Texas-Style Chili* de Taco John, que contiene la asombrosa cantidad de 380 calorías y 22 gramos de grasa. Por el contrario, una orden pequeña de *chili* en Wendy's sólo contiene 210 calorías y 7 gramos de grasa, por lo que es la mejor opción de todas, particularmente porque los frijoles (habichuelas) le agregan 5 gramos de saludable fibra. En este caso, la lección es que no se debe dar por hecho que todos los platos de *chili* sean bajos en calorías. Desde luego, si opta por el *chili* use el queso y la crema agria con moderación. Ambos suman muchísimas calorías.

3. Una orden de *Taco Salad* en Taco Bell contiene la asombrosa cantidad de 850 calorías y 52 gramos de grasa, mientras que el *Taco Supreme*, que básicamente consiste en los mismos ingredientes, sólo tiene 210 calorías y 14 gramos de grasa. En este caso, el tamaño de la porción es el factor más importante. Casi la mitad de las calorías de la ensalada para taco provienen de la enorme envoltura dura dentro de la cual se sirve. Fíjese bien en los ingredientes antes de elegir una ensalada "baja en calorías".

4. Ambas opciones básicamente se preparan con los mismos ingredientes (lechuga, pollo, cebolla, tomate/jitomate y crutones o pan). No obstante, muchas personas escogerían la ensalada en lugar del sándwich, al pensar —erróneamente— que el pan les echará a perder la dieta. Sin embargo, el enemigo no es el pan en este caso.

De hecho, estos alimentos resultaron sumar casi el mismo número de calorías, si bien la ensalada ganó por una nariz. Un sándwich con mayonesa *Chicken McGrill* de McDonald's tiene 450 calorías y 18 gramos de grasa. Una ensalada *Grilled Chicken Caesar Salad*, también de McDonald's, acompañada de un sobre de aliño (aderezo) para ensalada César y un paquete de crutones, suma 300 calorías y 16.5 gramos de grasa. No obstante, ¡tenga cuidado! Grandes cucharadas de aliño para ensalada o tazas enteras de crutones empapados de aceite pueden enviar la cuenta total de calorías hasta las nubes.

Algunos restaurantes proporcionan los datos alimenticios de sus alimentos, pero lo más seguro es revisar los sitios *web* de muchas cadenas de comida rápida antes de salir. Algunos ejemplos:

- McDonald's: www.mcdonalds.com/app_controller.nutrition.cate gories.nutrition.index.html
- Wendy's: www.wendy's.com/w-4-0.shtml
- Pizza Hut: www.pizzahut.com/nutrition_v01/default.asp
- Taco Bell: www.yum.com/nutrition/tb/default.asp

ruedas de cebolla empanadas (empanizadas). De no ser posible, dígale que simplemente omita el artículo alto en grasa.

• Escoja sándwiches a la parrilla o asados con carnes como rosbif magro (bajo en grasa), pechuga de pavo (chompipe) o de pollo o jamón magro. Pida su sándwich sin aliños adicionales, salsas cremosas o mayonesa. Agregue más sabor con mostaza y más sustancia con lechuga, tomate (jitomate) y cebolla. Evite los sándwiches que se sirven en un *croissant*. Para ahorrar calorías y grasa, es mejor un panecillo, pan o *muffin* inglés.

• Pida el pescado o la carne asados o a la parrilla, sin mantequilla ni empanados. Si el alimento se sirve empanado, quítele el recubrimiento exterior.

• Pida aparte las salsas, el *gravy* y los aliños para ensalada. Meta el tenedor al aliño antes de recoger un trozo de lechuga, o vaya agregándolo por cucharaditas.

• Pida la papa al horno sin aliños y luego agréguele una cucharadita de margarina o de crema agria baja en calorías. Aunque tal vez suene extraño, la mostaza condimentada color marrón o amarilla sabe bastante rica con una papa al horno.

• Si el mesero le sirve una enorme porción de comida, no se quede callada. Pídale de inmediato que le ponga la mitad para llevar y que le sirva el resto. Así evitará las tentaciones. También puede pedir que le guarde la mitad para llevar desde antes de que le ponga el plato enfrente.

Controle las calorías de la comida rápida

Una típica comida de un restaurante de comida rápida llega a sumar hasta 1,000 calorías o más, además de estar llena de los carbohidratos refinados que envían la glucosa hasta las nubes. No obstante, si tiene presentes las reglas básicas de la buena nutrición podrá tomar decisiones saludables. Una buena regla general: si recurre a la comida rápida en un día determinado, asegúrese de que las demás comidas del día incluyan alimentos más saludables, como frutas y verduras.

• Desayuno: Escoja un *bagel* sin nada, pan tostado o un *muffin* inglés en lugar de un *donut* o *muffin*, que llegan a contener un montón de azúcar y grasa. Acompáñelo con jugo de frutas o leche semidescremada o descremada (*fat-free milk* o *nonfat milk*) . Otras buenas opciones son un cereal frío con leche descremada, panqueques (*hotcakes*) sin mantequilla o huevos revueltos sin nada. Limite su consumo de tocino, salchichas y queso altos en grasa, así como los sándwiches (emparedados) para desayuno que se preparan con estos ingredientes.

• Almuerzo y cena: Opte por un sándwich de pollo a la parrilla o una hamburguesa sencilla de tamaño regular o junior en lugar de la *deluxe*, siempre sin mayonesa ni salsas especiales. Evite las papas a la francesa. Actualmente, la mayoría de los restaurantes de comida rápida también ofrecen sopas y ensaladas.

• Barras de ensaladas: Concéntrese en las verduras, incluyendo las de hoja verde; limite la cantidad de aliños (aderezos) altos en grasa, trocitos de tocino, quesos y crutones. También limite su consumo de otros ingredientes, como la ensalada de papa o de macarrones.

• Comida rápida mexicana: Opte por los burritos de frijoles (habichuelas), los tacos suaves, las fajitas y otros alimentos que no se frían, y controle su consumo de queso, crema agria y guacamole. Escoja pollo en lugar de carne de res, limite la cantidad de frijoles refritos y coma mucha salsa picante tipo mexicano baja en grasa. Y no coma nada que se sirva en una envoltura dura para taco: una ensalada de este tipo llega a sumar más de 1,000 calorías.

• Pizza: Escoja una pizza de pan delgado con verduras y sólo coma uno o dos trozos. Las carnes y el queso adicional agregan calorías, grasa y sodio.

Comida saludable de todo el mundo

Ya sea que se le antoje la comida italiana, china, mexicana o cualquier otra, nuestras "mejores opciones" le ayudarán a controlar su nivel de glucosa en la sangre. . . y también su peso.

Estadounidense. A pesar de todas las opciones disponibles actualmente en el país en lo que se refiere a comida típica de diversas partes del mundo, la que aún se consume en mayores cantidades es la simple y tradicional cocina casera estadounidense. Sin embargo, esta contiene montones de grasa y calorías y se concentra en la carne, en lugar de ingredientes más saludables como los cereales integrales y las verduras. A fin de evitar la trampa de la grasa, busque alimentos preparados a la parrilla, adobados (remojados) o a la barbacoa, sugiere Joyce Vergili, R.D., una dietista del centro para diálisis Northern Hudson Valley ubicado en Catskill, Nueva York.

Las mejores opciones

- Caldo de almejas estilo Manhattan

- Sopa de verduras

- Cóctel de camarón

- Hamburguesa (de 4 a 6 onzas/112 a 168 g de peso en crudo) con lechuga, tomate (jitomate), cebolla, salsa *barbecue* y mostaza (evite el queso y la mayonesa)

- Pollo asado en una sartén de hierro fundido (*blackened chicken*) o pollo estilo cajún con verduras al vapor y papa al horno (con menos de 2 cucharadas de crema agria)

- Chuletas de cerdo al carbón

- Camarón gigante (*shrimp scampi*) con arroz estilo *pilaf*

China. Trátese de comida para llevar o de la de restaurante, la comida china está llena de opciones saludables si sabe dónde buscarlas. Evite los fideos crujientes y cualquier plato agridulce (*sweet and sour*), que es otra forma de decir rebozado y frito. Opte por arroz al vapor o arroz frito con verduras en lugar de arroz frito con carne de cerdo. Y antes de tocar sus palillos para comer identifique las alternativas más bajas en grasa que le ofrece el menú, recomienda Vergili.

Las mejores opciones

- Sopa de huevo, caliente y agria, *wonton* o china de verduras

- Pollo y brócoli sofritos al estilo asiático
- *Lo mein* de camarón o verduras (camarones o verduras con fideos suaves)
- *Chow mein* de pollo
- Delicia vegetariana (verduras al vapor con *tofu*)
- Bolas de verduras al vapor
- Un rollo primavera pequeño con arroz blanco al vapor

Francesa. La comida francesa prácticamente rebosa de grasa. Salsas de crema. Piernas de pato asadas en su jugo. *Pâté de foie gras.* Para evitar tantas cosas que engordan, busque platos fuertes que se sofrían (salteen) ligeramente y evite todo lo que contenga *aïoli* (una mayonesa de ajo preparada con huevo y aceite), salsa bearnesa (una salsa de crema hecha de huevos y mantequilla) o *beurre blanc* (una salsa blanca que contiene mucha mantequilla), advierte Vieira.

Las mejores opciones

- *Bouillabaisse* (caldo de mariscos)
- *Ratatouille* (una guarnición de verduras cocidas a fuego lento con aceite de oliva, ajo y hierbas)
- *Crudités* (verduras como apio nabo, repollo/col colorado, pepino, puerro/poro y tomate/jitomate, adobadas/remojadas y servidas crudas o cocidas sólo ligeramente)
- *Rouille* (una salsa condimentada que se sirve con pescado)
- *En papillote* (por lo general algún pescado que se hornea o cocina al vapor envuelto con papel pergamino)
- *Coulis* (un puré de frutas o verduras que se sirve con carne, pollo u otras aves)

India. Esta cocina es excelente por sus verduras, el arroz *basmati* y las salsas basadas en legumbres como garbanzos. Sólo evite la *korma* (salsa de crema) y los platos que se preparan con coco. "El aceite de coco es el más saturado conocido por el hombre", explica Vergili. También omita las hojuelas fritas de lenteja llamadas *pappadam* y opte por los panes *chapati* o *nan* en lugar del *poori* o *paratha*, los cuales se fríen.

Las mejores opciones

- *Mulligatawny* (sopa de lenteja, verduras y especias)
- *Dahl rasam* (sopa de pimiento con lentejas)
- *Dahl* (salsa condimentada de lenteja)
- *Raita* (una mezcla de yogur, pepino y cebolla, como guarnición)
- *Biryani* o *pullao* de verduras (parecido al arroz estilo *pilaf*)
- Pollo o pescado *tandoori* (se adoba/remoja en especias y se asa lentamente en un horno de barro)
- *Saag* de pollo o camarón (espinacas)
- *Saag panir* (un plato de espinacas que contiene un queso preparado con leche y jugo de limón)
- *Masala* de pollo o pescado (una salsa roja que por lo general contiene menos grasa)

Italiana. Los restaurantes italianos son famosos por sus panes, ensaladas y pastas, todos alimentos saludables en su estado original. No obstante, cuando el pan se baña con mantequilla o aceite de oliva, la ensalada se ahoga en aliños (aderezos) cremosos y una porción gigantesca de 8 onzas (224 g) de pasta se inunda con una cremosa salsa Alfredo, definitivamente dejan de ser saludables. "Es posible que la pasta sea baja en grasa, pero no deja de tener calorías —indica Vergili—. Una porción típica de pasta de restaurante suma 8 onzas, es decir, aproximadamente 4 tazas de pasta cocida. Coma la mitad y llévese la otra mitad a casa, o bien pida una porción propia de un entremés (en lugar de un plato fuerte), la cual normalmente corresponde a 3 ó 4 onzas (84 ó 112 g)". Limítese al fideo cabellos de ángel, los espaguetis, el *linguine*, el *fettuccine*, el *fusille* o el *ziti*. En lugar de la salsa Alfredo, la pasta estilo *carbonara* y las salsas de crema, opte por la pasta estilo *marinara* y las salsas de hongos, vino o almejas.

Las mejores opciones

- *Minestrone*

- Camarón primavera (camarón y verduras en una salsa sazonada)

- Mejillones *marinara*

- Pollo *cacciatore* (asegúrese de que el pollo no esté empanado/empanizado)

Mexicana. Los ingredientes básicos de la comida mexicana —maíz (elote, choclo), arroz, chile y frijoles (habichuelas)— son nutritivos y bajos en grasa y calorías, siempre y cuando no se hayan transformado en una chimichanga frita en freidora y llena de queso o en el *chili*, opina Vergili. Olvídese de los totopos (nachos); opte por tortillas suaves de harina de trigo o maíz en lugar de las fritas; y pida frijoles negros en lugar de los refritos, que están llenos de manteca. En cuanto a la salsa tipo mexicano —una rica mezcla de tomates (jitomates), pimientos o chiles y cebolla— puede comer toda la que quiera. Y no se preocupe: le quedarán muchos platos fuertes muy sabrosos.

Las mejores opciones

- Sopa de frijoles negros o gazpacho (de acuerdo, no es un plato mexicano sino español, pero no deja de ser una excelente opción)

- Fajitas de pollo, camarón o carne de res (pollo, camarón o carne de res preparado a la parrilla y cortado en tiras, las cuales se envuelven con tortillas y se acompañan de verduras); sin embargo, ejerza moderación al agregar la crema agria y el queso *Cheddar*.

- Un taco suave relleno de frijoles, lechuga, tomate y salsa y espolvoreado con queso

- Enchilada de pollo (pollo envuelto con una tortilla de maíz suavizada, no frita); omita el queso

- Arroz con pollo

- Burrito de frijoles espolvoreado con queso

- Ceviche (pescado adobado/remojado en jugo de limón verde/lima)

CAPÍTULO 18

Golosinas, gustitos y truquitos

PANECILLOS DE CANELA de sabor dulce y penetrante. Una pizza que desborda queso. Palitos de queso que se antoja comer a puñados. Es una realidad innegable la atracción que tales alimentos ejercen sobre nosotros. Los seres humanos simplemente nacemos con una afición especial a lo dulce y lo salado.

Diversos estudios han demostrado que la mayoría de los bebés prefieren los sabores dulces a lo agrio o amargo, y a los tres días de nacidos algunos manifiestan su preferencia por la sal. Además, investigaciones recientes indican que los seres humanos de hecho somos capaces de distinguir el gusto de la grasa y por lo tanto, de saborearla, de manera muy semejante a la forma en que distinguimos lo dulce, agrio, amargo o salado.

Sin duda ha de sentirse frustrada ante el hecho de que todos esos gustitos azucarados, crujientes, tostados y salados no le convienen mucho ni a su nivel de glucosa ni a su figura. No obstante, siempre y cuando haga sus elecciones con cuidado es posible incluir pequeñas

El chocolate y el "cambio de vida"

Antes de llegar a la menopausia usted era capaz de aceptar un trozo de chocolate o de rechazarlo fácilmente. Ahora acepta uno. . . y come otro. . . y otro más. ¿Por qué este tardío anhelo de dulces?

Un estudio turco reciente indica que las papilas del gusto de las mujeres posmenopáusicas experimentan cambios significativos que les producen un intenso antojo de azúcar. En términos específicos, las mujeres de mediana edad son menos capaces de saborear los alimentos dulces, por lo que es más probable que coman una mayor cantidad de los mismos o que consuman otros aún más dulces al tratar de satisfacer su paladar.

Los investigadores pusieron a 20 hombres y a 20 mujeres posmenopáusicas (de 60 años en promedio) a probar varias soluciones e identificarlas como saladas, amargas, insípidas o dulces. No hallaron diferencias de género en los primeros tres casos, pero por razones aún desconocidas era menor la probabilidad de que las mujeres detectaran las soluciones dulces.

Además, los investigadores observaron que el 35 por ciento de las mujeres posmenopáusicas habían experimentado cambios en su percepción de sabor, mientras que el 45 por ciento señaló que al llegar a la mediana edad habían modificado su alimentación para incorporar más dulces.

cantidades de estas tentaciones en un plan de alimentación saludable, sin poner en peligro el nivel de glucosa.

Cómo entregarse de manera inteligente a las tentaciones

Es posible que el disfrute de una golosina ocasional le facilite adherirse a un plan de alimentación saludable. A continuación encontrará cuatro formas inteligentes de consentir su antojo de dulces.

POCAS CALORÍAS Y MUCHO SABOR

Las investigaciones recientes indican que el mineral que ayuda a preservar los huesos de la mujer —el calcio— también sirve para ayudarle a bajar de peso. Por fortuna el helado contiene un montón.

En un estudio reciente, un grupo de personas que estaban tomando un suplemento de calcio perdieron un 26 por ciento más de peso y un 38 por ciento más de grasa corporal que otro grupo, cuyos integrantes seguían la misma dieta de calorías reducidas pero sin tomar el suplemento. Otro grupo más logró resultados aún mejores por obtener su calcio de productos lácteos: bajaron un 70 por ciento más de peso y perdieron un 64 por ciento más de grasa corporal al seguir una dieta que contenía muchos productos lácteos (es decir, tres o cuatro raciones de productos lácteos bajos en grasa al día, para obtener un total de 1,200 a 1,300 miligramos de calcio).

De acuerdo con los expertos, una dieta baja en calcio desactiva la capacidad del cuerpo para quemar grasa. Cuando el cuerpo no obtiene una cantidad suficiente de calcio, estimula a las células de grasa a almacenarla y a aumentar de tamaño.

Si usted tiene un nivel normal-alto de glucosa en la sangre, puede incluir una ración de ½ taza de helado entre sus dos a tres raciones diarias de alimentos ricos en calcio. Y pruebe una de las golosinas de calorías reducidas que se mencionan a continuación. Al realizarse pruebas de

• ¿Cuáles son las golosinas sin las cuales no puede vivir? Escoja sus cinco favoritas. Ahora apréndase de memoria sus cuentas de carbohidratos. ¿Cuántos carbohidratos contiene una ración de caramelos de goma (*jelly beans*)? ¿Una ración de su yogur congelado favorito? ¿Un trozo de tarta de queso? Utilice un libro que proporcione el contenido en carbohidratos de los alimentos o revise los datos de nutrición del envase del alimento para calcular los carbohidratos.

• Reduzca sus porciones a la mitad. A veces basta con una o dos cucharadas de su postre favorito para satisfacer el deseo de probar sabor, algunas obtuvieron calificaciones superiores a las de sus primas más altas en calorías. . . y todas contienen un máximo de 125 calorías por ración de ½ taza.

Helado/Yogur congelado	Calorías por ½ taza	% de la Cantidad Diaria Recomendada de calcio
Good Humor Fat-Free Fudgsicle Fudge Bar	60	10
Edy's/Dreyer's Fat-Free Black Cherry Vanilla	90	10
Healthy Choice Low-Fat Vanilla	100	10
Healthy Choice No Sugar Added Low-Fat Mint Chocolate Chip	100	10
Eskimo Pie (de vainilla, chocolate o fresa)	110	15
Healthy Choice No Sugar Added Low-Fat Chocolate Fudge Brownie	110	10
Healthy Choice No Sugar Added Low-Fat Coffee Almond Fudge	110	10
Breyer's All Natural Light Vanilla	120	15
Healthy Choice Low-Fat Chocolate Cherry Mambo	120	10
Tropicana Chocolate-Dipped Orange 'n Cream Bar	120	10

algo dulce. Intente las siguientes estrategias: comparta los postres con sus amigos o compañero o bien compre envases que contengan una sola ración. Si a su familia le encantan los dulces, pídale a su compañero que los guarde en un escondite ingenioso.

• Haga un trueque. Si realmente quiere comerse un *brownie* con helado, omita los panecillos y la mantequilla durante la cena y reduzca la cantidad de alimentos altos en calorías (olvídese de la crema agria y sólo espolvoree su fajita con queso, por ejemplo).

• Emplee el ejercicio. Camine 30 minutos después de haber disfrutado su golosina. El ejercicio puede ayudar a regular la glucosa.

OPCIONES SALUDABLES DE LA TIENDA PEQUEÑA DE COMESTIBLES

Las tiendas pequeñas de comestibles están llenas de meriendas grasosas, azucaradas y saladas capaces de elevar el nivel de glucosa en la sangre y de ensanchar la cintura. Sin embargo, no pasa lo mismo con las ricas opciones que mencionamos a continuación. Todas contienen menos de 250 calorías, además de nutrientes que le hacen falta al cuerpo.

Crunchy Peanut Butter Clif Bar (barra de crema de cacahuate/ maní)	1 barra	240 calorías	Es una delicia, como debe serlo una barra de confitura, pero brinda 5 g de fibra y también vitaminas y minerales.
Planters Honey-Roasted Cashews (nuez de la India/anacardo)	Bolsa de 1.5 onzas (42 g)	230 calorías	Consienta su corazón con grasa monoinsaturada, vitamina E y tocotrienoles.
Ultra Slim-Fast, Dark Chocolate Fudge (bebida dietética de chocolate)	2 onzas	220 calorías	Parece un batido (licuado) de sabor, pero viene enriquecido con 5 g de fibra, así como vitaminas y minerales.
Dannon Fruit on the Bottom Strawberry Low-Fat Yogurt	Taza de 8 onzas	210 calorías	Este yogur dulce y cremoso contiene 300 mg de calcio para conservar sus huesos.

Cómo saborear lo salado y crujiente

Otra tentación qué podría sabotear sus esfuerzos son las meriendas saladas llenas de grasa, como las papitas fritas o los palitos de queso. Al igual que los dulces, estos gustitos tienden a contener muchos carbohidratos refinados y transgrasas, de modo que no deben consumirse diariamente. Sin embargo, no hay problema si se comen de vez en cuando. A continuación le diremos cómo satisfacer esos antojos. . . con moderación.

Kraft Handi Snacks Mozzarella String Cheese (hebras de queso)	1 onza	80 calorías	Este queso contiene la misma cantidad de calcio que medio vaso de leche y es una maravilla al combinarse con el jugo *V8* (que se describe a continuación).
Healthy Request V8 100% Vegetable Juice (jugo de verduras)	Botella de 10 onzas	70 calorías	Muy satisfactorio para el paladar, además de que usted obtiene una tonelada de betacaroteno y licopeno para combatir el cáncer.
Heinz Simple Goodness Peaches (Melocotones/ duraznos en lata)	Frasco de 4 onzas	70 calorías	Este alimento para bebé sabe a postre, ¡pero contiene la misma cantidad de fibra (2 g) que un melocotón entero!
Caramelos *Werther's Original*	1 pieza	20 calorías	No ofrecen vitaminas, pero cada pieza de esta delicia con sabor a mantequilla tarda 10 minutos en disolverse en la boca.

• Consiéntase sólo con los alimentos que le encanten. Si su corazón late más deprisa ante unas papitas fritas del cazo, no desperdicie esas calorías con otra cosa.

• Busque el momento oportuno. Entréguese a sus antojos cuando exista la menor probabilidad de comer en exceso. Coma una pequeña bolsa de hojuelas (no la de tamaño "súper") a la hora del almuerzo. . . pero sólo si esa mañana ingirió un desayuno saludable que la dejó bien satisfecha.

• Compre lo justo. Compre paquetes que contengan una sola ración del alimento salado. (Lo mismo cabe decir de las golosinas dulces). Cuando compramos paquetes gigantescos de algo, terminamos comiendo raciones gigantescas. Un grupo de investigadores de la Universidad de Illinois en Urbana-Champaign observaron que las personas consumen entre un 7 y un 43 por ciento más al extraer sus alimentos de un recipiente más grande.

• Tome en cuenta los sustitutos. Busque versiones *light* de sus meriendas saladas a fin de ahorrar grasa y calorías. Las versiones horneadas de papitas fritas o totopos (nachos) han mejorado mucho; ¡algunas personas ni siquiera pueden distinguirlas de las originales! Simplemente evite devorar todo el paquete. "Sin grasa" (*fat free*) no equivale a "sin calorías".

• Opte por la versión original. Los sustitutos no siempre satisfacen. Si no soporta el sabor del queso bajo en grasa, por ejemplo, compre el de grasa entera y coma pequeñas cantidades que le brinden el mayor sabor posible por cada caloría que consuma.

5

A mover el esqueleto

CAPÍTULO 19

Suplementos y hierbas que acaban con el azúcar

Es MUY POSIBLE que usted haya recurrido alguna vez a las hierbas para ayudarse a conciliar el sueño, calmar un estómago descompuesto, aliviar una depresión leve, reprimir los síntomas de la menopausia o bajar de peso. De hecho es cada vez mayor el número de personas radicadas en los Estados Unidos que buscan alivio en las plantas en lugar de sus botiquines. Los datos más recientes indican que aproximadamente el 40 por ciento de los estadounidenses utilizan una o más terapias alternativas, entre ellas las hierbas, para combatir todo tipo de afecciones, desde las náuseas hasta el cáncer. Además, diversas investigaciones prueban que los compuestos que se encuentran en las plantas y en otras sustancias naturales pueden favorecer el bienestar físico y mental.

Si a usted le preocupa su nivel de glucosa en la sangre, la Madre Naturaleza también tiene forma de ayudarle.

Hace más de una década, Richard A. Anderson, Ph.D., un químico del Servicio nacional de Investigación Agrícola (que forma parte del Departamento de Agricultura) y sus colaboradores del

Una bomba natural contra la glucosa

Acompañe cada comida con una cucharadita de *psyllium*. Es posible que esta fibra vegetal, a la que se le conoce mejor por prevenir el estreñimiento, también reduzca los elevados niveles de glucosa, de acuerdo con un estudio. Se obtiene fácilmente en forma de polvo en los supermercados y las tiendas de productos naturales. Disuelva una cucharadita en una taza de agua antes de cada comida, o bien agréguela a su cereal, sopa, jugo de fruta o batido (licuado).

Centro Beltsville de Investigación sobre la Nutrición Humana del Departamento de Agricultura de los Estados Unidos en Maryland, empezaron a buscar formas naturales de controlar el nivel de glucosa en la sangre. Al analizar las plantas y las especias que se utilizan en la medicina natural, descubrieron que algunas de ellas, en particular la canela, contienen sustancias que aumentan la sensibilidad de las células a la insulina.

El Dr. Anderson y sus colegas no son los únicos expertos convencidos de la posibilidad de hallar tratamientos contra el alto nivel de glucosa dentro de sustancias naturales. Resulta que las investigaciones han dado con varias hierbas y suplementos que ayudan a controlar el nivel de glucosa e incluso previenen las complicaciones que se producen cuando un alto nivel de glucosa en la sangre se convierte en un caso plenamente desarrollado de diabetes. Otras hierbas más, como la cebolla, el ajo, la semilla de guar (*guar seed, Indian cluster bean*) y el melón amargo (*bitter melon*), se han utilizado de manera tradicional para regular el nivel de glucosa en la sangre. Si bien hace falta llevar a cabo más estudios para determinar su seguridad y eficacia, los resultados de las investigaciones preliminares son prometedores.

Consulte con su médico antes de agregar una hierba o suplemento a su régimen de salud. Si toma medicamentos para controlar el nivel de glucosa —o con cualquier otro propósito, por cierto—, no deje de hacerlo sin haber consultado previamente a su médico.

Estrategias inteligentes: 6 remedios para controlar la glucosa de manera natural

Desde luego la alimentación es el factor más importante cuando se trata de controlar el nivel de glucosa en la sangre, pero los nutrientes que se mencionan a continuación mejoran incluso la dieta más beneficiosa.

Cardo de leche (cardo de María, *milk thistle***).** Esta hierba contiene un compuesto que se llama silimarina (*silymarin*), el cual aparentemente mejora la resistencia a la insulina y el control de la misma. La cantidad que se les recomienda a los diabéticos es de 140 a 210 miligramos diarios de silimarina obtenida de un extracto estandarizado de cardo de leche. La etiqueta del producto le indicará cuánta silimarina contiene el suplemento.

Cromo. De acuerdo con las pruebas que varias líneas de investigación han reunido, es posible que los suplementos de cromo ayuden a controlar el alto nivel de glucosa. Las dosis de 400 microgramos (mcg) al día han resultado eficaces para reducir el nivel de glucosa en la sangre.

El cromo se vende como suplemento solo o dentro de productos multivitamínicos. Se piensa que el picolinato de cromo (*chromium picolinate*) y la histidina de cromo (*chromium histidine*) se absorben mejor que otras formas. (Un estudio reciente encontró que el picolinato de cromo produce mutaciones posiblemente cancerígenas en las células de animales, pero sólo al consumirse en cantidades mucho más grandes de las que se obtienen de un suplemento).

Diente de león (amargón) (*Taraxacum officinale*). Varios estudios han establecido el poder del diente de león para normalizar los niveles de glucosa en la sangre.

El diente de león se consigue en tres presentaciones: té, tintura (*tincture*) o cápsulas. Para preparar el té, vierta 3 tazas de agua hirviendo sobre 3 cucharaditas de raíz seca de diente de león, deje la hierba en infusión durante 10 minutos y cuele el té. Tómelo diariamente a lo largo de todo el día.

Si prefiere tomar la raíz de diente de león en forma de suplemento,

Sopese el equilibrio de la glucosa

El fenogreco (alholva, rica, *fenugreek*) es una especia común en la cocina de la India, por lo que no sorprende que un grupo de investigadores de ese país hayan descubierto que posiblemente beneficie los niveles de glucosa en la sangre. Los científicos midieron los niveles de glucosa y de colesterol de 60 personas que padecían diabetes del tipo II y les indicaron que llevaran su vida normal, con un solo cambio: antes de cada comida debían comer un plato de sopa que tuviera casi una onza (28 g) de semilla molida de fenogreco. Al cabo de 24 semanas, sus niveles de glucosa y de colesterol experimentaron un descenso significativo.

tome 1 cucharadita de tintura o dos cápsulas de 500 miligramos de raíz seca de diente de león tres veces al día. Advertencia: Evite el diente de león si está enferma de la vesícula biliar. Si padece diabetes, vigile sus niveles de glucosa en la sangre mientras toma esta hierba.

Gimnema. Las hojas de esta planta, que crece en las selvas tropicales del centro y del sur de la India, al parecer ayudan a controlar los niveles de glucosa en la sangre. Se recomienda una dosis diaria de 400 miligramos.

Magnesio. A pesar de que varios estudios han demostrado que tomar un suplemento diario de aproximadamente 350 miligramos de magnesio aumenta la resistencia a la insulina y mejora el control de la glucosa, los expertos no han llegado a un acuerdo acerca de si un bajo nivel de magnesio es causa o resultado de la diabetes. Sin embargo, lo cierto es que muchos diabéticos tienen un bajo nivel de este mineral, y diversos estudios han observado que el riesgo de desarrollar diabetes del tipo II baja conforme aumenta el consumo de magnesio.

Por lo tanto, si bien no coinciden del todo con respecto al vínculo entre el magnesio y la diabetes, los expertos opinan que es buena idea asegurarse de ingerir una cantidad suficiente de magnesio. (La mayoría de las personas no lo hacen, particularmente cuando son mayores). El magnesio se vende como suplemento solo o en diversas combina-

ciones. Un estudio llegó a la conclusión de que el citrato de magnesio (*magnesium citrate*) se absorbe muy bien.

Maitake. Diversos estudios con animales han demostrado que el SX, un extracto de este hongo medicinal, mejora los niveles de insulina por medio de varios mecanismos diferentes. "El *maitake* es seguro", dice el Dr. Harry G. Preuss, autor de estos estudios y profesor de Fisiología, Medicina y Patología en el Centro Médico de la Universidad de Georgetown en Washington, D. C. Si usted padece diabetes, tal vez valga la pena agregarlo a su plan de tratamiento bajo la atenta supervisión de su médico. La mejor opción es un extracto hecho del hongo *maitake* natural. (Dirá "*whole maitake*" en la etiqueta). El extracto especializado que se utilizó en los estudios científicos es distribuido comercialmente por la empresa Maitake Products, Inc.

CAPÍTULO 20

Un proceso muy personal

OJALÁ EL EJERCICIO nos divirtiera tanto a las mujeres adultas como cuando éramos niñas. Los gimnasios estarían llenos de animadas clientas ansiosas de subirse a las máquinas trepadoras (escaladoras) o de utilizar las pesas, como si se tratara de columpios y trepadores.

Si bien lo más probable es que su gimnasio no vaya a poner trepadoras en el futuro próximo, usted *sí* puede divertirse haciendo ejercicio, al igual que cuando era niña. Sólo tiene que encontrar algo que le encante.

"El ejercicio no tiene que agotar para beneficiar la salud —indica Michele Olson, Ph.D., profesora de Salud y Rendimiento Humano en la Universidad Auburn de Montgomery, Alabama—. Las investigaciones demuestran que lo importante es la cantidad de movimiento que se logre sumar. Independientemente de que se salga a pasear al perro o se haga yoga, es más importante llevar a cabo una actividad de manera regular que el tipo específico de actividad de que se trate".

Un estudio realizado por el Instituto Cooper para la Investigación del Ejercicio Aeróbico en Dallas, por ejemplo, observó a 235 hombres y mujeres que habían permanecido inactivos durante los 2 años anteriores; los participantes debieron cumplir con un programa de actividades

(continúa en la página 226)

Adapte su ejercicio a su "tipo"

Ahora ya sabe si prefiere hacer ejercicio bajo techo o al aire libre, sola o con otras personas, de manera estructurada o sin estructurar. A continuación le presentaremos una muestra de ejercicios que tal vez le llamen la atención. Es posible que alguno de ellos se ajuste a sus necesidades.

Si es competidora: la esgrima. Esta actividad brinda mucha acción, según afirma Nat Goodhartz, Ph.D., un fisiólogo del ejercicio y entrenador de esgrima de Rochester, Nueva York. Una vez que se haya acostumbrado a los movimientos de la espada y los pies, es posible que quede tan absorta en la actividad que ni siquiera recuerde que está haciendo ejercicio.

"La esgrima es un deporte muy indulgente para varias edades, ambos sexos y diferentes tipos de cuerpo", afirma el Dr. Goodhartz. Se utilizan tres armas —la espada de ceñir, el florete y el sable— de una manera que simula un combate pero sin riesgos, y se suman puntos al hacer contacto con el adversario.

Otros ejercicios para la competidora: *cardio kickboxing*, *Tae-Bo* y clases de *spinning*.

Si usted es amante de la naturaleza: el jardín. Deshierbar no quema muchas calorías por sí solo, pero le harán falta muchas para sembrar, podar el pasto (césped) y trabajar con el azadón. Para aprovechar todos los beneficios que el trabajo en el jardín ofrece para mejorar su condición física, no haga los trabajos sentada (ni arrodillada): ¡muévase! Su ritmo cardíaco se elevará si incluye las piernas en la acción.

"Si trabaja con entusiasmo en el jardín, se dedica a cavar y lo hace con entusiasmo, probablemente fortalecerá sus músculos bastante y desarrollará mucha resistencia", afirma la Dra. Olson.

Otros ejercicios para la amante de la naturaleza: el excursionismo, andar en bicicleta, caminar por parajes naturales y hacer esquí a campo traviesa (de fondo).

Si es una mujer pensativa: el método Pilates. La clave para aprovechar el método Pilates —que incluye el uso de aparatos de aspecto clínico provistos de poleas y correas— es la ejecución perfecta, por lo que atrae a las personas cerebrales. Su cuerpo también se lo agradecerá: el método Pilates sirve para alargar, fortalecer y desarrollar los músculos, mejorar la postura y aumentar la elasticidad, con un riesgo mínimo de lesiones.

Trabajar sobre una colchoneta se está difundiendo cada vez más entre las personas que hacen ejercicio en casa, porque no requiere de equipos costosos y complicados. No obstante, a pesar de su aparente sencillez, el trabajo en colchoneta muchas veces resulta más difícil que los ejercicios que se realizan con equipo. Busque a un instructor que se haya capacitado en un centro oficial para el método Pilates. Esta forma de ejercicio no es de tipo cardiovascular, por lo que deberá emplearlo como parte de un programa de entrenamiento múltiple, en combinación con alguna actividad que sí lo sea.

Otros ejercicios para la mujer pensativa: Yoga, caminar en un lugar natural o hacer excursionismo.

Si es alumna: el *rebounding*. Si le encantaba brincar en la cama de niña, pruebe este ejercicio aeróbico sobre un pequeño trampolín, que también se llama *rebound aerobics*. Podrá brincar todo lo que quiera sin que nadie la regañe. Al mismo tiempo sudará un poco y no desgastará sus rodillas.

"Pararse en un pequeño trampolín para hacer levantamientos de pesas como *curls* del bíceps, extensiones del tríceps y ejercicios para los hombros ayuda a desarrollar un mejor sentido del equilibrio", indica la Dra. Olson.

Otros ejercicios para la alumna: saltar la cuerda (brincar la cuica), el método Pilates y bailar *swing*.

Si usted es una mariposa social: el yoga. Si bien cualquiera pensaría que el yoga sólo les gusta a las mujeres pensativas, hacerlo en grupo satisfará su deseo de estar acompañada. Ya sea que sólo le interese el aspecto físico o que también disfrute los beneficios espirituales del yoga, así como su capacidad para aliviar el estrés, existen el instructor, la clase, el estilo y el video indicados para usted.

Después de una clase de yoga se sentirá relajada y equilibrada. Conforme adquiera fuerza y domine más movimientos, el yoga incluso le ofrecerá algunos beneficios de tipo aeróbico.

Otros ejercicios para la mariposa social: Clases de aeróbicos, *kickboxing* y levantar pesas con una compañera o un compañero.

integradas a la vida cotidiana o bien con un plan estructurado de ejercicio. Ambos grupos lograron las mismas mejorías en cuanto a condición física, salud cardíaca y reducción del porcentaje de grasa corporal, lo cual indica que aumentar las actividades físicas en general en la vida cotidiana resulta tan eficaz como un plan estructurado de ejercicio.

Si usted elige actividades que correspondan a su personalidad y estilo de vida, es más probable que les sea fiel. Además, el relajamiento mental y el disfrute que gozará la beneficiarán en igual medida que la actividad física misma.

Ya sea que necesite cambiar su rutina actual de ejercicio o bien se encuentre lista para hacer ejercicio por primera vez, el *test* que presentaremos a continuación le ayudará a identificar las actividades que podrá disfrutar y seguir llevando a cabo conforme a su personalidad, horario y los objetivos que se haya planteado. Conteste las preguntas de cada sección del *test* y combine los resultados de las tres partes para obtener un perfil de sus preferencias —y quejas— en materia de ejercicio: es decir, su tipo personal.

Si no ha hecho ejercicio nunca, déle 6 a 8 semanas de tiempo de prueba a cada actividad que elija. "Cambie a otra cosa si no le agrada, pero no diga simplemente: 'El ejercicio no es para mí', porque existen muchísimas actividades para escoger", sugiere la Dra. Olson. (No obstante, antes de iniciar cualquier programa de ejercicio debe consultar a su médico).

Primera Parte: Personalidad y pasatiempos

1. De niña, las actividades que más me gustaban eran:
   a. La gimnasia, ser animadora (porrista), saltar la cuerda (brincar la cuica) o clases de baile
   b. Jugar al aire libre: construir fuertes, treparme a los árboles, explorar el bosque
   c. Deportes de competencia
   d. Jugar con muñecas, leer, iluminar o realizar proyectos artísticos
   e. Ir a fiestas y jugar con mis amigos

2. Actualmente mis pasatiempos favoritos son:

    a. Cualquier cosa nueva y difícil

    b. Actividades que se realizan al aire libre: trabajar en el jardín, pasear al perro, contemplar las estrellas, etc.

    c. Jugar tenis, juegos de baraja o de mesa, deportes de equipo o bien deportes espectáculo

    d. Leer, ir al cine, bordar o coser, pintar o cualquier cosa que le sirva de escape

    e. Actividades de grupo con amistades, como juntarse para caminar, reunirse con un grupo de lectura o bien simplemente conversar

3. Me siento motivada para hacer ejercicio cuando:

    a. Consigo un nuevo video o aparato para hacer ejercicio o me meto a una clase completamente nueva

    b. Consigo un nuevo aparato o accesorio para hacer ejercicio que pueda usar al aire libre, descubro una nueva ruta para caminar o correr o simplemente porque hace un bonito día

    c. Me desafían con un poco de competencia

    d. Encuentro un ejercicio con el que pueda involucrarme al grado de olvidar lo que me rodea

    e. Hago ejercicio en grupo

4. Prefiero hacer ejercicio:

    a. Bajo techo, ya sea en un gimnasio o en casa

    b. Al aire libre

    c. Siempre que tenga la oportunidad de ganar

    d. Cuando no soy el centro de atención

    e. En un gimnasio

Cómo interpretar sus resultados de la Primera Parte

    Predominaron las respuestas "A" o una combinación de letras: la alumna. "Siempre está probando algo nuevo: hoy pinta, hace unos años se dedicó a la fotografía", explica la Dra. Olson. Le encantan los desafíos físicos y mentales.

    Lo más probable es que haga ejercicio "por asociación", es decir, se concentra en la forma en que su cuerpo se mueve y se siente al hacer ejercicio.

    Elija actividades que le ayuden a explorar nuevas formas de moverse. Pruebe las clases de aeróbicos, la danza africana (u otro tipo de danza), el método Pilates, el *Tae-Bo*, el *tai chi*, los aeróbicos en posición sentada, patines de navaja (*inline skating*), saltar la cuerda, la esgrima o el *rebounding* (vea la página 225).

Predominaron las respuestas "B": la amante de la naturaleza. El aire fresco le da energía. ¿Por qué no incluye la naturaleza en su rutina de ejercicio? Pruebe el excursionismo, andar en bicicleta, caminar por parajes naturales, trabajar en el jardín, dar vueltas a la piscina (alberca), hacer esquí a campo traviesa (de fondo). Si tiene en su casa un aparato para hacer ejercicio que le encante, sáquelo al patio cuando el día esté bonito. También puede sentarse a hacer yoga en su terraza atrás de la casa.

Predominaron las respuestas "C": la competidora. "Por naturaleza prefiere las actividades competitivas en las que debe enfrentar a otra persona", indica la Dra. Olson. Pruebe la esgrima, el *cardio kickboxing*, el *Tae-Bo*, el *tai chi* o las clases de *spinning*.

Si era muy buena en algún deporte o disfrutaba alguna actividad mucho de más joven, empiece otra vez. "Si ya no puede jugar a causa de lesiones, considere ser entrenadora: se tendría que mover para enseñar los ejercicios y ayudaría a otros a aprender a jugar", sugiere la Dra. Olson.

Predominaron las respuestas "D": la mujer pensativa. Su forma de hacer ejercicio es "desasociativa", es decir, al hacer ejercicio deja correr su imaginación o piensa en diversas situaciones de su vida, no en el ejercicio mismo. "En vista de que disfruta actividades como leer, que le permiten perderse en un relato y olvidarse de lo que sucede a su alrededor, le gustarán las actividades que involucran tanto la mente como el cuerpo, como el yoga y el método Pilates", afirma la Dra. Olson.

También pruebe caminar en un lugar natural o practicar el excursionismo. "Probablemente prefiera caminar en un sitio hermoso del campo o sobre un bien cuidado sendero natural que sobre la estera mecánica (caminadora, *treadmill*)", opina la Dra. Olson.

Lo sorprendente es que probablemente también le encantaría asistir a alguna clase. "La mayoría de las personas introvertidas quieren formar parte de un grupo, aunque se conformen con ocupar la última fila de la clase", explica la Dra. Olson. Pruebe alguna clase, como por ejemplo aeróbicos, *cardio kickboxing*, *spinning*, aeróbicos con banca (*step*), *Tae-Bo* o *tai chi*.

Predominaron las respuestas "E": la mariposa social. A usted le gusta estar con otras personas, por lo que tiende a preferir el gimnasio en lugar de hacer ejercicio en la sala de su casa. Pruebe clases de aeróbicos, *kickboxing*, aeróbicos en posición sentada, yoga, clases de *spinning*, aeróbicos con banca (*step*), aeróbicos en el agua, *Tae-Bo* o clases de *tai chi*. Para levantar pesas, busque a una o dos personas dispuestas a hacerlos junto con usted y haga entrenamiento en circuito.

Segunda Parte: Estilo y objetivos al hacer ejercicio

5. Mi objetivo principal al hacer ejercicio es:
  a. Bajar de peso/mejorar mi condición física
  b. Relajarme y/o aliviar el estrés
  c. Divertirme
  d. Depende de cómo me sienta

6. Prefiero:
  a. Una actividad muy estructurada
  b. Un poco de estructuración, pero no demasiada
  c. Nada de estructuras
  d. Depende de mi estado de ánimo

7. Prefiero hacer ejercicio:
  a. Sola
  b. Con una persona más
  c. En un grupo
  d. Depende de mi estado de ánimo

Interprete sus resultados de la Segunda Parte
   Predominaron las respuestas "A": la entusiasta. No se entretiene al hacer ejercicio. "Obtendrá los mayores beneficios de lo que yo llamo 'ejercicio basado en el volumen', lo cual significa dedicar un espacio importante de tiempo a efectuar con intensidad moderada alguna actividad específica como andar en bicicleta, aeróbicos o máquinas elípticas, esteras mecánicas (caminadoras, *treadmills*), máquinas trepadoras (escaladoras), etcétera", comenta la Dra. Olson. Para bajar el máximo de peso posible, debe quemar 2,000 calorías a la semana. Una forma de lograrlo sería mediante 30 minutos de ejercicio aeróbico al día, en combinación con tres sesiones semanales de levantamiento de pesas.
   Predominaron las respuestas "B": la que lo toma con calma. Sus objetivos principales al hacer ejercicio son relajarse y aliviar el estrés. Los estudios han demostrado que existe una relación

directa entre la actividad física y la reducción del estrés. "Si se encuentra estresada y le sobra energía para quemar, las investigaciones han demostrado que hacer ejercicio por intervalos es muy eficaz", indica la Dra. Olson. Súbase a la estera mecánica o salga a caminar 5 minutos, corra lentamente 30 segundos y luego rápido otros 30 segundos; repita esta secuencia a lo largo de unos 30 minutos. Hacer levantamiento de pesas en circuito es otro excelente ejercicio por intervalos, pues significa efectuar sus repeticiones, descansar, hacer algunas más y descansar de nuevo. "Cuando se trabaja a intervalos, las hormonas del estrés suben y bajan. De esta manera se reduce en términos generales el nivel de hormonas del estrés y también, por lo tanto, la sensación de estar estresada", explica la experta.

Predominaron las respuestas "C": la amante de la diversión. Estar 50 minutos sin parar en la estera mecánica no le agrada para nada: no hay espacio para algo así en su vida llena de diversión. Le resultará más fácil mantenerse fiel a actividades que ya formen parte de su horario normal. "En lugar de dejar a su perro llorando en la casa mientras se va al gimnasio, póngase a correr con él en el patio de atrás", recomienda la Dra. Olson. Saque sus patines de navaja (*inline skates*) y dé unas vueltas por el barrio. Ponga su música favorita en el aparato de sonido y baile en la sala. Y su rutina de levantamiento de pesas resultará más divertida si hace un entrenamiento en circuito.

Predominaron las respuestas "D": la mujer flexible. No le agradan las rutinas. Prefiere hacer el ejercicio que se le antoje en un momento dado, lo cual no tiene nada de malo. "Si no tiene ganas de levantar pesas un día, mejor salga a caminar con calma o entre a una clase de yoga", sugiere la Dra. Olson.

Para hacer más variado su ejercicio, use la máquina elíptica un día, la estera mecánica al siguiente y la máquina para hacer esquí a campo traviesa (de fondo) al siguiente.

Tercera Parte: Estilo de vida y horario

8. Tengo más energía:
  a. Por la mañana
  b. A mediodía
  c. Avanzada la tarde o por la noche
  d. Mi nivel de energía fluctúa

9. Tengo más tiempo:

    a. Por la mañana

    b. A mediodía

    c. Avanzada la tarde

    d. Depende del día

10. Me acuesto:

    a. Temprano y me levanto temprano

    b. Me levanto a la misma hora todos los días, pero no muy temprano ni tampoco muy tarde

    c. Tarde y me levanto tarde

    d. Según se me antoje, dependiendo del día

Cómo interpretar sus resultados de la Tercera Parte

Predominaron las repuestas "A": la mujer matutina. Le gusta encargarse de sus quehaceres en cuanto se levanta, porque es cuando tiene más energía. "Hacer ejercicio por la mañana se adaptará mejor a toda su psique", opina la Dra. Olson. Ya sea que vaya al gimnasio antes de iniciar sus tareas cotidianas o que salga a caminar al amanecer, podrá fácilmente encajar en su rutina diaria temprano y de ahí seguir con lo demás que tiene en su agenda.

Predominaron las respuestas "B": la mujer del mediodía. Prefiere sentarse en una bicicleta fija que frente a un sándwich (emparedado) al llegar el mediodía. Perfecto. Ya sea que se encuentre en casa o en el trabajo, el ejercicio es una forma excelente de aligerar el día.

Predominaron las respuestas "C": la noctámbula. No ha presenciado un amanecer desde aquella fiesta en 1974 que duró toda la noche. Si tiene más energía por la noche, haga ejercicio a esa hora. Pero evítelo poco antes de acostarse, para que no le cueste trabajo dormirse.

Predominaron la d o una combinación uniforme de letras: la mujer flexible. La mejor hora para hacer ejercicio variará de acuerdo con su horario. Adáptese. "En el verano, cuando no tengo que dar clases, hago todo mi ejercicio por la mañana. Sin embargo, cuando mi horario cambia en el otoño lo hago por la tarde; significa una pequeña transición para mi cuerpo, pero se ajusta", indica la Dra. Olson.

CAPÍTULO 21

Cuatro caminos para controlarla

CON TODA PROBABILIDAD, caminar es el ejercicio más agradable y sencillo del mundo. También se trata de uno de los más eficaces. Además de ayudar a eliminar las libras de más, lo cual mejora la salud en general (y los niveles de glucosa), también sirve para aliviar el estrés, mejorar el estado de ánimo y aumentar la energía. No requiere equipos costosos ni una membresía en un gimnasio. Por si fuera poco se trata de una actividad que resulta cómoda, fácil y segura prácticamente para cualquier persona, sin importar la edad.

Desde luego incluso un ejercicio tan simple como es caminar requiere de dedicación y planeamiento; y si usted lleva algún tiempo caminando, es posible que le gustaría agregarle variedad a su rutina. Independientemente de que sea principiante en materia de caminar como ejercicio o que lleve años haciéndolo, alguno de los siguientes cuatro programas le ayudará a cosechar los beneficios que esta actividad ofrece. Así que con gusto la invitamos a repasarlos para ver si uno de ellos —o quizás todos— se adaptan a su estilo de vida.

Programa para caminar N°1: camine 30 minutos al día

El aire fresco, la oportunidad de estar sola, el lujo de permitir que su mente divague por donde quiera: estos son sólo tres de los beneficios que le brinda la actividad de caminar al aire libre. Además, a diferencia de otras formas de ejercicio caminar es agradable incluso a la hora de practicarlo, no sólo una vez que se terminó. Varias investigaciones recientes indican que tanto caminar como correr incrementan la energía y mejoran el estado de ánimo en tan sólo 15 minutos; sin embargo, sólo las personas que caminan afirman sentirse mejor *durante* esos 15 minutos.

Las sugerencias que se indican a continuación harán de sus caminatas una actividad segura, sencilla y agradable. (Si tiene sobrepeso o lleva algún tiempo sin haber hecho ejercicio, obtenga la aprobación de su médico antes de comenzar).

• Si nunca ha caminado como ejercicio o lleva algún tiempo sin hacerlo, empiece con una caminata de 15 minutos. Camine lentamente 5 minutos, un poco más rápido otros 5 minutos y luego más despacio otros 5 minutos, a manera de enfriamiento. Cada semana agregue de 2 a 3 minutos a la parte rápida. Por ejemplo, la segunda semana camine 18 minutos, 8 de ellos de manera rápida. La tercera semana camine 21 minutos, 11 de ellos de manera rápida, y así sucesivamente hasta sumar más o menos 40 minutos, 30 de ellos de manera rápida, al llegar a la novena semana. Si camina menos de 3 veces a la semana, alargue la parte rápida de manera más paulatina.

• Para obtener los mejores resultados, trate de caminar todos los días. Si se salta un día no camine dos veces más rápido ni dos veces más lejos la siguiente vez que haga ejercicio. El ejercicio vigoroso de hecho llega a elevar los niveles de glucosa.

• Antes de salir a caminar haga unos ejercicios leves de estiramiento. También haga estiramientos después de caminar. Encontrará una serie de estiramientos sencillos en la página 236.

La actitud de la mujer que camina

Hoy me desperté temprano, emocionada al pensar en el día que tenía por delante. Mi salud y bienestar son importantes y la decisión de cuidarme me corresponde a mí. A mí me toca hallar el tiempo, el lugar y los motivos para salir a caminar.

Hoy puedo quejarme de la lluvia o bien. . .

Agradecer que mi piel sea bendecida por la humedad.

Hoy puedo entristecerme por el hecho de tener tantas cosas adicionales que hacer o bien. . .

Sentirme feliz porque contaré con mucha más energía para hacerlas cuando termine de caminar.

Hoy puedo quejarme de la temperatura o bien. . .

Sentirme feliz porque dispongo de la ropa adecuada para hacerle frente.

Hoy puedo lamentarme del exceso de responsabilidades o bien. . .

Agradecer el hecho de tener una familia y un trabajo por los cuales debo mantenerme sana.

Hoy puedo llorar por haber encontrado espinas en las rosas sobre mi camino o bien. . .

• A fin de quemar más calorías, involucre todo su cuerpo en cada paso. Para que sus pasos resulten más cortos y rápidos, desplace su peso desde el talón por la parte externa de la planta hasta la bola del pie, y finalmente impúlsese con los dedos.

• Haga oscilar los brazos al caminar. Avanzará más rápido y los fortalecerá un poco. Para empezar, dóblelos en un ángulo de 90°. Sosténgalos lo bastante cerca de su cuerpo para que sus pulgares rocen justo debajo de su cintura al mover los brazos de adelante para atrás. Cierre los puños suavemente y levántelos a la altura de su clavícula al subir cada brazo. Al bajarlos, continúe el movimiento hasta un poco atrás de las costuras laterales de sus *shorts*. Mantenga los codos cerca del cuerpo y haga oscilar los brazos de manera rítmica y uniforme.

Celebrar el hecho de que esos arbustos espinosos tengan rosas.

Hoy puedo lamentar la falta de alguien que me acompañe a caminar o bien. . .

Gozar del rato de calma que pasaré a solas.

Hoy puedo quejarme por la necesidad de encontrar tiempo para caminar o bien. . .

Gritar de alegría porque mi cuerpo es capaz de mantenerle el paso a mi espíritu.

Hoy puedo quejarme del tiempo que tarde en hacer mis estiramientos o bien. . .

Deleitarme con el placer de sentir cómo mis miembros se extienden hacia el cielo.

Mi salud y condición física son algo que en gran medida determino sola. Puedo elegir el nivel de bienestar al que quiero llegar. Puedo planear una caminata diaria.

Que tenga una excelente caminata hoy. . . a menos que tenga otros planes.

—Adaptación de *The Sculptor's Attitude* (La actitud del escultor).
Autor desconocido.

• Procure vigorizarse, no agotarse. No debe caminar tan rápido que termine sin aliento ni tan lento que no sude. En una escala del 1 al 10, en la que el 10 corresponde al esfuerzo máximo, trate de alcanzar un 7, más o menos. En este nivel de esfuerzo estará respirando más fuerte de lo normal, pero será capaz de sostener una conversación sencilla.

Programa para caminar N°2: intensifique su esfuerzo con la estera mecánica (caminadora, *treadmill*)

Las investigaciones han demostrado que la estera mecánica es uno de los aparatos para hacer ejercicio aeróbico bajo techo que más se utilizan. Aunque el polvo se haya acumulado sobre la suya, es probable que en algún momento lo sacuda y empiece de nuevo. ¿Por qué no ahora?

Si apenas está empezando a hacer ejercicio o no lo ha hecho en un buen rato, comience con 20 a 30 minutos 3 días a la semana, a una velocidad lenta en superficie plana. Si está acostumbrada a caminar al aire libre, suba la inclinación de la estera mecánica al 1 ó 2 por ciento, a fin de simular mejor las condiciones que se dan al exterior.

Conforme mejore su condición física podrá apretar el paso. De hecho no es necesario que corra. Al programar una inclinación en la estera mecánica quemará el mismo número de calorías que si estuviera

No olvide sus estiramientos

Antes de poner un pie en el camino, sendero o asfalto, haga los sencillos estiramientos que se describen a continuación. Acuérdese de no rebotar al estirarse. Realice los movimientos con lentitud y no se fuerce.

- Extensiones laterales. Extienda un brazo arriba de la cabeza y hacia el lado contrario. Mantenga las caderas firmes y los hombros derechos hacia el mismo lado. Sostenga la posición 10 segundos y repita el estiramiento hacia el otro lado.

- Flexión de la rodilla. Apóyese con la espalda en la pared. Mantenga la cabeza, las caderas y los pies en línea recta. Levante y jale una rodilla contra el pecho, sosténgala durante 10 segundos y repita el estiramiento con la otra pierna.

- Empujón contra la pared. Apoye las manos en una pared, con los pies a 3 ó 4 pies (90 a 120 cm) de distancia de la misma. Doble una rodilla, apuntándola hacia la pared. Mantenga la pierna de atrás recta, con el pie completamente apoyado en el piso y los dedos apuntando hacia el frente. Sostenga la posición 10 segundos y repita el estiramiento con la otra pierna.

- Curl de pierna. Acérquese el pie derecho a los glúteos con la ayuda de la mano derecha. Apunte la rodilla directamente hacia abajo. Sostenga la posición 10 segundos y repita el estiramiento con el pie y la mano izquierdos.

corriendo. Algunas personas dicen que al aumentar la inclinación utilizan los músculos abdominales, los glúteos y la baja espalda; si bien sólo caminan, invierten la misma cantidad de energía que si estuvieran corriendo.

De hecho, al aumentar la inclinación es posible incrementar hasta en un 60 por ciento el número de calorías quemadas. A continuación le indicaremos cómo intensificar el ejercicio con la estera mecánica sin correr riesgos de salud.

• Mantenga una postura erguida. Fíjese en mantener los hombros encima de las caderas, y las caderas encima de los tobillos.

• Camine despacio 5 minutos y luego 10 minutos a un paso más rápido antes de agregar la primera subida.

• Alterne 5 minutos de subida con 5 minutos de caminar en superficie plana. Repita esta serie todas las veces que quiera. Finalice con 5 minutos de enfriamiento.

• Es posible que al principio sólo logre caminar con una inclinación del 1 por ciento. La clave está en mantener la misma velocidad en la subida que en superficie plana. Procure alcanzar una velocidad de 3.5 millas (5.6 km) por hora y programe las subidas con un grado moderado de dificultad. Una inclinación del 5 por ciento sería excelente como meta, pero no rebase el 7 por ciento. (Las inclinaciones más empinadas imponen demasiado esfuerzo a la espalda, las caderas y los tobillos).

• Deje que sus músculos descansen 48 horas entre una caminata con subida y la próxima que haga.

A veces la clave para mantenerse fiel a una rutina como la del ejercicio con estera mecánica está en distraerse. Si es capaz de leer mientras camina, hágalo; también puede prender la televisión o ponerse unos audífonos (auriculares, cascos) para escuchar música o la grabación de un libro. Algunas esteras mecánicas cuentan con contadores de vueltas para que usted vea cuántas ha hecho, lo cual puede ayudar a motivarla.

Programa para caminar N°3: apriete el paso con nuestro plan de 8 semanas para podómetro

¿No tiene tiempo para la caminata que tenía prevista hacer? Póngase un podómetro y cumpla con su cuota de ejercicio a través de sus actividades normales.

Diversos estudios han demostrado que una persona sedentaria, cuando se pone un podómetro (un aparato del tamaño de un bíper que se sujeta en la cinturilla de la ropa y registra el número de pasos que se dan) y decide cuántos pasos quiere sumar a lo largo del día, se vuelve más activa y observa mejorías en cuanto a su condición física y grasa corporal, semejantes a las que se logran a través de un programa de ejercicio más estructurado. Asimismo, las investigaciones que se han hecho con respecto al uso del podómetro indican que realmente marca una gran diferencia aumentar el número de actividades cotidianas, como salir a pasear al perro o simplemente levantarse de la silla con más frecuencia.

El podómetro es barato, su tecnología es sencilla y usarlo no requiere conocimientos especializados. Simplemente se sujeta en la ropa y se le echa un ojo de vez en cuando. Su máximo poder parece radicar en la capacidad de motivar. Al salir a caminar resulta satisfactorio ver cómo se suman los pasos. También incita a ser más activo. El hecho de ver o sentir el podómetro en la cinturilla sirve para recordarle a uno que debe moverse. A continuación le presentaremos las ocho etapas que conforman nuestro "programa para podómetro". La meta: sumar 7,500 pasos al total de pasos que normalmente da en un día.

Etapa N°1: A fin de determinar qué tan activa es en este momento, lleve un podómetro puesto durante por lo menos 3 días, desde el momento en que se levante de la cama hasta que se acueste por la noche. Haga lo que normalmente hace. Si no acostumbra caminar a la hora del almuerzo, no empiece a hacerlo ahora. (Ya llegará el momento para ello). Trate de incluir por lo menos un día de fin de semana, ya que los fines de semana las actividades suelen ser diferentes a las que hacemos los días entre semana.

¡APRESURE EL PASO!

A Si su número base es...	B Su meta será... (metas iniciales y finales)	C Cómo alcanzar su meta (sume)	D Tiempo que re querirá
Menos de 2,500 pasos	5,000	250 pasos al día	De 10 a 20 días
De 2,501 a 5,000 pasos	7,500	300 pasos al día	De 8 a 16 días
De 5,001 a 7,500 pasos	10,000	400 pasos al día	De 6 a 12 días
De 7,501 a 10,000 pasos	12,500	500 pasos al día	De 5 a 10 días
De 10,001 a 12,500 pasos	15,000	500 pasos al día	De 5 a 10 días
De 12,501 a 15,000 pasos	17,500	750 pasos al día	De 3 a 6 días
De 15,001 a 17,500 pasos	20,000	750 pasos al día	De 3 a 6 días

Etapa Nº2: Basándose en las cifras totales de los 3 días, saque el número promedio de pasos que recorre en un día. Este número es su número base.

Etapa Nº3: Consulte la tabla "¡Apresure el paso!" en esta página y trace un círculo alrededor del rango de la columna A dentro del cual cae su número base.

Etapa Nº4: Determine su meta final sumando 7,500 pasos a su número base.

Etapa Nº5: Pase a la columna B y trace un círculo alrededor del número más próximo a su meta final.

Etapa Nº6: Regrese al número que marcó en la columna A y lea esa hilera con todas sus columnas. La columna B es su meta inicial, la C le indica cuántos pasos le hacen falta para alcanzar esta meta inicial y la D le dice cuánto tardará en lograrlo. (Si usted se encuentra en un rango bajo en la columna A estará en un rango más alto en la columna D y a la inversa). Si le hace falta más tiempo, tómeselo.

Digamos que su número base es 5,025. Su meta final serán 12,525 pasos. Para alcanzarla, procure llegar primero a un total de 10,000 pasos. A fin de lograrlo, vaya agregando 400 pasos diariamente a lo largo de unos 12 días. Una vez que haya alcanzado esta meta inicial, la siguiente será de 12,500 pasos, y con ella finalizará esta parte del programa; para alcanzarla agregará 500 pasos diarios durante 5 días.

Etapa N°7: Tal como se describió en el párrafo anterior, una vez que haya alcanzado su meta inicial pase a la siguiente hilera. Continúe hasta llegar al número que marcó en la columna B (su meta final).

Etapa N°8: Mantenga su meta final de manera constante durante por lo menos 8 semanas. Si tal nivel de actividad deja de producirle resultados, aumente el número de pasos que da diariamente. Si no tiene tiempo para caminar más, procure incrementar la intensidad apretando el paso o incluyendo más subidas.

Programa para caminar N°4: aumente la intensidad de sus pasos

Este programa de ejercicio continúa a partir del anterior al aumentar el total de pasos que se dan a lo largo del día, así como la intensidad —lo cual eleva el ritmo cardíaco— de algunos de ellos. Incrementar la intensidad de este modo le ayudará a multiplicar el número de calorías que queme, además de mejorar su condición física y resistencia.

Para llevarlo a cabo, simplemente siga el plan de ocho etapas que se describe en las páginas anteriores. Una vez que haya determinado su número base, sume 7,500 pasos (aproximadamente 3¾ millas/6 km) a esa cifra.

A fin de calcular el rango al que deberá llegar su ritmo cardíaco, reste su edad de 220. El resultado de esta resta es su ritmo cardíaco máximo (RCM). Procure mantener su pulso entre el 60 y el 80 por ciento de su RCM. Si tiene 40 años, por ejemplo, su RCM son 180 latidos por minuto. El rango que deberá alcanzar es entre 108 y 144 latidos por minuto (180 × 0.60 y 180 × 0.80). Tenga presente que sólo se trata de cálculos aproximados; es importante que tome en cuenta también cómo se siente.

Tome su pulso colocando dos dedos con suavidad sobre su muñeca (del lado del pulgar) o cuello (un poco hacia un lado). Cuente

Escoja sus tenis con esmero

La persona que camina con dedicación requiere un solo utensilio fundamental: un par de tenis, así que consiéntase con lo mejor. Ahora le diremos cómo escoger los tenis perfectos para usted.

- Vaya a una tienda que ofrezca una amplia variedad de marcas y estilos. Ahí tendrá la mejor posibilidad de encontrar los tenis correctos para sus pies.

- Opte por tenis para caminar, no para correr. Estos están diseñados para ayudar a apoyar el pie cuando el peso se desplaza del talón hasta los dedos, el movimiento característico del caminar. Si tiende a padecer de pies adoloridos y requiere un acolchado adicional, pruebe unos tenis para entrenamiento múltiple, los cuales sirven tanto para caminar como para correr.

- No escatime en la calidad. Cuente con gastar entre $55 y $85 por un par de tenis para caminar de buena calidad y bien ajustados.

- Asegúrese de que le queden. No debe sentir que sus dedos topan con la punta del zapato por dentro. Si acerca un zapato a la planta de su pie y su pie está más ancho que el zapato, necesita un zapato más ancho u otra marca. Es posible que algunas mujeres con los pies particularmente anchos se sientan más cómodas usando tenis para caminar hechos para hombres.

- Compre nuevos tenis cada 500 a 700 millas (800 a 1120 km). Cada vez que compre un nuevo par apunte la fecha en su diario de caminatas, si lo tiene, o al interior del zapato con un marcador permanente.

los latidos durante 10 segundos y multiplique el resultado por 6. También puede utilizar un monitor del ritmo cardíaco.

Póngase el podómetro todos los días y aumente de manera gradual —a razón de 200 ó 300 al día— el número de pasos a partir del número base, con la intención de alcanzar su meta en un lapso de 2 a 4 semanas, más o menos. (De ser necesario, puede tardar más. No se fuerce). Para acumular más pasos, puede salir al aire libre con el propósito particular de recorrer diferentes distancias a paso ligero, o bien sumar más pasos a lo largo de la jornada a través de sus actividades cotidianas normales.

Una vez que alcance el número de pasos que se haya fijado como meta, camine de tal manera que diariamente por lo menos 4,000 de esos pasos eleven su ritmo cardíaco al rango que haya calculado según su edad. Realice sus caminatas de mayor intensidad en distintos momentos a lo largo del día —por ejemplo, 2,000 por la mañana y 2,000 después de trabajar— o aumente poco a poco los pasos que dé a mayor intensidad hasta llegar a 4,000.

Existen varias formas de lograr que el ritmo cardíaco suba. Algunas de las posibilidades son el entrenamiento por intervalos, que implica arrancar a paso muy rápido en distancias cortas, seguidas por tramos breves más lentos para recuperar el aliento; o bien caminar en zonas con muchas subidas. También puede contratar a un "entrenador" con cuatro patas —su perro— para ayudarle a mantener un paso rápido y constante.

Renueve sus propósitos de caminar

Ahora que cuenta con cuatro programas muy eficaces para bajar de peso caminando, pruebe las siguientes cinco maneras de agregar interés a su rutina de ejercicio. Si lleva algún tiempo caminando como ejercicio, alguna de ellas seguramente le ayudará a recobrar la emoción y la alegría que este ejercicio suave pero efectivo sabe brindar.

- Cultive el sentido de la dedicación. Haga de cuenta que cada caminata es un maratón benéfico para una buena causa: la de prevenir las enfermedades, la obesidad y el envejecimiento. . . ¡de usted misma!

- Establezca nuevos objetivos. Recorra un sendero montañoso, por ejemplo.

- Registre su progreso. Lleve un diario de sus caminatas, trace sus rutas en un mapa o dibuje una tabla con sus avances. Independientemente de la forma específica que decida utilizar para su registro, se trata de una excelente forma de motivación.

• Varíe sus rutinas: intervalos de velocidad, cerros, un sendero natural o una velocidad tranquila. En un día determinado, elija cualquiera de estas opciones según su estado de ánimo.

• Aproveche el entusiasmo de otras personas. Únase a un grupo cuyas actividades incluyan caminar, como un club de orientación geográfica (*orienteering club*), de observación de aves o de caminata (*Volksmarch club*).

Para agregar un toquecito de inspiración, le presentaremos el caso de Pat Jackson. Después de verse obligada a permanecer en casa durante 8 meses debido a problemas de salud, tenía sobrepeso y se sentía débil y frustrada. Un día se encontraba en el centro comercial de su población cuando echó por la borda su propósito de hacer compras y se integró a un grupo que recorría centros comerciales caminando, a manera de ejercicio. El simple hecho de caminar hasta la parada del autobús (guagua, camión) y luego al centro comercial significó un gran esfuerzo para ella al principio, pero se mantuvo firme.

Ocho años después Jackson caminaba 90 minutos tres veces a la semana. Su asma y alergias se habían aliviado, gozaba de una mayor resistencia física y un mejor estado de ánimo y había bajado 50 libras (23 kg).

CAPÍTULO 22

Aproveche las pesas

EL LEVANTAMIENTO DE PESAS, ya sea que se trate de mancuernas (pesas de mano) en la sala de su casa o de aparatos con pesas en el gimnasio, llega a reducir de manera significativa los altos niveles de glucosa en la sangre, de acuerdo con diversas investigaciones científicas.

Al realizar un estudio de 6 meses que incluyó a 36 personas entre los 60 y los 80 años de edad, un grupo de investigadores australianos observó que quienes llevaron una alimentación saludable además de un programa de levantamiento de pesas experimentaron un descenso tres veces mayor en su nivel de glucosa que quienes sólo se pusieron a dieta. Además, perdieron grasa corporal. Su programa, que debían realizar tres días a la semana, era rápido y fácil: nueve ejercicios que involucraban los principales músculos del cuerpo, realizando de 8 a 10 repeticiones de cada ejercicio.

Por otra parte, dentro del marco de un estudio dirigido por investigadores estadounidenses, un grupo de personas con sobrepeso y altos niveles de glucosa mejoraron estos niveles al participar en un programa sencillo de levantamiento de pesas. Al cabo de 16 semanas, las personas que levantaron pesas lograron un mejor control de su nivel de glucosa que quienes no se habían puesto a levantar pesas.

El levantamiento de pesas les ayuda a las células del cuerpo a volverse más sensibles a la insulina, la hormona fundamental que se requiere para que la glucosa se introduzca en las células. Sin embargo, hay más, ya que otros compuestos también sirven para provocar tal reacción. Uno de ellos, *Glut-4*, se enlaza con la membrana celular y luego ayuda a la glucosa a introducirse en las células de los músculos. Los niveles de las sustancias transportadoras de glucosa, como *Glut-4*, no son óptimos en las personas que tienen un alto nivel de glucosa. Levantar pesas sirve para aumentar la cantidad de dichas sustancias, lo cual les ayuda a los músculos a extraer la glucosa de la sangre y a absorberla.

Las investigaciones también indican que levantar pesas promueve la salud cardíaca en las personas con un alto nivel de glucosa en la sangre. Se trata de un beneficio importante, ya que un alto nivel de glucosa llega a duplicar o a cuadruplicar el riesgo de padecer una enfermedad cardíaca.

Nunca se es demasiado vieja para empezar a levantar pesas. Miriam E. Nelson, Ph.D., directora del Centro para la Actividad Física y la Nutrición en la Escuela Friedman de Ciencias y Políticas de la Nutrición de la Universidad de Tufts en Boston, así como autora de dos libros sobre los beneficios que levantar pesas le aporta a la mujer, ha trabajado con mujeres de más de 90 años.

Perdemos masa muscular al envejecer, y reconstruirla levantando pesas resulta fundamental prácticamente para cualquier persona mayor de 35 años. Lo único que se requiere son dos o tres sesiones semanales, que pueden realizarse en casa. Es más, es posible dividir tales sesiones en segmentos aún más breves. Lo mejor de todo es que más o menos al cabo de un mes se observan cambios muy importantes en el cuerpo; y la mayoría de las mujeres perciben un incremento de energía casi enseguida. Ahora le diremos cómo iniciarse en esta actividad.

Los fundamentos básicos de levantar pesas

Levantar pesas significa emplear instrumentos que pesan o bien el peso del propio cuerpo a fin de trabajar y desarrollar los músculos.

Desarrolle sus músculos. . . y mucho más

Los beneficios del levantamiento de pesas van mucho más allá de renovar la forma de su cuerpo.

Las investigaciones llevadas a cabo por Miriam E. Nelson, Ph.D., directora del Centro para la Actividad Física y la Nutrición en la Escuela Friedman de Ciencias y Políticas de la Nutrición de la Universidad de Tufts en Boston, así como autora de dos libros sobre los beneficios del levantamiento de pesas para la mujer, observó en colaboración con otros colegas que 20 mujeres que comenzaron a llevar a cabo un programa de levantamiento de pesas después de la menopausia transformaron sus cuerpos completamente, por dentro y por fuera.

Después de realizar dos veces a la semana una serie de cinco ejercicios con pesas, las mujeres gozaban de la misma forma física que otras de 15 a 20 años más jóvenes. A continuación señalamos algunos de los beneficios antienvejecimiento que las mujeres obtuvieron.

Un cuerpo más delgado. Se les indicó a las participantes que mantuvieran su alimentación normal, para no subir ni bajar de peso a lo largo del año que duró el estudio. Es posible que las mujeres que levantaban pesas no hayan bajado muchas libras, pero sí perdieron grasa y adquirieron más masa muscular. Se veían mucho más delgadas y algunas incluso bajaron dos tallas en la ropa.

Un metabolismo más acelerado. A pesar de que el metabolismo tiende a retardarse al paso de los años, lo cual dificulta mantener el peso, existen formas de acelerarlo nuevamente. Una de ellas es aumentando la cantidad de masa muscular, ya que el tejido muscular quema más calorías que la grasa. Una participante en el estudio le

A continuación le daremos una breve clase que le permitirá aprovechar su sesión de pesas al máximo.

• Conozca la terminología. Las palabras "repetición" y "serie" se escuchan mucho en los gimnasios. Una repetición se refiere al ejercicio completo, de modo que una plancha (lagartija), por ejemplo, es una repetición. Una serie es un número específico de repeticiones. Con dio un acelerón importante a su metabolismo: perdió 29 libras (13 kg) de grasa, por lo que actualmente quema 160 calorías más al día.

Más energía. Conforme las mujeres del estudio de la Dra. Nelson se hacían más fuertes, se sintieron con más energía y empezaron a hacer cosas que no habían hecho en años o nunca. Practicaron el canotaje, navegaron ríos de aguas blancas en balsas (*rafting*), bailaron, anduvieron en bicicleta y patinaron. Al finalizar el estudio las mujeres del grupo que hacía levantamiento de pesas habían aumentado sus actividades en un 27 por ciento en comparación con un año atrás, mientras que el grupo que no levantaba pesas *disminuyó* sus actividades en un 25 por ciento durante el mismo lapso de tiempo.

Un mejor estado de ánimo. Levantar pesas puede mejorar el estado de ánimo. Otro estudio descubrió que los efectos de esta actividad en la lucha contra las depresiones —un mal que afecta a muchas más mujeres que hombres— son similares a los que se obtienen con medicamentos antidepresivos.

Más masa ósea. Después de la menopausia las mujeres suelen perder cada año el 1 por ciento de su masa ósea. En el estudio de la Dra. Nelson, el grupo que levantó pesas *aumentó* su densidad ósea en un 1 por ciento, mientras que las mujeres que no levantaron pesas *perdieron* más o menos el 2 por ciento.

Mejor equilibrio. Nuestra capacidad para guardar el equilibrio se deteriora con la edad, lo cual aumenta la probabilidad de que suframos una caída grave. Las participantes en el estudio que no levantaron pesas experimentaron un deterioro del 8.5 por ciento en su sentido del equilibrio, mientras que el grupo que levantó pesas mejoró su sentido del equilibrio en un 14 por ciento.

respecto a nuestro programa de pesas en particular, deberá realizar dos series de cada ejercicio, de 8 a 12 repeticiones cada una. Empiece con 8 repeticiones por serie. Cuando pueda realizar 12 con facilidad, agregue un poco de peso.

• Haga ejercicio entre comidas. Levantar pesas enseguida de una comida abundante la hará sentirse incómoda; por otra parte, si tiene el estómago vacío es posible que se maree. El mejor momento para hacer ejercicio es entre comidas. También puede ingerir una comida ligera o merienda más o menos una hora antes de levantar pesas.

• Haga calentamiento. Dedique de 5 a 10 minutos a caminar a paso rápido, a brincar juntando las manos arriba de la cabeza o a marchar o correr en un solo sitio. Si realiza un ejercicio aeróbico además de levantar pesas, puede hacerlo primero en lugar del calentamiento.

• Determine el peso correcto. Si no es capaz de levantar la pesa 8 veces con la técnica correcta, es demasiado pesada. Si puede levantar la pesa más de 12 veces con facilidad, es demasiado ligera. Escoja un peso intermedio.

• Controle la tensión. Al contraer un músculo tendemos a tensar también los demás. No obstante, al levantar pesas sólo hay que contraer los músculos que se estén trabajando, según lo indica la Dra. Nelson. Asegúrese de no apretar los dientes, arrugar la frente o levantar los hombros.

• No aguante la respiración. Aunque suene extraño, muchas personas literalmente aguantan la respiración al levantar pesas, lo cual puede elevar la presión arterial. Exhale al realizar el esfuerzo —al levantar la pesa o ejecutar la contracción abdominal— e inhale al bajar la pesa o volver a la posición inicial.

• Tome las cosas con calma. Movimientos rápidos o descontrolados pueden provocar lesiones, además de inducir a levantar la pesa por medio del impulso en lugar de la fuerza muscular. Es más seguro utilizar movimientos lentos y controlados, los cuales asimismo requieren más esfuerzo; por lo tanto, el beneficio también será mayor. Cada repetición debe durar unos 6 segundos: 2 segundos para levantar la pesa, 2 para detenerla y otros 2 para bajarla.

• Perfeccione su técnica. Una buena técnica —hacer el ejercicio exactamente como se debe— permite obtener el mayor beneficio posible de la actividad, además de prevenir lesiones. Para observar su técnica, párese frente a un espejo de cuerpo entero. Asegúrese de mantener las muñecas rectas, no dobladas hacia atrás o adelante, y de hacer el ejercicio exactamente como se indica en las ilustraciones.

Encárguese del equipo

Por cientos de dólares menos de lo que cuesta una membresía de un año en el gimnasio, puede comprar todo lo que necesita para empezar nuestro programa de pesas ahora mismo. Se trata de lo siguiente.

- Mancuernas (pesas de mano). En inglés se llaman *dumbbells*. Hay de 1 a 20 libras (450 g a 9 kg), en incrementos de 1 libra. Las principiantes tal vez quieran empezar con pesas más ligeras. Deben ser suficientes cuatro pares de mancuernas, de 3, 5, 8 y 10 libras (1, 2, 4 y 5 kg) respectivamente; el precio varía entre $35 y $55 por los cuatro pares.

- Una colchoneta. Una colchoneta de hule (goma) espuma puede convertir cualquier piso en un gimnasio casero. Las colchonetas son excelentes para hacer estiramientos en el piso, planchas (lagartijas) y contracciones abdominales, y cuestan alrededor de $20.

- Un buen par de tenis. Ofrecen estabilidad al hacer el ejercicio y algo de protección en caso de que se le caiga una mancuerna.

- Ropa cómoda y adecuada. Debe vestir ropa cómoda hecha de una tela que "respire", como una mezcla de algodón con un material sintético. Evite las prendas que restrinjan sus movimientos o tan holgadas que una pesa pudiera atorarse en ellas.

• Fíjese en su postura. Ya sea que al levantar mancuernas (pesas de mano) esté sentada o parada, es importante mantener la espalda, el cuello y la cabeza erguidos para prevenir torceduras y lesiones musculares. Una buena postura no significa ponerse tiesa, así que manténgase erguida pero relajada. Si realiza un ejercicio en posición sentada, siéntese derecha y apoye las plantas de los pies en el piso.

• Cuide sus articulaciones. No extienda los codos o las rodillas completamente al levantar pesas. Cuando una articulación se extiende por completo, ella es la que soporta el esfuerzo en lugar del músculo. A fin de prevenir dolor en las articulaciones, finalice el movimiento un poco antes de extender las rodillas o los codos por completo.

• Descanse entre series. Tomar un descanso de 1 a 2 minutos al completar cada serie les brinda a los músculos la oportunidad de recuperarse y de prepararse para la siguiente serie. A fin de ahorrar tiempo puede aprovechar para realizar un ejercicio que trabaje otro grupo de músculos. Puede alternar entre ejercicios para las piernas y los brazos, por ejemplo.

• Termine con ejercicios de elasticidad. Levantar pesas hace que los músculos se contraigan y se acorten, por lo que pierden elasticidad. Agregar estiramientos al terminar el trabajo con las pesas restablece su longitud y los mantiene flexibles, lo cual a la larga ayuda a prevenir lesiones.

• Descanse un día. Los músculos requieren por lo menos un día de descanso entre las sesiones con pesas. De hecho es durante estos períodos de descanso cuando se fortalecen. La razón es que al levantar pesas se producen diminutos desgarres en los tejidos musculares. El proceso de reparar estos daños fortalece los músculos.

• Es normal que los músculos estén algo adoloridos durante las primeras semanas de un programa de levantamiento de pesas. No aumente el peso hasta que la sensación desaparezca, e incluso entonces no agregue más que una libra (450 g) por sesión. Si se siente tan adolorida que incluso los movimientos cotidianos le provocan dolor, es posible que necesite usar pesas más ligeras.

• Varíe su rutina. Después de haber levantado pesas de manera constante durante varias semanas o meses, es posible que llegue a un punto muerto. Tendrá la impresión de no poder aumentar el peso con el que está trabajando a fin de pasar al siguiente nivel. Tal situación será indicio de que sus músculos se han acostumbrado al ejercicio y requieren un desafío diferente para seguir desarrollándose. Al llegar a un punto muerto, cambie algún aspecto de su rutina.

Modifique el ejercicio un poco, pruebe otro diferente que trabaje el mismo músculo o alce y baje la pesa de manera aún más lenta. Por ejemplo, tarde 4 segundos en levantar la pesa, haga una pausa de 2 segundos y luego emplee otros 4 segundos en bajarla.

• Hágale caso al dolor. La aparición de un dolor específico posiblemente indique que ha trabajado demasiado o desgarrado un músculo, tendón o articulación. Si siente algo raro, deténgase y descanse unos días antes de volver a su rutina.

Una cirugía estética para todo el cuerpo

El siguiente programa de ejercicio con pesas para el cuerpo entero sirve para otorgar firmeza a todas las áreas que llegan a ser problemáticas, desde el pecho, la espalda, los brazos y los hombros hasta las piernas y las asentaderas. De esta forma obtendrá los mejores resultados posibles sin necesidad de invertir horas de esfuerzo.

Sentadilla (cuclilla)

LAS PARTES DEL CUERPO QUE SE TONIFICAN: Las asentaderas (glúteo mayor) y los muslos (cuádriceps y ligamentos de la corva)

CÓMO HACERLA: (1) Párese con los pies separados a la misma distancia que el ancho de sus hombros. Los dedos de sus pies deben apuntar hacia el frente o abrirse ligeramente. Sostenga las mancuernas (pesas de mano) con los brazos colgados a los costados. **(2)** Mantenga la espalda recta, los talones apoyados en el piso y los ojos al frente. Con un movimiento lento y controlado, baje el cuerpo como si se estuviera sentando en una silla. Siéntese hacia atrás, encima de los talones, en lugar de directamente hacia abajo. Las rodillas deben quedar exactamente arriba de los dedos de los pies, sin rebasarlos en ningún momento. Sostenga

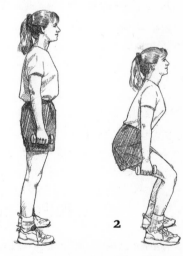

I   2

esta posición por un segundo y vuelva a la inicial empujándose desde los talones y enderezando las piernas. Apriete los músculos de las asentaderas y repita el ejercicio.

VAYA A LA SEGURA: Si es la primera vez que hace levantamiento de pesas, realice este movimiento sin pesas durante varias sesiones. Si siente molestias en las rodillas, asegúrese de sentarse hacia atrás, sobre los talones, sin permitir que sus rodillas rebasen los dedos de los pies. Si ya padece algún problema de las rodillas, hable con su médico antes de hacer este ejercicio.

Arco

LAS PARTES DEL CUERPO QUE SE TONIFICAN: Las asentaderas (glúteo mayor), los muslos (cuádriceps y ligamentos de la corva), la parte anterior de las caderas (músculo psoasilíaco) y las pantorrillas (gemelos)

CÓMO HACERLO: (1) Párese con los pies separados a la misma distancia que el ancho de sus caderas y los brazos rectos colgados a sus costados,

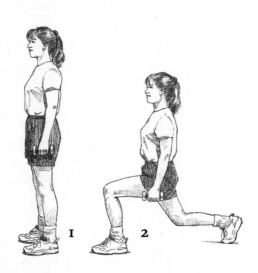

sosteniendo las mancuernas. **(2)** Dé un gran paso hacia el frente con el pie izquierdo, manteniendo erguidos la espalda y el torso y doblando ambas rodillas. Debe doblar la rodilla izquierda en un ángulo de 90 grados, sin rebasar la punta de los dedos de su pie. Su rodilla derecha debe estar doblada a un poco más de 90 grados, despegando el talón del piso. Sostenga esta posición por un segundo y luego vuelva a la inicial llevando la pierna de atrás hacia el frente. Repita con la otra pierna.

VAYA A LA SEGURA: Si es principiante, sólo use pesas después de haber dominado el movimiento sin ellas. Si padece algún problema de las rodillas, hable con su médico antes de efectuar este ejercicio.

Benchprés (pres de banca) con mancuernas

LAS PARTES DEL CUERPO QUE SE TONIFICAN: El pecho (gran pectoral), la parte anterior de los hombros (deltoide anterior) y la parte posterior de los brazos (tríceps)

CÓMO HACERLO: (1) Acuéstese boca arriba sobre una banca con las plantas de los pies apoyadas en el piso. Si tiene que arquear la espalda para alcanzar el piso, apoye las plantas de los pies sobre la banca, con las rodillas dobladas. Mantenga las asentaderas, toda la espalda y la cabeza alineadas entre sí y en contacto con la banca mientras realice el ejercicio. Extienda los brazos arriba de la cabeza con las pesas directamente encima de los hombros, sin extender los codos por com-

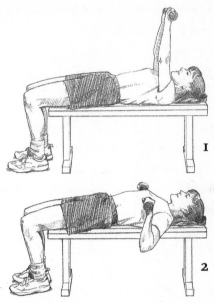

pleto. Los extremos de las mancuernas deben tocarse. **(2)** Baje las mancuernas lentamente doblando los codos y bajando los brazos hasta sus costados. Al finalizar el movimiento, las pesas deben quedar más o menos a la altura de su pecho y cerca de su cuerpo. Vuelva a la posición inicial empujándolas hacia arriba y juntándolas. Repita el ejercicio.

OTRA OPCIÓN: Si no cuenta con una banca para hacer ejercicio, inténtelo con la banca (*step*) que se utiliza para hacer aeróbicos.

Pres militar

LAS PARTES DEL CUERPO QUE SE TONIFICAN: Los hombros (deltoides), la parte posterior de los brazos (tríceps) y las partes inferior del cuello y superior central de la espalda (trapecio)

CÓMO HACERLO: (1) Empiece con los pies separados a la misma distancia que el ancho de sus hombros. Sostenga las mancuernas (pesas de

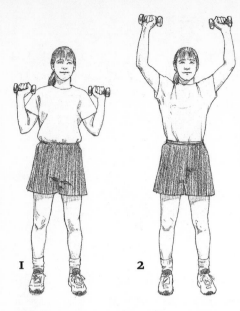

mano) con los codos doblados y las palmas de las manos hacia el frente. Los extremos internos de las mancuernas deben tocar sus hombros. **(2)** Empuje las mancuernas directamente hacia arriba, estirando los brazos arriba de la cabeza sin extender los codos por completo. Baje las mancuernas lentamente a la posición inicial y repita el ejercicio.

OTRA OPCIÓN: Puede modificar el movimiento un poco empezando con las palmas de las manos y los antebrazos vueltos hacia el pecho en lugar de al frente. Al elevar las mancuernas, haga girar los antebrazos y las palmas de las manos de modo que queden hacia el frente al terminar de extender los brazos. Gire los antebrazos y bájelos a la posición inicial.

Plancha (lagartija)

LAS PARTES DEL CUERPO QUE SE TONIFICAN: El pecho (gran pectoral), los brazos (bíceps y tríceps) y los hombros (deltoides)

CÓMO HACERLA: (1) Acuéstese boca abajo sobre una colchoneta para ejercicio, con las palmas de las manos apoyadas en el piso al lado de los hombros. Los dedos deben apuntar hacia el frente; y los codos, hacia arriba. Doble las rodillas de tal modo que sus pies y pantorrillas formen un ángulo de 90 grados con respecto a sus muslos. **(2)** Empuje el torso hacia arriba. Apoye el peso del cuerpo sobre la parte inferior más gruesa del muslo, un poco arriba de la rótula. Mantenga alineados los muslos, las asentaderas, la espalda, el cuello y la cabeza y tense los músculos abdominales. Asegúrese de tener los hombros directamente encima de las manos y de no extender los codos por completo. Sostenga tal posición por un segundo y luego baje el torso otra vez hasta el piso. Repita el ejercicio.

OTRA OPCIÓN: A fin de dificultar este movimiento, realice una plancha completa con las piernas rectas. Sólo los dedos de los pies y las manos deben permanecer en contacto con el piso. Las piernas, la espalda, el cuello y la cabeza tienen que formar una línea recta.

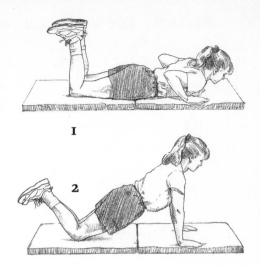

VAYA A LA SEGURA: No realice este ejercicio si padece el síndrome del túnel carpiano o si la muñeca le duele al hacer la plancha.

Abdominal

LAS PARTES DEL CUERPO QUE SE TONIFICAN: Los músculos abdominales (recto mayor del abdomen)

CÓMO HACERLO: (1) Acuéstese boca arriba sobre una colchoneta para ejercicio con las piernas dobladas, las plantas de los pies apoyadas en el piso y la parte inferior de la espalda relajada. A manera de apoyo coloque los dedos en la parte de atrás de la cabeza, con los codos apuntando hacia los lados. Asegúrese de no jalar la cabeza hacia el frente con las manos.

(2) Utilice los músculos abdominales para levantar el pecho y los hombros lentamente, asegurándose de no arquear la baja espalda. Sostenga esta posición hasta la cuenta de 5 y vuelva lentamente a la inicial. No descanse entre repeticiones.

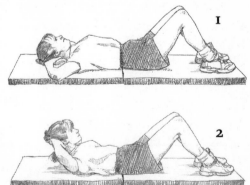

OTRA OPCIÓN: Para trabajar los músculos más, levante las piernas hacia el pecho al realizar el abdominal. Las rodillas deben estar dobladas ligeramente y debe cruzar los tobillos. Eleve el torso y las piernas al mismo tiempo, como si quisiera juntar las rodillas y los hombros.

VAYA A LA SEGURA: Si la baja espalda le duele, intente la contracción apoyando los pies y las pantorrillas en una silla. Doble las piernas en un ángulo de 90 grados y mantenga la baja espalda pegada al piso al realizar el movimiento.

Extensión del tríceps

LAS PARTES DEL CUERPO QUE SE TONIFICAN: La parte posterior de los brazos (tríceps)

CÓMO HACERLA: (1) Siéntese en la orilla de una silla sólida con la espalda erguida, las plantas de los pies apoyadas en el piso y sosteniendo

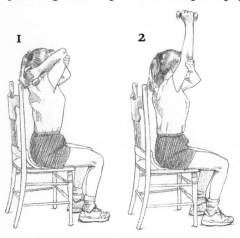

una mancuerna (pesa de mano) con una mano. Extienda el brazo con la mancuerna arriba de la cabeza. Doble el codo y baje la pesa lentamente hacia el hombro contrario, lo más que le sea posible sin sentir molestias. Mantenga el codo cerca de la oreja, apuntando hacia el techo. Con la mano libre, sostenga el brazo de la mancuerna cerca del codo. **(2)** Sin mover el brazo que está apoyando con la otra mano, eleve el antebrazo hacia arriba de la cabeza sin extender el codo por completo. Baje la mancuerna a la posición inicial y repita el ejercicio. Cambie de brazo para la siguiente serie.

Curl de bíceps

LAS PARTES DEL CUERPO QUE SE TONIFICAN: La parte anterior de los brazos (bíceps)

CÓMO HACERLO: (1) Párese con los pies separados más o menos a la misma distancia que el ancho de sus hombros y los brazos rectos colgados a los costados, sosteniendo las mancuernas de tal modo que las palmas de las manos estén vueltas hacia los muslos. **(2)** Realice un solo movimiento continuo para elevar las mancuernas doblando los codos; haga girar los antebrazos de modo que las palmas de sus manos queden hacia arriba y suba las mancuernas a la altura de sus hombros. Mantenga rectas las muñecas y la espalda. Baje las mancuernas lentamente a la posición inicial y repita el ejercicio.

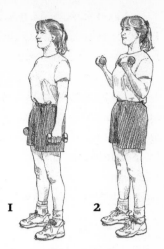

OTRA OPCIÓN: A fin de dificultar este movimiento, pruebe el llamado "*curl* de concentración". Siéntese sobre el extremo de una banca o en la orilla de una silla con las plantas de los pies apoyadas en el piso y las rodillas dobladas en un ángulo de 90 grados. Debe tener los pies separados a una distancia un poco mayor que el ancho de los hombros. Sostenga una mancuerna con una mano. Incline el torso un poco hacia el frente y apoye el codo y el brazo de la mancuerna sobre la parte interna del muslo. Apoye la mano libre sobre la otra rodilla. Levante la mancuerna lentamente hasta el hombro, manteniendo el codo y el brazo firmemente en contacto con el muslo.

Alargue sus músculos

Termine la sesión de ejercicio con los siguientes estiramientos, a fin de aumentar su elasticidad y bajar el riesgo de sufrir una lesión, recomienda la Dra. Nelson.

Estiramiento del cuádriceps

LAS PARTES DEL CUERPO QUE SE ESTIRAN: La parte anterior los muslos (cuádriceps) y las caderas (músculo psoasilíaco)

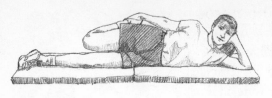

CÓMO HACERLO: Acuéstese de lado, con las piernas rectas una encima de la otra. Apoye la cabeza con la mano que tenga del lado del piso, con el brazo en el piso y doblando el codo. Doble la rodilla de abajo un poco si le hace falta para equilibrarse.

Doble la rodilla de la pierna de arriba de modo que el pie se acerque a las asentaderas. Sujete el pie con la mano libre y jale el talón hacia las asentaderas hasta sentir un agradable estiramiento en la parte anterior del muslo. Sostenga esta posición de 20 a 30 segundos y suelte la pierna lentamente. Póngase del otro lado y repita el estiramiento con la pierna contraria.

Estiramiento de los ligamentos de la corva

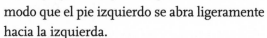

LAS PARTES DEL CUERPO QUE SE ESTIRAN: La parte posterior de los muslos (ligamentos de las corvas), la parte interna de los muslos (aductores) y las asentaderas (glúteo mayor)

CÓMO HACERLO: Párese con los pies juntos y dé un paso muy grande al frente con la pierna derecha. Mantenga el pie derecho apuntado directamente hacia el frente y haga girar un poco la pierna de atrás, de

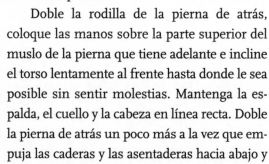

modo que el pie izquierdo se abra ligeramente hacia la izquierda.

Doble la rodilla de la pierna de atrás, coloque las manos sobre la parte superior del muslo de la pierna que tiene adelante e incline el torso lentamente al frente hasta donde le sea posible sin sentir molestias. Mantenga la espalda, el cuello y la cabeza en línea recta. Doble la pierna de atrás un poco más a la vez que empuja las caderas y las asentaderas hacia abajo y atrás. Despegue la parte delantera del pie derecho del piso a la vez que sostiene la presión sobre el talón del mismo pie. Deberá sentir un estiramiento agradable en la espalda y la parte interna del muslo de la pierna extendida. Sostenga la posición de 20 a 30 segundos y estire el otro muslo.

Estiramiento de los hombros

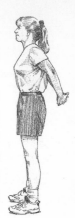

LAS PARTES DEL CUERPO QUE SE ESTIRAN: Los hombros (deltoides) y los brazos (bíceps y tríceps)

CÓMO HACERLO: Párese con los pies separados a la misma distancia que el ancho de sus hombros y los brazos colgados a los costados. Extienda los brazos directamente hacia atrás, estirándolos hacia atrás y arriba lo más que pueda hacerlo sin sentir molestias. Si puede extender las manos lo suficiente, entrelácelas. Sostenga la posición de 20 a 30 segundos.

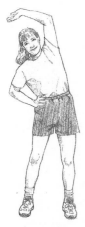

Estiramiento lateral

LAS PARTES DEL CUERPO QUE SE ESTIRAN: La parte central y baja de la espalda (gran dorsal) y los músculos abdominales laterales (oblicuos)

Sin inclinarse hacia el frente, apoye una mano en la cadera y doble la cintura hacia el mismo lado, a la vez que lentamente levanta la otra mano encima de la cabeza, lo más que le sea posible sin sentir molestias. Sostenga la posición de 20 a 30 segundos y estírese hacia el otro lado.

Estiramiento de los hombros con inclinación

LAS PARTES DEL CUERPO QUE SE ESTIRAN: La parte central y baja de la espalda (gran dorsal), los hombros (deltoides) y los brazos (bíceps y tríceps)

CÓMO HACERLO: Póngase a gatas en una colchoneta para hacer ejercicio, con las manos y las rodillas más o menos a la misma distancia que el ancho de sus hombros. Mantenga la espalda y el cuello rectos y la mirada en el piso. Siéntese hacia atrás sobre los talones, extendiendo los brazos hacia el frente. Empuje ligeramente hacia abajo con las palmas de las manos y sostenga la posición de 20 a 30 segundos.

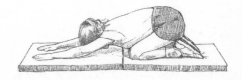

6

Dormir bien
y relajarse

CAPÍTULO 23

El estrés afecta al azúcar

EN TODO EL MUNDO, las mujeres dicen sentirse más estresadas que los hombres. El hecho no sorprende a Simone Ravicz, Ph.D., una psicóloga de Pacific Palisades, California, y autora de un libro para mujeres sobre el manejo del estrés.

"Cumplimos con muchos papeles exigentes y existe la expectativa —eso es lo que se nos enseña— de que nos involucremos profundamente en todos ellos, trátese del trabajo, de la familia o de ambas cosas —indica la experta—. Cuidamos a los demás, somos madres, coordinadoras de actividades sociales, profesionales. Cuando se dan conflictos entre estos papeles, lo cual sucede con frecuencia, se produce estrés".

Sin embargo, no sólo las circunstancias de nuestra vida personal nos preocupan a las mujeres, sino que también nos afectan situaciones ajenas como el divorcio de una amiga o la enfermedad de un familiar, indica la Dra. Ravicz. "Los acontecimientos que se dan dentro del círculo de conocidos son muy estresantes para las mujeres, ya que por lo general excluyen la posibilidad de intervenir. Además, son mucho más frecuentes que los sucesos señalados por los hombres como los más estresantes, como los problemas financieros".

Los investigadores han vinculado docenas de síntomas físicos con la sobrecarga de estrés, desde la fatiga hasta el aumento de peso. Ahora usted puede agregar otro a la lista: el riesgo de padecer un alto nivel de glucosa en la sangre.

Por si fuera poco, la depresión —otra de las reacciones más importantes al estrés— se considera un destacado factor de riesgo para sufrir enfermedades cardíacas. Tal circunstancia se convierte en un problema de manera especial para las personas con un alto nivel de glucosa, cuyo riesgo de padecer una enfermedad cardíaca de por sí es mayor que el normal. El estrés provoca un aumento en la presión arterial, lo cual daña las paredes de los vasos sanguíneos. Al mismo tiempo las sustancias que se liberan durante los períodos de estrés, como los ácidos grasos, quedan atrapadas dentro de estas zonas dañadas. El resultado es que se desarrolla placa, unos depósitos grasientos que pueden obstruir el flujo de la sangre, aumentar el riesgo de que se formen coágulos y producir un ataque cardíaco.

No tiene que ser así. El estrés no forma una parte íntegra e inevitable del plazo para entregar un trabajo, del embotellamiento (tranque, tapón) ni del adolescente malhumorado, sino radica en la *reacción* que se tiene ante tales hechos. Por eso es posible que determinada mujer empiece a perder los estribos al ver la larga fila en la caja del supermercado, mientras que otra se pone tranquilamente a hojear una revista.

Independientemente de la cantidad de estrés que haya en su vida, usted puede hacer algo al respecto. Una vez que identifique las causas y sepa reconocer las señales de peligro, podrá tomar medidas para reducirlas. Encontrará docenas de sugerencias en el próximo capítulo. Mientras tanto le contaremos lo que se sabe acerca de los efectos del estrés sobre el nivel de glucosa en la sangre.

Su cuerpo en situaciones amenazantes

Por lo común consideramos que el estrés tiene efectos tóxicos sobre la mente, pero no solemos tomar en cuenta los daños que puede causar en el cuerpo. Sin embargo, los efectos físicos del estrés son muy importantes.

Durante los ratos de estrés el cuerpo se prepara para entrar en acción. Tal "preparación" se llama "la respuesta de pelear o huir", y es la razón por la que los latidos del corazón se aceleran, la respiración se agita y el estómago se hace nudos. Otra consecuencia es que los niveles de muchas hormonas se disparan, lo cual le indica al cuerpo que debe inundar las células de energía —en forma de glucosa y grasa— para que puedan hacer frente a la amenaza, ya sea peleando o huyendo.

El estrés afecta de manera directa la forma en que el cuerpo responde a las hormonas que elevan el nivel de glucosa. "Bajo estrés, el cuerpo se prepara para pelear o huir y aumenta los niveles de glucosa a fin de alistarse para la acción", según explica Richard Surwit, Ph.D., autor de un libro sobre los factores psicológicos que influyen en la diabetes y profesor de Psicología Médica en la Escuela de Medicina de la Universidad Duke en Durham, Carolina del Norte. Si las células son resistentes a la insulina, la glucosa no tiene a dónde ir y se acumula en la sangre.

Los motivos de estrés a corto plazo abundan en nuestras vidas. Nos atoramos en un embotellamiento, nos peleamos con un empleado del Departamento de Vehículos Motorizados o nos vemos obligados a aguantar a los familiares pesados durante las fiestas navideñas. No obstante, gran parte del estrés que sufrimos es crónico: el resultado de trabajar muchas horas para cumplir con un empleo exigente, de cuidar a un padre o madre ya mayores o incluso de recuperarnos de una intervención quirúrgica.

¿El resultado? Nuestras hormonas del estrés, diseñadas para hacer frente a peligros de corto plazo como un animal depredador, se activan durante largos períodos de tiempo, a pesar de que no peleamos ni huimos. Lo que hacemos es perturbarnos, lo cual puede causar una elevación crónica en el nivel de la glucosa.

Relájese para regular la glucosa en la sangre

La buena noticia es que combatir el estrés por medio de terapias de relajamiento aparentemente ayuda a controlar el alto nivel de glucosa en la sangre. Es más, basta con ejercicios sencillos de relajamiento y otras técnicas de manejo del estrés para controlar mejor

Acabe con el agotamiento antes de que este acabe con usted

"El agotamiento total se da cuando las causas de estrés son demasiado fuertes y las recompensas, muy pocas", según explica Barbara Reinhold, Ed.D., autora de un libro sobre cómo superar el estrés, la sobrecarga de trabajo y el agotamiento para dar nueva vida a la carrera profesional. Es posible que usted misma esté promoviendo su agotamiento sin darse cuenta, agrega la experta: si está convencida, por ejemplo, de que debe trabajar como esclava para que la amen, para ser una buena persona o para probar que vale lo mismo que otros.

El agotamiento puede manifestarse por medio de cualquiera de un sinnúmero de problemas, afirma la Dra. Reinhold, quien también dirige el departamento de desarrollo profesional y ejecutivo del Colegio Smith en Northhampton, Massachusetts. Entre ellos figuran resfriados (catarros) frecuentes o ataques de gripe o de bronquitis; dolor de cuello o de las articulaciones; trastornos estomacales; mal humor; trastornos del sueño; relaciones tensas con los familiares y amigos; e incluso enfermedades cardíacas. Si se encuentra agotada, no se ponga a esperar a que el problema desaparezca por sí solo. Tome medidas para cambiar la situación. Ahora le diremos cómo.

• Si se encuentra agotada por el aburrimiento en el trabajo, solicite intercambiar parte del mismo con un compañero, acepte asesorar a un nuevo empleado o pida su cambio a otro proyecto o sección de la empresa, sugiere la Dra. Reinhold.

los niveles de glucosa, de acuerdo con un estudio llevado a cabo por la Universidad de Duke.

Más de 100 personas con un alto nivel de glucosa en la sangre tomaron cinco clases informativas sobre la diabetes, ya fuera con o sin capacitación en el manejo del estrés. Al cabo de un año, el nivel de glucosa de quienes aprendieron a aliviar el estrés había mejorado de manera significativa, lo suficiente para reducir su riesgo de padecer las complicaciones más graves de esta afección, como enfermedades cardíacas, insuficiencia renal, daños a los nervios y problemas de visión.

• Si su trabajo consiste en una serie interminable de situaciones críticas, reúnase con su supervisor para diseñar una mejor forma de manejar los problemas. En su lugar de trabajo, evalúe la posibilidad de trabajar en equipo, compartir tareas u otras formas de participar en las responsabilidades. En la casa, indíqueles a su esposo e hijos que quiere que todos ayuden en la casa.

• "Si tiende a agotarse, es probable que intente hacer demasiadas cosas muy rápido —opina la Dra. Reinhold—. 'Deja que lo piense y luego te digo' son ocho palabras vitales que deberá usar con frecuencia". O bien aprenda a decir "no" sin sentirse culpable.

• Ya que el exceso de trabajo es el primer paso hacia el agotamiento total, resulta esencial para una mujer programar con regularidad respiros en el trajín diario. Si el tiempo o el dinero no le alcanzan para unas vacaciones largas, por lo menos trate de tomar unos días de descanso.

• No intente evitar el agotamiento por medio del alcohol o los sedantes, advierte la Dra. Reinhold. Sólo se multiplicarían sus problemas de salud inducidos por el estrés.

• Consulte a un consejero si a pesar de sus esfuerzos por aliviar la situación cae en un estado depresivo que se alarga por más de 2 semanas o si la sensación de estar completamente agotada interfiere con su capacidad para cumplir con las tareas del trabajo, relacionarse socialmente o funcionar de algún otro modo.

Los participantes en el estudio aplicaron varias técnicas para reducir el estrés en sus vidas: relajamiento progresivo de los músculos, respiración profunda e imágenes mentales positivas, además de ponerles un alto a los pensamientos productores de mucha tensión. (Es posible comprar un disco compacto y un manual del programa de capacitación en técnicas de relajamiento que se aplicó en este estudio en www.richardsurwit.com).

Existen muchísimas formas de enseñarse a manejar mejor el estrés, y *todo el mundo* puede aprender a hacerlo. Simplemente es cuestión de comprometerse y de apartar el tiempo necesario para aprender alguna de las técnicas (o varias). Una manera de encaminarse hacia una vida de bajo estrés es asistiendo a una clase para el alivio del estrés, las cuales se ofrecen en muchos hospitales, la YMCA (*Young Men's Christian Association*, una cadena de gimnasios públicos de los EE. UU.) y programas de educación para adultos.

Sin embargo, falta una cosa: dígale a su médico que va a iniciar un programa para reducir el estrés. Si usted toma medicamentos, es posible que quiera ajustarle la dosis para que no termine con un nivel peligrosamente bajo de glucosa.

Tome sus descansos

Una de las medidas clave para reducir los efectos del estrés en el nivel de glucosa en la sangre —y el estado de salud en general— es introduciendo de manera consciente pequeños ratos de descanso en la vida. No tienen que ser largos pero sí frecuentes, porque el descanso resulta esencial para la salud y el bienestar psicológico y espiritual.

"El descanso es una parte natural y necesaria de la vida y el trabajo", indica el Dr. Stephan Rechtschaffen, cofundador del Instituto Omega de Estudios Holísticos en Rhinebeck, Nueva York. El experto señala que el corazón late cada segundo. "Podríamos decir que trabaja todo el tiempo. Sin embargo, de hecho se contrae durante la décima parte de un segundo y descansa por nueve décimas de segundo".

Es fácil darse cuenta de que el corazón dejaría de funcionar si se contrajera constantemente sin descansar. Al igual que nuestros corazones, también nosotros necesitamos contar de manera regular con ratos de descanso. "Tenemos que salirnos de la rutina del trabajo constante —afirma Wayne Muller, un ministro y psicoterapeuta de Mill Valley, California, quien escribió un libro sobre la importancia del día del Señor como fuente regular de descanso—. La vida funciona de manera rítmica, los océanos, las mareas, el cuerpo: todo. Si nos limitamos a avanzar por un solo carril —producir y trabajar, sin darnos tiempo para reflexionar y volver a juntar los elementos dispersos de nuestras vidas—, nos haremos daño".

Si usted no se da el tiempo necesario para descansar, su cuerpo se lo exigirá enfermándose. Un grupo de investigadores holandeses afirman que el exceso de cansancio —un estado al que llaman "agotamiento vital", el cual se caracteriza por la fatiga, la irritabilidad y la desmoralización— llega a duplicar el peligro de sufrir un ataque cardíaco, por ejemplo.

Por lo tanto, por ocupada que esté puede (y debe) encontrar maneras de descansar. Empiece el día con una sesión de yoga, medite o salga a caminar. Respire hondo tres veces antes de contestar el teléfono, encender el motor del auto, servirles el almuerzo a los niños o realizar la actividad que sea. Reserve algunas horas a la semana para su cónyuge o una amiga cercana, a fin de disfrutar una comida especial o compartir alguna actividad, por ejemplo.

Antes que nada, recupere los domingos como un día de descanso dedicado a la familia, el ocio y la devoción religiosa. No pase el día podando el pasto, comprando los comestibles o poniéndose al día con el trabajo de la oficina.

No debe sentirse culpable por dedicar un poco de tiempo a relajarse cuando tiene mucho que hacer, porque un cambio de ritmo puede aumentar su productividad. "Aunque abandone un problema por un tiempo para hacer otra cosa, al fondo su mente seguirá ocupada con él —explica el Dr. David Neubauer, director adjunto del Centro Johns Hopkins para los Trastornos del Sueño en Baltimore—. Es como cuando hace una cosa en su computadora mientras Windows trabaja al fondo".

Cuando la diabetes la estresa

Desde luego el hecho de padecer diabetes es una fuente de estrés en sí, y es poco probable que desaparezca. No obstante, puede hacer muchas cosas para reducir el estrés de vivir con la diabetes.

En primer lugar, busque a un grupo de apoyo para diabéticos. Entablar amistades dentro de un grupo de apoyo sirve para aligerar la carga de estrés producida por la diabetes. Puede ayudar inmensamente saber que otros comparten la misma problemática y entienden la situación. Los integrantes de tales grupos también podrán enseñarle los trucos por medio de los cuales hacen frente al estrés en sus vidas.

Para acabar con el estrés, también se puede adoptar un nuevo pasatiempo o recuperar uno viejo, aprender a tocar el piano o el saxofón (¿por qué no?) o integrarse a un club que se dedica a bailar *swing*. Asimismo es posible que quiera ofrecer sus servicios como voluntaria a un hospital o una organización de trabajo social.

Muchas veces también es útil confrontar de manera directa el estrés relacionado con la diabetes. Pregúntese cuáles son los aspectos de la diabetes que le provocan más estrés. ¿Tomar sus medicamentos? ¿Revisar sus niveles de glucosa con regularidad? ¿Comer lo que debe en lugar de lo que quiere? ¿Hacer ejercicio?

A fin de encontrar ayuda para manejar cualquiera de estas cuestiones, tal vez pueda dirigirse a un miembro del equipo que le trata la diabetes, si lo tiene, o incluso a un terapeuta, si el estrés la abruma. Hablar sobre los asuntos que enfrenta como diabética puede ayudarle a afrontar tales desafíos y a encontrar nuevas y mejores formas de arreglárselas o de modificar su comportamiento.

CAPÍTULO 24

Trucos tranquilizantes

AHORA QUE ESTÁ CONSCIENTE de las múltiples formas en que el estrés causa estragos prácticamente en todos los órganos del cuerpo, tal vez le parezca imposible reducir las fuentes de tensión constante en su vida. Pues no es así. Sin embargo, antes de enfrentar esas fuentes de tensión es preciso que se dé cuenta de que aliviar el estrés no es cuestión de relajarse en un baño de burbujas, prender una vela aromática, recitar un mantra o gastar en masajes el dinero que tanto trabajo le costó ganar. Si bien todas estas cosas son antídotos muy útiles contra el estrés, no resuelven las *causas* del mismo. A fin de ganarle al estrés usted tendrá que preverlo e incluirlo en su planeación.

Y ahí es donde entra en juego este capítulo. Brinda técnicas prácticas para predecir y apartar los motivos de estrés que se dan en la vida real todos los días, desde el viaje matutino al trabajo hasta el agotamiento total de la madre de familia y mucho más. Las estrategias que se describen a continuación le ayudarán a evitar esos momentos en que se siente a punto de perder los estribos. . . o por lo menos le servirán para sortearlos de mejor manera.

No pretendemos insinuar, por otra parte, que no deba detenerse a oler las rosas (o las velas aromáticas) entre momentos de crisis. En la página 276 encontrará 25 formas de inyectar un poco de calma a sus días. Con una sola que intente sentirá que la tensión se desvanece.

Elimine el estrés de las carreras matutinas

Almuerzos olvidados, desayunos quemados, llaves perdidas: las mañanas de entre semana es posible que a veces no sepa qué hacer primero... o bien quiere regresar a la cama y olvidarse de *todo*. Prepararse a sí misma y a su familia para el día siempre le exigirá algún esfuerzo, pero resultará menos estresante si tiene presentes sus propias necesidades.

• Salude al día con ejercicio. El ejercicio quema las toxinas que se producen al percibir estrés, aumenta la cantidad de endorfinas —las cuales favorecen una sensación de bienestar— y reduce el nivel de cortisol. Por todos estos motivos se trata de una técnica excelente para aliviar el estrés. Además, es más probable que se mantenga fiel a una rutina de ejercicio al hacerlo por la mañana, ya que antes de empezar a trabajar es imposible que el estrés del día interfiera con la actividad; asimismo, cumplir con una meta importante antes de bañarse fomenta durante todo el día la sensación de tener las cosas bajo control. Levántese 20 minutos más temprano para sacar a pasear al perro al amanecer o para hacer un poco de yoga en el jardín de atrás (¿qué importa que los vecinos la miren?).

Ponerse a sudar resulta particularmente útil si usted tiende de manera crónica a preocuparse y a quejarse de todo. En un estudio que abarcó a 118 estudiantes universitarios, un grupo de investigadores de la Universidad Estatal de California en Chico observaron que las personas que se preocupaban de manera crónica, pero que durante las estresantes semanas de los exámenes finales hacían suficiente ejercicio para aumentar su ritmo cardíaco y sudar, se sentían mejor y mostraban menos síntomas de depresión que quienes no hacían ejercicio.

Dicho estudio indica que el ejercicio ofrece beneficios especiales a las personas propensas a preocuparse de manera crónica, sobre todo cuando se encuentran bajo estrés, en opinión del director de la investigación, Warren R. Coleman, Ph.D. "No estamos seguros de la razón por la que funciona, pero definitivamente vale la pena intentarlo".

• Disfrute un "desayuno móvil". Para servir el desayuno a las carreras, compre requesón, compota de manzana (*applesauce*), zanahorias cambray (*baby carrots*), pasas y frutos secos así como raciones individuales de yogur para toda la semana. Prepare bolsas con raciones individuales de cereal alto en fibra. Cueza una docena de huevos duros el domingo y guárdelos en el refrigerador; luego prepare bolsas resellables con un huevo pelado y una pizca de sal.

Calme su camino diario a trabajar

Los embotellamientos (tranques, tapones) diarios —a los que sólo los adolescentes les ganan en cuanto "cosa que nunca seré capaz de controlar"— llegan a frustrar incluso a la conductora más intrépida. Cuando el viaje diario al trabajo empiece a afectar su estado de ánimo, pruebe las siguientes técnicas para ajustar su actitud.

• Prepare su llegada. Agregue 5 minutos al tiempo que normalmente requiere para el viaje al trabajo. Al llegar a trabajar, estaciónese en un sitio discreto y medite durante 5 minutos antes de lanzarse a su oficina. Incluso es posible que la costumbre de meditar diariamente contribuya de manera directa a bajar de peso. En un estudio piloto preliminar, Elissa Epel, Ph.D., profesora adjunta de Psiquiatría en la Universidad de California en San Francisco, observó que un grupo de hombres que practicó la meditación a lo largo de 3 meses perdió más grasa abdominal que otro grupo que no hizo lo mismo. Es muy probable que tal actividad beneficie del mismo modo a las mujeres.

• Apodérese del tiempo. Haga más agradable el largo camino a trabajar llenando su carro de los cantos de aves, música clásica o de mariachi. Escuche los libros grabados que pueda obtener en su biblioteca local u organícese con otras personas en la misma situación para prestarse tales materiales mutuamente. No se someta al programa de un locutor vulgar de la mañana a menos que realmente sufra una adicción a su programa.

• Cuide sus pensamientos. Con frecuencia el estrés se produce a partir de convicciones subconscientes como: "Les estoy fallando a todos". Para empezar a ajustar esta voz interior, grabe usted misma

Cuando se encuentra bajo estrés, ¿se mata de hambre o come sin parar?

¿Por qué algunas mujeres pierden el apetito cuando se sienten mal, mientras que otras se consuelan comiendo?

La mayoría de las personas dejan de comer al inicio de un período de mucho estrés, a causa de la liberación de la primera hormona del estrés, el factor de liberación del corticoide (o *CFR* por sus siglas en inglés), el cual suprime el apetito, explica Elissa Epel, Ph.D., profesora adjunta de Psiquiatría en la Universidad de California en San Francisco. Si la historia acabara ahí, todos simplemente evitaríamos comer en tiempos de estrés; sin embargo, comer por motivos de estrés es un problema gigantesco para muchas personas. Comer por motivos de estrés como una forma de manejar la situación, al reducir las emociones negativas, es un comportamiento aprendido muy fuerte que puede dominar el efecto de las hormonas y producir un consumo excesivo de calorías así como aumento de peso.

Es más, es posible que las hormonas del estrés varíen de un individuo a otro, lo cual explicaría por qué algunos comen menos y otros más cuando se encuentran en un estado de estrés, según explica la Dra. Pamela M. Peeke, profesora clínica adjunta de Medicina en la Escuela de Medicina de la Universidad de Maryland en Baltimore. De acuerdo con una teoría, las mujeres que producen una mayor cantidad de la hormona del estrés llamada cortisol tal vez tiendan a comer más en situaciones estresantes, posiblemente porque su producción de cortisol, que según se señaló estimula el apetito, supera la del CRF, que lo suprime.

cinco afirmaciones positivas en un cassette. Ann R. Peden, D.Sc., una enfermera psiquiátrica, profesora del Colegio de Enfermería en la Universidad de Kentucky en Lexington y directora de un estudio sobre el efecto de las afirmaciones realizado bajo los auspicios del Instituto Nacional de Investigación en Enfermería de los Institutos Nacionales para la Salud, sugiere comenzar con el mensaje negativo e invertirlo. Por ejemplo, "no voy a poder con todo" se convertiría en: "Estoy calmada y tengo todo bajo control". Pronuncie cada afirmación tres veces y escuche su grabación dos veces al día. Las investigaciones de la Dra. Peden demuestran que el método de las afirmaciones, cuando se practica con regularidad, es muy poderoso para combatir los pensamientos negativos.

Sobreviva a los plazos en el trabajo

¿Aparece el título de "lectora de pensamientos" en su tarjeta de presentación? Lo más probable es que no. Sin embargo, cuando la amenaza de plazos de entrega importantes la intimida, la mayor fuente de estrés seguramente radica en tratar de adivinar lo que el jefe espera. Los siguientes trucos limitarán un poco la necesidad de basarse en conjeturas.

• Haga preguntas. Empiece cada proyecto con una serie de preguntas básicas: ¿Cuándo hay que entregarlo? ¿Qué extensión debe tener? ¿Qué información quiere que incluya? ¿Hay alguna cosa que quiere que omita? Trate de darse una buena idea del producto final antes de tocar el teclado de la computadora.

• Divídalo. Divida todo el proceso en una serie de objetivos más pequeños y asigne a cada uno, trabajando hacia atrás desde el plazo de entrega final, una fecha particular de terminación. Si no logra cumplir con cualquiera de los plazos parciales, reevalúe todo el proyecto y ajuste las demás fechas de forma correspondiente, para que no le falte tiempo al final. Al cumplir diariamente con una meta obtendrá cierto sentido de controlar la situación.

• Apodérese de sus descansos. Lewis Richmond, un antiguo monje budista y el autor de un libro sobre el trabajo como ejercicio espiritual, recomienda aprovechar las interrupciones para ir al baño como oportunidades para centrarse nuevamente. Inhale hasta la cuenta de cuatro y exhale hasta la cuenta de cuatro. Pruebe un mantra propio del lugar de trabajo, como: "Mucho tiempo, mucha energía" o "Mucho tiempo, mucho esmero".

25 formas de hacer crecer su calma

Empiece a aumentar sus reservas de serenidad aplicando diariamente uno de los siguientes 25 trucos para lograr la calma; agregue los demás conforme cada uno se le haga hábito.

1. Queme incienso mientras paga sus facturas.

2. Dibuje una carita feliz en las notas que escribe para sí misma.

3. Tome una clase de baile o vaya a un bar con karaoke con su mejor amiga. Diviértase con tonterías y que no le importe.

4. Los días que esté muy ocupada, dedique 5 minutos a salir por la puerta de atrás del edificio donde trabaja y darle la vuelta caminando hasta la del frente.

5. Guarde en el primer cajón de su escritorio una foto de sus vacaciones que la haga sonreír inevitablemente. Sáquela cuando más la necesite.

6. Toque una flor, una planta o un árbol. Dedique 1 minuto a pensar en cómo brotó de una semillita.

7. No prenda la televisión durante 24 horas. Llene sus noches con música hermosa en lugar de las risas enlatadas de las series de televisión.

8. Haga una lista de 20 cosas por cuya existencia se siente agradecida, como "mi gato" o "el esmalte rojo para las uñas de los pies".

9. Tome su café o té matutino en la terraza de atrás de su casa y escuche el canto de los pájaros, aunque sólo sea por 3 minutos.

10. Haga una lista de 10 cosas que le encantaría hacer si contara con todo el tiempo del mundo.

La casa y el hogar: no se pierda en el perfeccionismo

La fantasía: este año con toda seguridad elaborará aquella guirnalda navideña tan mona que vio en una revista femenina. La realidad: el cesto para la ropa sucia se está desbordando. Simplemente acepte que con toda probabilidad su hogar nunca será tan perfecto como

11. Haga una de esas cosas, en alguna variante, cada semana.

12. Almuerce con personas que la hagan reír.

13. Dedique 5 minutos a estar completamente a solas y en silencio. Escuche el viento en los árboles.

14. Cómprese un ramo de flores de $5 en la tienda de comestibles.

15. Dése una ducha (regaderazo) a la luz de las velas.

16. Pinte con los dedos con sus hijos. Aunque estos sean adolescentes.

17. En lugar de ver una serie de televisión, ponga un video de una boda, un bebé o unas vacaciones. Coma palomitas (rositas) de maíz (cotufo). Ríase.

18. Llene un frasco de mermelada con margaritas y póngalo en su escritorio en el trabajo.

19. Juegue al corre que te pillo (al cogido, a la roña, a la lleva).

20. Espere el sonido del camión de los helados en una noche cálida de verano. Cuando lo oiga, observe cómo los niños del barrio (colonia) corren a recibirlo.

21. Ponga a su marido a empujarla en un columpio. Recuéstese y cierre los ojos.

22. Asista a un partido de beisbol y grite hasta ponerse ronca.

23. Rente una película para mujeres y apodérese de la sala con una o dos amigas.

24. Brinque en una pila de hojas secas.

25. En un día hermoso, acuéstese boca arriba en el parque. Busque imágenes entre las nubes.

los que se ven en las revistas. . . y pruebe los siguientes trucos para evitar el caos.

• Delegue, delegue, delegue. Antes de que todo el mundo se siente a cenar póngalos a recorrer la casa —un cuarto cada vez— para que cada cual recoja sus cosas y las lleve a su respectivo cuarto. Enseñe a sus hijos desde temprana edad a hacer algunos quehaceres sencillos.

• Aproveche las tareas domésticas como una especie de minimeditaciones. En lugar de lavar los platos lo más rápido posible con tal de poder ofuscar su mente una hora más frente a la televisión, concéntrese en la sensación que el agua tibia le produce sobre las manos y admire el brillo de los vasos limpios en el escurreplatos.

• Designe un centro de control. En lugar de repasar mentalmente la lista de las cosas que le falta hacer, cuelgue un enorme pizarrón lavable en la cocina. Apunte el nombre de cada miembro de la familia en la parte superior y los días de la semana a un lado. Señale los juegos de fútbol, los ensayos de teatro, las reuniones con maestros y las citas con el dentista, indicando asimismo en qué momento le toca acompañar o transportar a los niños. Al administrar su propio tiempo en público les enseñará esta habilidad a sus hijos (y tendrá muy claro con qué necesita ayuda).

• Haga la "tarea" los sábados. No malgaste sus valiosos fines de semana en tareas que "debería" hacer pero que en realidad no son necesarias. A fin de combatir el perfeccionismo que hace perder tanto tiempo, ponga el despertador para un lapso de 3 horas, haga una lista

Escriba para eliminar el estrés

Llevar un diario, aunque sea de manera esporádica, es una forma eficaz de sobrellevar el asalto del estrés en nuestras vidas. De acuerdo con un estudio, dedicar sólo 20 minutos una vez a la semana a su diario mejoró el estado de ánimo y la salud en general de un grupo de estudiantes universitarios. . . en tan sólo 3 semanas. Trate de apartar 3 ó 4 días y dedique unos 20 minutos a escribir. No es necesario que lo haga con regularidad, simplemente según le haga falta. Si bien es posible que su primera anotación le revuelva las emociones, esos sentimientos pasarán, afirma James W. Pennebaker, profesor del departamento de Psicología en la Universidad de Texas en Austin y autor de un libro sobre los beneficios que expresar las emociones tiene para la salud. "Entre más escriba, menos impacto tendrá el acontecimiento en usted", indica.

de prioridades y llévela a cabo con entusiasmo. Una vez que suene el timbre, deténgase y déjelo todo. Fijarse un tiempo límite le permitirá concentrar toda su energía en sus actividades sin dejarse distraer por el perfeccionismo.

• Haga tiempo para usted misma. . . y que sea sagrado. Media hora que pase a solas diariamente podrá marcar la diferencia entre el agotamiento total y una felicidad relativa. Nombre a su hijo o hija mayor para recibir las llamadas telefónicas y protegerla de los pleitos entre hermanos, póngale el seguro a la puerta y concéntrese en entregar sus preocupaciones al agua de la bañadera (bañera, tina).

• Comprométase a dormir. No hay cesto de ropa sucia ni plato sucio más importante que 8 horas de sueño. El sueño ahuyenta la fatiga que incapacita la fuerza de voluntad. Acéptelo: nunca tendrá limpio el 100 por ciento de la ropa. Admitir el hecho puede resultar muy liberador. Asuma unas expectativas más bajas y acuéstese.

Evite sobrecargarse como cuidadora

Al recibir en su casa a un padre o una madre ya mayor, el bagaje emocional llega a ocupar más espacio que aquel cuerpo achacoso. Una encuesta a nivel nacional encontró que el 25 por ciento de las mujeres que cuidan a otras personas soportan estrés emocional por su actividad como cuidadora. Pruebe los siguientes trucos para aliviar la situación.

• Establezca expectativas realistas. Cuando un ser querido la necesita tal vez le cueste trabajo decir que no, pero si no tiene cuidado su gran corazón aceptará demasiadas obligaciones para el reducido número de horas con que cuenta. Siéntese con la persona a hablar de lo que cada cual desea. Concéntrese en los puntos de coincidencia ("comeremos juntos") y negocie las diferencias ("Te acompañaré todo el fin de semana"). Una vez que haya cumplido con las expectativas acordadas siempre podrá brindarle más tiempo a la persona. . . pero usted deberá poner las condiciones.

• Busque apoderados sociales. No tiene que asumir la carga usted sola. Han surgido miles de servicios que se especializan en ayudar a atender al número cada vez más grande de personas mayores que requieren alternativas sociales, no atención médica. Investigue las posibilidades que existen en cuanto a un centro diurno de cuidado para ancianos, programas comunitarios, excursiones en autobús (guagua, camión), grupos de lectura en la biblioteca y televisión por Internet. Pídales a unos vecinos amables que pasen a ver a su padre o madre o intercambie "tiempo de cuidado" con otra persona.

• Contrate ayuda. Si su padre o madre ha llegado a vivir a su casa, no sólo tiene que alimentar a otra boca sino también encargarse de más ropa sucia y trastes, entre otras cosas. Este trabajo adicional requiere tiempo: dos tercios de las personas al cuidado de familiares de hecho ganan menos en sus empleos remunerados a la vez que se hacen bolas para satisfacer las necesidades de todos. En lugar de enojarse, dígale a su mamá que podría pasar más tiempo con ella si tuviera menos que hacer, y luego pídale que le pague a alguien que le ayude a limpiar. Probablemente a ella le dará gusto tener la oportunidad de aportar algo, y con toda seguridad se sentirá agradecida al verla a usted menos estresada y poder pasar más tiempo con usted.

Elimine el estrés de las peleas entre esposos

Convivir con alguien durante varias décadas inevitablemente ocasiona algunos momentos tensos. La clave está en recordar cuánto se quieren a pesar de sus respectivos defectos.

• Trace el rumbo. Una vez al año, por la época de Navidad, hablen de lo que les gustaría lograr juntos durante el año siguiente. Sean muy específicos al apuntar sus metas como pareja, familia y de manera individual. Guarde el documento en un lugar especial y celebre cada meta cumplida con una cena en pareja o un picnic familiar. Declarar de manera conjunta su misión les dará la oportunidad, literalmente, de basar el trabajo de todos en los mismos puntos de partida y los protegerá contra conflictos ocasionales en cuanto a dinero y planes, opina Ronald Potter-Efron, Ph.D., psicólogo y autor de un libro sobre el ser, el pertenecer y el hacer como las tres necesidades más grandes del ser humano.

• Reparta el trabajo. Una vez que hayan establecido las metas será posible repartir las tareas. ¿Acaso uno de sus objetivos es "mantener limpia la casa"? ¿Qué significa eso? ¿Con qué frecuencia limpiarán y quién hará qué cosa? Anote cada tarea doméstica y asígnela a algún miembro de la familia. Saber quién se encarga de qué eliminará un enorme cantidad de estrés y resentimiento.

• Muéstrese agradecida. Déle las gracias a su esposo, aunque la tarea que haya hecho se encuentre en su lista de cosas por hacer. Si lavó el carro, dígale que se ve muy bonito. Cuando se encargue de su parte de la ropa sucia déle las gracias: no porque le haya "ayudado" sino como forma de decir: "Te aprecio". Es muy posible que él le responda de igual manera, pues el reconocimiento es un regalo inagotable.

CAPÍTULO 25

Consiéntase

¿CUÁNTAS VECES le ha sucedido que sus compañeros de trabajo le preguntan qué hizo el fin de semana y no se le ocurre una sola cosa que contarles? Sabe que estuvo ocupada. Lo que sucede es sencillamente que ninguna de las cosas que hizo en realidad cuenta como "diversión".

Sea lo que sea lo que le encante o simplemente la aparte de la rutina cotidiana por unos minutos, es muy posible que no lo haga con suficiente frecuencia. Si la vida realmente es un banquete tenemos que empezar a acercarnos a la mesa, porque el placer nos mantiene sanos, tanto en lo emocional como en lo físico.

Entre más buscamos actividades placenteras, menos irritables y tensos nos sentimos, en opinión de Stella Resnick, Ph.D., una psicóloga de Los Ángeles y autora de un libro acerca de cómo ser feliz. Actividades como escaparse de todo el fin de semana, tomar clases de cocina, trabajar en el jardín o simplemente pasar un rato con los amigos eliminan tensión y nos llenan de energía. "El cuerpo se relaja. Se respira con mayor facilidad. La sangre fluye libremente. Y nos volvemos menos propensos a enfermarnos", afirma la experta.

Es más, dedicarnos a las actividades que nos gustan aumenta la

¿Realmente será la felicidad un cachorrito?

Las investigaciones señalan la felicidad como uno de los tres beneficios principales de tener un perro. (Los otros dos son la compañía y la protección).

Es posible que una de las razones sea la oportunidad de jugar. Los dueños adultos de perros dedican el 44 por ciento del tiempo que pasan con sus mascotas a jugar. Los que tienen 65 años o más salen a caminar dos veces más frecuentemente que las personas de la misma edad que no tienen perros. También se sienten menos insatisfechos con su vida social y salud física y emocional que sus semejantes sin perro.

"Los dueños de mascotas utilizan más adjetivos positivos para describirse a sí mismos que las personas que no tienen mascota", indica Lynette Hart, directora del Centro para Alternativas con Animales de la Universidad de California en Davis.

Probablemente resulte fácil sentirse bien consigo mismo cuando se trata con alguien que muestra su amor con tal facilidad y a quien no le importa la posición social de su dueño, la talla de ropa que usa ni el saldo de su cuenta bancaria.

Lo único que los perros piden es un tazón (recipiente) con agua limpia, un paseo en el parque y de vez en cuando alguna golosina de la mesa. No hablan, por lo que hay pocos conflictos. Es posible recurrir a este sistema incondicional de apoyo de día o de noche, cuando los familiares y amigos tal vez estén ocupados con otras cosas o resulte imposible comunicarse con ellos, afirma Hart. Además, los perros desde luego sirven para entretenerse bastante. Es posible que por eso aproximadamente un tercio de los dueños de perro que participaron en un estudio opinaron que su amigo canino era tan importante para ellos como los miembros humanos de sus familias.

Asimismo, los perros promueven nuestra felicidad de la siguiente manera: al ayudarnos a sentirnos seguros y concentrarnos en algo que no seamos nosotros mismos, reducen los sentimientos de ansiedad, soledad y depresión, así como la presión arterial.

autoestima y ayuda a volvernos más flexibles ante las presiones de la vida. Simplemente somos más felices.

Se suma el beneficio adicional de la intimidad. Al compartir actividades placenteras se refuerza la sensación de formar una pareja feliz. El tiempo que dedique con su compañero a algo que no tenga que ver con los niños, los mandados, las facturas o los platos sucios promueve una relación más estrecha. "Al haber más oportunidades para disfrutar las cosas de manera relajada en su vida, habrá más abrazos, besos, sonrisas agradecidas y mejores relaciones sexuales; todo ello nos permite relajarnos y sentirnos menos estresados", según indica Susan Heitler, Ph.D., una psicóloga clínica de Denver y autora de un libro sobre los secretos de los matrimonios fuertes y llenos de amor.

Lo bueno es que sólo hace falta un poco de creatividad para recobrar aquella sensación de diversión, juego y disfrute que gozábamos de niños, sin sentirnos culpables y con toda libertad, a la vez que cumplimos con las exigencias del trabajo y de la casa.

Estrategias inteligentes: 6 formas de redescubrir la felicidad

Las siguientes sugerencias le ayudarán a entrar nuevamente en contacto con la niñita que trae dentro. . . y a permitirse usted misma disfrutar de la vida.

Haga una lista. Anote todo lo que alguna vez tuvo ganas de hacer, pero no probó por miedo, escasez de dinero, falta de tiempo o bien vergüenza. Tal vez se trate de sentarse en el carrito de hasta adelante en la montaña rusa, agitando los brazos encima de la cabeza. De galopar por la playa. De esquiar en el agua, subirse a una moto para la nieve o nadar entre los peces frente a las playas de una isla tropical. Incluso de algo tan simple como tomar una clase de yoga o de meditación para averiguar si es capaz de estarse quieta durante 20 minutos.

"Sea lo que sea, requerirá que baje las defensas y se aviente", según indica Lisa Firestone, Ph.D., psicóloga clínica y directora de investigaciones y capacitación para la Asociación Glendon de Santa Bárbara, California.

El punto es que la lista deberá servirle de comienzo. Quizá las montañas rusas le provocan náuseas. ¿Entonces por qué no visita un parque acuático? Supongamos que vive en Kansas, a miles de millas de una playa. Sin embargo, hay caballos. Le duelen los oídos cuando bucea con tanque. ¿Por qué no practica el esnórquel? Lo importante es identificar algunas áreas clave de su vida que se distingan de lo cotidiano y que usted crea que podrá disfrutar.

Revisite su infancia. ¿Qué disfrutaba más hacer cuando era niña? Ya sea que le haya encantado ir de excursión o bailar tap (claqué), tocar el piano o jugar baloncesto, es muy posible que todas estas actividades le sigan gustando en igual medida ahora que es adulta, opina la Dra. Heitler.

Revise los periódicos. Al abrir cualquier periódico encontrará un montón de cosas únicas e interesantes que hacer y apreciar, desde obras de teatro y conferencias hasta ferias artísticas y clases de danza. Empiece un "álbum de recortes placenteros" con las cosas que le llamen la atención y pruebe algo nuevo cada mes.

Visite una librería. Fíjese en lo que le llame la atención. Si dedica la mayor parte del tiempo a revisar la sección de libros sobre jardinería, planee asistir a una exposición de flores o siembre su propio jardín. Si le atraen los libros sobre el ejercicio, intégrese a un club para caminar, correr o andar en bicicleta. ¿Se detuvo largamente en la sección sobre temas de espiritualidad? Funde su propio grupo de oración.

Sólo diga "om"

De acuerdo con varios estudios científicos pequeños, ejecutar las asanas —ciertas posturas— de yoga puede beneficiar el control de la glucosa. En uno de estos estudios de reducido alcance, un grupo de investigadores de la India puso a 24 hombres y mujeres que padecían diabetes del tipo II a realizar 13 posturas durante 30 a 40 minutos todos los días. Al cabo de 40 días observaron una disminución significativa en los niveles de glucosa de los participantes, tanto en estado de ayunas como después de haber comido.

¿Se entretuvo con los libros de formato grande sobre fotografía? Tome una clase en un colegio o una universidad local.

Haga realidad sus fantasías. Dé por hecho que el dinero no es problema, su jefe le concederá 2 semanas adicionales de vacaciones y su mamá cuidará a los niños. ¿Qué haría en tal caso? La intención de este ejercicio es no imponerse límites. Trátese de un viaje en crucero a Alaska, de un masaje por todo el cuerpo o de escalar el Himalaya, apúntelo.

Luego divida la fantasía en etapas. En lo que se refiere al crucero, por ejemplo, la primera etapa pudiera ser hablar con un agente de viajes y obtener algunos catálogos. Tal vez tarde 3 años en ahorrar la cantidad necesaria, pero mientras tanto podrá leer libros sobre Alaska, efectuar en Internet búsquedas de ofertas especiales para viajar en crucero y empezar a armar su guardarropa para el viaje. Y cada vez que prepare su propio almuerzo en lugar de comprarlo en la calle, camine en lugar de tomar un taxi o vea la televisión abierta por haber cancelado el servicio de cable, estará perfectamente consciente del motivo por el que está ahorrando. "El propósito es hacer realidad su fantasía", explica la Dra. Resnick.

Interróguese. Pregúntese: "¿Qué sería lo último que mis amistades y familiares me creerían capaz de hacer?". Luego hágalo. No tiene que ser nada que quiera hacer más de una vez.

Una receta para disfrutar

Cuando sea el momento de darse un gusto a solas, pruebe las siguientes sugerencias.

• Un *spa*. Uno de los sectores de más rápido crecimiento en la industria de la belleza es el *spa* diurno, y los tratamientos faciales, los masajes y otras formas de consentimiento se están convirtiendo en parte de la oferta normal de muchos salones de belleza.

• Un masaje. Entréguese a su necesidad de que le amasen el cuerpo. La sensación es asombrosa. Y si bien es posible que no le importe mientras le frotan los pies, las investigaciones indican que el masaje refuerza al sistema inmunitario ayudando al cuerpo a producir

Placer para dos

El sexo, la fuente más primaria de placer, con frecuencia es víctima del estrés y de la fatiga. Los consejos de los expertos que presentamos a continuación podrán ayudarle a reanimar las pasiones.

• Haga una cita. No para cenar e ir al cine sino para una buena revolcada entre las sábanas. Apúntela en el calendario con una palabra cifrada que sólo ustedes dos sepan identificar. Por cierto, no ponga esa cara. Utiliza la agenda para apuntar sus citas con el dentista y cortes de cabello, ¿no?

• Cambie de lugar. ¿Nadie puede asomarse a su jardín trasero? Hágalo bajo las estrellas. ¿Sus hijos se quedaron a dormir en otra parte? Inténtelo en el sillón de la sala. Arriende una habitación económica de hotel para un encuentro rápido o reúnanse en su minifurgoneta. (Jamás la volverá a ver como un "auto familiar").

• Béselo. Béselo *de verdad*. En la cocina. Delante de los niños. Delante de los amigos. A la mitad del noticiero nocturno. Y no nos referimos a un besito en la mejilla.

• Jueguen juntos. No, no en la cama. Compartir una aventura —aunque sea algo tan simple como una clase de cocina— podrá hacer que se vean bajo una luz completamente nueva.

• Falten a trabajar juntos, alegando estar enfermos. Los niños están en la escuela, el perro anda afuera y —por fin— se encuentran solos en casa. A usted le toca hacerse cargo del resto.

más glóbulos blancos para combatir las enfermedades, bajar la presión arterial, reducir los niveles de hormonas del estrés y mejorar el estado de ánimo.

• Una clase de ejercicio. Si la simple idea de hacer aeróbicos con banca (*step*) la cansa, tome en cuenta el sinnúmero de actividades que seguramente no ha probado, como el *spinning*, escalar piedras, la esgrima, la danza de estilo libre (*freestyle dance*), el ballet y los aeróbicos en un pequeño trampolín (*rebound aerobics*). Hará un ejercicio cardiovascular excelente en un entorno que le permitirá mostrarse juguetona y desinhibida. Una ventaja adicional es que de acuerdo con diversos estudios 30 minutos de actividad aeróbica 3 días a la semana pueden resultar tan eficaces como los medicamentos para aliviar los síntomas de la depresión. Por si fuera poco, hacer ejercicio con regularidad retarda las reacciones del cuerpo al estrés que de otro modo produciría mal humor y ansiedad.

• La aromaterapia. Embellezca el ambiente de su casa y oficina con flores frescas, hermosas plantas verdes, popurrí y esencias en aerosol, velas o aceites para aromaterapia. Sin embargo, no consienta sólo su nariz sino también otros sentidos. Al estimular los cinco sentidos de manera continua, podrá experimentar fuentes de placer completamente nuevas. Por ejemplo, déles a sus oídos el lujo de apreciar los sonidos exuberantes de las sinfonías de Beethoven o los espléndidos valses de Johann Strauss. Consienta sus ojos con un hermoso póster, calendario o pintura. Bríndele a su lengua el picor de la pimienta roja o la dulzura de alguna fruta ridículamente cara fuera de temporada. Toque la suave nuca de un niño, el pelo sedoso de su perro o la mano de su amiga o compañero.

Sienta. Respire. Viva ahora.

CAPÍTULO 26

Duerma bien *todas* las noches

PRIVARSE DE SUEÑO LE ROBA energía, echa a perder su estado de ánimo y hace papilla su cerebro. Por no hablar de los estragos que causa en su apariencia. Prácticamente no hay nada más irritante que unos compañeros de trabajo que le informan sobre lo que ya sabe: que se ve exhausta.

La falta de sueño —ya sea por insomnio o por desvelarse demasiado— también le dificulta a cada célula del cuerpo absorber la glucosa de manera adecuada. Dormir muy poco reduce su sensibilidad a la insulina. De acuerdo con un estudio, en las personas que duermen 5 horas y media o menos cada noche la sensibilidad a la insulina se reduce en un 40 por ciento en comparación con quienes duermen casi 8 horas cada noche. Por su parte, los científicos a cargo de otra investigación observaron que las personas que en promedio sólo duermen 4 horas padecen el nivel de resistencia a la insulina que por lo común se observa en la vejez. Con el tiempo, la resistencia a la insulina produce un peligroso nivel alto de glucosa en la sangre.

Los trastornos del sueño son consecuencia del estilo de vida que pretende aprovechar al máximo las 24 horas del día los 7 días de la semana, según señala el Dr. Meir Kryger, profesor de Medicina en la Universidad de Manitoba en Winnipeg, Canadá, y ex presidente de la Academia Estadounidense de Medicina del Sueño. "Nuestras carreras profesionales se alargan más allá de las 5 P.M. y agregamos actividades después de salir de la oficina. Tenemos la oportunidad de ver la televisión las 24 horas del día y de desvelarnos toda la noche navegando en Internet", comenta el experto.

Sin embargo, también hay otros factores muy diversos, tanto físicos como psicológicos. Los siguientes figuran entre los más comunes.

La enfermedad. El insomnio puede ser resultado de una depresión o dolor. Otra posible causa es la apnea del sueño, lo cual significa que se deja de respirar de 10 a 60 segundos cada vez, se despierta por unos instantes y luego se vuelve a dormir, a veces sin estar consciente siquiera de que el sueño se haya interrumpido. El síndrome de las piernas inquietas es una sensación nerviosa en las piernas que se alivia moviéndolas y también puede mantener despiertas a las personas.

Factores externos. Tomar alcohol o bebidas con cafeína a altas horas de la noche, consumir antes de acostarse alimentos que puedan causar acidez (agruras, acedía), discutir con el compañero antes de ir

Cargue sus pilas con una siesta

Una siesta de 10 minutos es la mejor forma de recuperar energías a mediodía. Dentro del marco de un estudio australiano, tras una noche de haber dormido poco 12 estudiantes universitarios o no hicieron siesta o hicieron una siesta de 5, 10 ó 30 minutos.

Los participantes cuyas siestas duraron menos de 10 minutos no obtuvieron beneficio alguno, mientras que quienes durmieron por más tiempo despertaron sintiéndose aturdidos. La siesta de 10 minutos fue la que brindó mejorías inmediatas en cuanto a estado de alerta, estado de ánimo y rendimiento, porque no fue lo bastante larga para caer en un sueño más profundo, el cual según los investigadores produce la llamada inercia del sueño.

a la cama, preocuparse por las tareas que quedaron incompletas en el trabajo y realizar ejercicio vigoroso después de las 6 o las 7 P.M. nos dificultan conciliar el sueño y permanecer dormidos. Lo mismo llega a suceder si la cama es incómoda, si hay mucha luz en el dormitorio (recámara) o si hace demasiado calor o demasiado frío.

Distracciones mentales. Una cruel ironía del insomnio: si le ha costado trabajo dormirse es muy probable que desde el instante en que se meta entre las sábanas la empiece a preocupar la posibilidad de que otra vez se le dificulte conciliar el sueño. Se trata de un reflejo condicionado que se llama "insomnio psicofisiológico", lo cual significa que las personas asocian el hecho de ir a la cama con problemas para dormirse.

Sin embargo, anímese: *sí* hay formas de ayudar a relajarse y dormir bien noche tras noche. Deberá concentrar sus esfuerzos en dos objetivos: el primero será establecer o reforzar sus rituales previos a acostarse, cosas que promuevan el relajamiento y le ayuden a dormirse. El segundo será mejorar su higiene del sueño, es decir, las condiciones y las prácticas que promuevan un sueño reparador de alta calidad.

Cómo preparar el viaje al mundo del sueño: diseñe su ritual para acostarse

No es ninguna casualidad que los niños cuenten con elaborados rituales para acostarse, desde la lectura del cuento hasta la petición de agua de último momento. Los rituales son secuencias de comportamiento que ayudan a bajar de revoluciones y a prepararse para la cama; forman parte del proceso de relajamiento. A los adultos también nos hacen falta rituales de este tipo.

Independientemente de qué cosas reconfortantes haga antes de acostarse —ponerse su piyama favorita, leer un capítulo del último best-séller o recorrer la casa descalza para asegurarse de que las puertas hacia el exterior estén cerradas con llave y las luces apagadas—, realícelas en el mismo orden todas las noches. A continuación mencionaremos algunos pasos relajantes que tal vez quiera agregar a su ritual previo a acostarse.

• Tome una bebida natural relajante. Evite tomar café después de cenar. Las mezclas tranquilizantes de té herbario preparadas con manzanilla, valeriana o pasionaria (pasiflora, pasiflorina, hierba de la paloma, hierba de la parchita, *passion flower*), que producen soñolencia, son recursos tradicionales para promover el sueño, mientras que la leche tibia contiene triptofano, una sustancia química que tiene el mismo efecto.

• Sumérjase. Hundirse en un baño tibio durante 20 minutos puede servir para facilitar la transición entre un día estresante y una noche serena. Conforme el calor ayude a ensanchar sus vasos sanguíneos y relaje sus músculos cansados, deje que su mente divague entre pensamientos agradables.

• Calme la mente. La oración y la meditación también pueden aportar una sensación de paz y permitirle apartar las preocupaciones del día. Requieren cierta autodisciplina y tal vez un poco de práctica, pero es una buena forma de aprovechar los minutos antes de acostarse.

Estrategias inteligentes: 8 trucos para dejar de dar vueltas en la cama

A fin de dormir bien por la noche —por fin— sólo necesita realizar algunos ajustes menores. Pruebe los siguientes trucos durante unas 6 semanas para dormir mejor y de manera más profunda.

Reserve el tiempo. Dése de 45 minutos a una hora para relajarse antes de ir a la cama. Deje que se desvanezca la tensión que quede de su larga jornada. Evite trabajar en asuntos financieros, ver el noticiero o estimular su mente de cualquier otra forma poco antes de dormirse.

Cumpla con su horario. Al cuerpo le encanta que las rutinas para dormirse se lleven a cabo con regularidad, así que trate de acostarse y levantarse a la misma hora todos los días. Por lo tanto, nada de siestas ni tampoco dormir tarde los fines de semana. Si le cuesta trabajo dormirse, levántese (vaya a otra habitación, de ser necesario) y haga algo sosegado. Evite dormir en otro lugar que no sea el dormitorio. Regrese a la cama en cuanto le dé sueño y repita el proceso todas las veces que sea necesario a lo largo de la noche.

Cuando su mascota es el problema

¿Unos rizos lanosos le rodean la cabeza durante toda la noche? O bien tal vez la vejiga de su perro le exija que lo deje salir a vaciarla a las 3 y luego otra vez a las 5 A.M. Si su mascota le impide dormir por la noche, sepa que su caso no es único. Es posible que hasta el 25 por ciento de las personas que sufren insomnio les deban sus trastornos de sueño a sus mascotas.

En una encuesta que les realizó a 300 pacientes del Centro Mayo para los Trastornos del Sueño en Rochester, Minnesota, el Dr. John Shepard, director médico del mismo, halló que más de la mitad tenían mascota; de estos, casi el 60 por ciento les permitía a sus mascotas dormir en el dormitorio (recámara). En términos generales, el 53 por ciento de los dueños de mascota opinaban que todas las noches su sueño sufría algún tipo de interrupciones. Y cuando a un perro se le permitía dormir en el dormitorio, era muy probable que también se le permitiera dormir en la cama. En el caso de los gatos, era aún mayor la probabilidad de que los dueños les concedieran espacio en sus colchones. Intente los siguientes pasos para dormir mejor por la noche.

• Invierta en una fuente de ruido blanco, sintonice los parásitos entre dos estaciones de radio o encienda un ventilador o acondicionador de aire para ayudar a disfrazar los ruidos que su mascota produce durante la noche.

• Siempre y cuando su mascota sea sana y no tenga problemas de la vejiga o del tracto urinario, debe ser capaz de esperar hasta el amanecer para orinar. Quítele el plato del agua unas horas antes de acostarse y asegúrese de que orine antes de dormirse. Luego, cuando pida salir, tarde entre 10 y 15 minutos en cumplir su petición. Cada 3 ó 4 noches, agregue unos cuantos minutos.

• Consiga un cajón lo bastante grande para que su mascota se pare y se dé la vuelta en su interior. Déjelo en su dormitorio con la puerta abierta y su cobija favorita así como unas golosinas adentro para llamarle la atención durante el día. Alabe a su mascota cuando se anime a meterse. Luego entrénela para quedarse a dormir en el cajón por la noche: cierre la puerta del cajón por unos minutos cada noche y luego vuélvala a abrir. Vaya aumentando de manera gradual el tiempo que pase en el cajón.

Los peligros ocultos de roncar

Si usted ronca todas las noches y tiene sobrepeso, consulte a su médico. Un estudio que abarcó a casi 70,000 enfermeras encontró que aquellas que roncaban todas las noches sufrían un riesgo más de dos veces mayor que el normal de desarrollar diabetes del tipo II, independientemente de su peso corporal.

Es posible que roncar regularmente de manera profunda aumente el nivel de unas hormonas llamadas catecolaminas, las cuales pueden provocar resistencia a la insulina, de acuerdo con el Dr. Wael K. al-Delaimy, Ph.D., un investigador de la Escuela de Salud Pública de Harvard. Es posible que la apnea del sueño produzca el mismo efecto, ha comentado el experto; este mal significa que de hecho se deja de respirar muchas veces a lo largo de la noche.

Vístase para dormir. Póngase lo que le resulte cómodo, pero no se tape demasiado. La temperatura del cuerpo baja antes de dormirse, se eleva durante la noche y vuelve a descender antes de que uno se despierte. De preferencia utilice una piyama ligera en lugar de una gruesa.

Consiga un mejor colchón. Para brindarle al cuerpo el apoyo que necesita para relajarse, duérmase en una cama firme de buena calidad.

Evite el ejercicio. Hacer ejercicio varias horas antes de acostarse servirá para que se relaje, pero entregarse a una actividad física vigorosa muy cerca de la hora de acostarse posiblemente la ponga nerviosa.

Saque la televisión. Diversas investigaciones que se han hecho con niños demuestran que quienes padecen el mayor número de trastornos del sueño son los que cuentan con un televisor en el dormitorio y lo utilizan para dormirse. Lo mismo sucede con los adultos.

Desintoxique su dormitorio. Elimine cualquier fuente perturbadora de sonido o de luz. Si su despertador cuenta con una pantalla iluminada, tápelo con un trapo. Bájele al termostato; una temperatura corporal más baja promueve el sueño. Sólo utilice la cama para dormir y para hacer el amor. Adorne su dormitorio con matices tranquilizantes de verde y azul; el rojo, el anaranjado y el amarillo pueden resultar demasiado estimulantes.

Coma una merienda de última hora. Es posible que una merienda (refrigerio, tentempié) de carbohidratos, baja en grasa y en calorías, le ayude a conciliar el sueño. Pruebe 1⅓ tazas de cereal de caja para desayunar, pero sin leche; un *muffin* inglés de canela y pasas o un plato de avena instantánea con canela y especias.

Para cuando todo falle

Las pastillas para dormir y los tranquilizantes llegan a ser útiles a corto plazo, de acuerdo con algunos expertos. Permiten conciliar el sueño cuando se viaja a un lugar con un huso horario diferente y es absolutamente imprescindible estar bien descansado y alerta; o bien cuando hubo una muerte en la familia y el dolor y el estrés no permiten dormir.

No obstante, si toma tales remedios más de una o dos veces a la semana, es posible que se conviertan en un problema. Siempre que la imposibilidad de dormir interfiera de manera grave, durante más de uno o dos meses, con su capacidad para hacer frente a sus actividades diurnas, ha llegado el momento de buscar ayuda profesional.

De hecho, si su insomnio es crónico debe tratar de evitar los medicamentos lo más posible. Le irá mucho mejor si resuelve las cuestiones del entorno y las relacionadas con su estilo de vida que probablemente la estén manteniendo despierta.

7

La suma de las sugerencias

CAPÍTULO 27

Gánele a la glucosa en 30 días

SI USTED SE ENCUENTRA lista para controlar su alto nivel de glucosa en la sangre y reducir los aumentos bruscos en la glucosa, además de bajar de peso, volverse más activa y reducir sus niveles de estrés, le tenemos el plan perfecto. Es sencillo, eficaz. . . y delicioso.

Durante los próximos 30 días se encontrará a cargo de Ann Fittante, M.S., R.D., una instructora certificada sobre los temas de diabetes y nutrición, además de ser una fisióloga del ejercicio en el renombrado Centro Joslin para la Diabetes del Centro Médico Sueco en Seattle. Creó este programa de manera exclusiva para nosotras. . . y para usted. Se basa en tres principios clave de salud: la buena nutrición, una actividad física hecha con regularidad y el control del estrés.

Cada día del programa consta de tres elementos.

• Los menús. Mientras baje de peso comerá en mayores cantidades de lo que jamás hubiera creído posible, incluyendo muchos de sus alimentos favoritos, como pasta, galletitas con chispitas de chocolate y helado (efectivamente, ¡aunque se siga una dieta basada en un bajo índice glucémico no es preciso renunciar a tales delicias!). En la sección de recetas, que empieza en la página 347, aprenderá a crear los platos incluidos en el plan. (*Nota:* El plan de menús no cubre las necesidades alimenticias propias del embarazo ni de las mujeres que padezcan diabetes gestacional).

Condimentos y sazonadores imprescindibles

Lo más probable es que ya cuente con algunos de los siguientes artículos en su especiero; si no, vale la pena comprarlos. Le encantarán los sabores dulces, condimentados o picantes que aportarán a sus platos saludables.

- Aceite de oliva y de *canola*
- Aceite de semilla de lino (linaza, *flaxseed oil*) (guárdelo en el refrigerador)
- Alcaparras
- Edulcorantes naturales: miel, mermelada de manzana con especias (*apple butter*)
- Rábano picante
- Mostaza *Dijon*
- Salsa asiática de ciruela
- Salsa de soya baja en sodio
- Salsa picante de chile
- Salsa picante de pimiento
- Salsa tipo mexicano
- Salsa *Worcestershire*
- Sazonadores básicos: canela, cominos en grano, hierbas a la italiana, hojas de laurel, nuez moscada, orégano, perejil (seco y fresco), pimentón (paprika), romero, tomillo
- *Tahini*
- Tomates (jitomates) secados al sol
- Vinagres: balsámico, de vino de arroz, de vino tinto
- Vino para cocinar

Anticipe el trabajo de cada semana

Las tardes de domingo son perfectas para preparar uno o varios de los menús que presentamos a continuación. Aquí encontrará el programa de los sabrosos manjares que disfrutará durante la respectiva semana siguiente. Si tiene ganas de preparar mayores cantidades de alguna de las recetas señaladas para la semana en cuestión —la Lasaña mexicana, por ejemplo—, a fin de reemplazar con ella otros menús para cenar, adelante. Simplemente limítese a una sola porción.

Cada semana: Prepare el aliño (aderezo) para ensalada de toda la semana. (Vea "Un aliño adecuado" en la página 310). Lave, seque y mezcle verduras de hoja verde para toda la semana y guárdelas en un recipiente hermético en el refrigerador.

La semana anterior a que comience con el plan, prepare lo siguiente para la Primera Semana: Sopa de lenteja al estilo griego (página 370), Cereal multigrano (página 349), Pan de carne (página 410).

Durante la Primera Semana, prepare lo siguiente para la segunda: Galletitas de chispitas de chocolate (página 446), Quinua con pimientos y frijoles (página 391), Ensalada verde con cebada (página 388), *Dip* de espinaca y ajo (página 362).

Durante la Segunda Semana, prepare lo siguiente para la tercera: Guiso toscano de frijoles (página 369), *Muffins* de arándano y yogur (página 354), Cacerola de pasta con pollo y hongos (página 437), Sopa campesina de papa, habichuela verde y jamón (página 375).

Durante la Tercera Semana, prepare lo siguiente para la cuarta: Albóndigas picantes con leche de coco (página 409), Tortas de camarón y cangrejo (página 425), Lasaña mexicana (página 435).

• Una sugerencia para quemar más calorías a lo largo del día ("Muévase"), que deberá realizar además de las sesiones de ejercicio normales. (Consulte a su médico antes de iniciar cualquier programa de ejercicio). De acuerdo con los expertos, el simple hecho de incluir más actividad física en la vida cotidiana ayuda a acelerar la pérdida de peso. "Se sorprenderá al averiguar de cuántas formas sencillas puede sumar más movimiento a su día. . . sin esfuerzo alguno", opina Fittante.

Sugerencias útiles y sabrosas

Lograr que baje el nivel de glucosa en su sangre no tiene que resultar difícil, ni para su paladar ni para su cartera (bolsa). Siga leyendo para enterarse de cómo ahorrar tiempo y dinero mientras lleva a cabo el plan de alimentación, además de que encontrará sugerencias para escoger y utilizar algunos de los ingredientes incluidos en el mismo.

Sugerencias útiles

• Un alimento integral es el que se ha procesado muy poco o que consiste en un solo ingrediente, como la manzana, la cebada, los copos de avena, los frijoles (habichuelas), la zanahoria y los frutos secos. Siempre que sea posible, opte por un alimento integral.

• Opte por alimentos de cultivo orgánico para reducir su consumo de pesticidas.

• Compre los alimentos a granel para ahorrar dinero.

• En las etiquetas y las recetas, reste los gramos de fibra de la cantidad total de carbohidratos.

• El aceite de semilla de lino (linaza, *flaxseed oil*) es rico en ácidos grasos omega-3 saludables para el corazón. También es muy vulnerable al calor y la luz, así que guárdelo en el refrigerador y úselo para preparar aliños (aderezos) para ensalada o esparcido sobre alimentos cocidos. Para cocinar, no utilice aceite de semilla de lino sino de *canola* u oliva.

• Algunas de las recetas piden semilla de lino. Puede comprarla molida en las tiendas de productos naturales o molerla usted

• Una sugerencia acerca de cómo reducir el estrés en su vida y dedicar un poco de tiempo a sí misma todos los días ("Tome un tiempo para tranquilizarse"). Sabemos que no dispone de tiempo, pero nos referimos a 5 minutos diarios —desde luego puede tomarse más tiempo si lo tiene—. Tal vez resulte difícil de creer en este momento, pero la suma de esos 300 segundos le brindará mayor calma y menos estrés. Aplique nuestras sugerencias o invente sus propios métodos.

misma en su procesador de alimentos o en un molinillo tradicional de café.

● A diferencia del aceite que se extrae de ella, la semilla de lino mantiene sus propiedades al calentarse, por lo que es posible agregarla a la avena u otros alimentos cocidos. También se puede incluir en productos horneados.

● Cuando compre cremas de cacahuate (maní), nuez de la india (anacardo, semilla de cajuil, castaña de cajú) o almendra, busque una marca completamente natural que no contenga aceites hidrogenados. (Evite los que digan *"hydrogenated oils"* en su lista de ingredientes). En el caso de las cremas naturales de frutos secos, es normal que el aceite se separe; simplemente revuélvala antes de usarla. Una vez abierto, guarde el frasco en el refrigerador.

● Enjuague los frijoles (habichuelas) de lata con agua fría para eliminar el exceso de sodio.

● Si cuenta con una olla de presión (olla exprés) puede cocinar los frijoles secos usted misma. La mayoría de las variedades sólo tardan de 10 a 15 minutos, y los frijoles preparados de este modo contienen mucho menos sodio que los enlatados.

● Al elegir un pan integral, busque las palabras *"100 percent whole wheat"* o *"stoneground wheat"* ("100 por ciento trigo integral" o "trigo molido por piedra") como el primer ingrediente en la lista de ingredientes. La mayoría contendrán por lo menos 2 gramos de fibra.

(continúa en la página 304)

Si teme la idea de ponerse a dieta una vez más, prepárese para llevarse una agradable sorpresa.

No le dará hambre comiendo 6 veces al día

¿Le gusta la pasta? ¿Las hamburguesas? ¿La crema de cacahuate (maní)? ¿Las papas al horno? ¿Una copa de vino o una cerveza a la

Sugerencias útiles y sabrosas *(continuación)*

Sugerencias sabrosas

• Unos *muffins* bajos en grasa hechos en casa pueden ser una opción saludable para el desayuno o la merienda. En sus recetas, reemplace la mitad de la harina por harina de trigo integral, use aceite de alazor (cártamo) o de *canola* y ¾ taza de azúcar o menos, y agregue frutos secos. Un *muffin* de 1 onza (28 g) contiene aproximadamente 130 calorías. La mayoría de los *muffins* que se venden comercialmente pesan entre 4 y 6 onzas (112 a 168 g) y suman la cantidad significativa de 500 a 800 calorías.

• Si le gusta mucho desayunar cereal de caja, hágalo. Sin embargo, opte por marcas altas en fibra y limite la cantidad total de carbohidratos —incluyendo los de la leche— a 60 gramos. Evite acompañar un cereal de caja con fruta, a menos que el contenido en carbohidratos del cereal ande por los 25 gramos por porción.

• Use varias verduras de hoja verde para sus ensaladas. Las lechugas de hojas más oscuras contienen más nutrientes que la lechuga repollada, y representan un cambio delicioso. Pruebe una combinación de espinaca, col rizada, acelga suiza, berzas (bretones, posarmos, *collard greens*), hojas de mostaza y *arugula*; de esta forma agregará más sabor y también betacaroteno, folato y magnesio.

• Los menús del plan se basan en pastas de trigo integral. Puede sustituirlas por otras pastas integrales como las de maíz, alforjón (trigo sarraceno), *soba*, quinua, *spelt*, lenteja o arroz integral. Visite una tienda de productos naturales para conocer nuevas variedades.

hora de cenar? Este plan se lo permitirá todo. Ahora le daremos una idea de cómo funciona.

• Consumirá entre 1,500 y 1,600 calorías al día (del 50 al 60 por ciento en carbohidratos, del 15 al 25 por ciento en proteínas y del 25 al 30 por ciento en grasa). Las comidas y las meriendas (refrigerios, tentempiés) serán bajas en grasa y no contendrán transgrasas.

• Los *edamames* son frijoles (habichuelas) de soya verdes. Al cocinarse adquieren un sabor dulce a frutos secos; en China y Corea se comen tradicionalmente como verdura en los platos sofritos al estilo asiático. En el Japón, el *edamame* se consume como merienda, de modo muy semejante al cacahuate (maní) en los Estados Unidos. Para preparar una ensalada de *edamames*, mezcle ⅔ taza de *edamames* cocido con cebolla, ajo, pimiento morrón (ají) y zanahoria, todo picado. Alíñela con 2 cucharadas de cualquier aliño (aderezo) bajo en grasa, o bien con la vinagreta de semilla de lino cuya receta encontrará en la página 310.

• La quinua es un cereal procedente de la sierra sudamericana de los Andes y entre todos los cereales es el que más proteínas contiene. Tarda de 15 a 20 minutos en prepararse y forma diminutas espirales cuando está completamente cocido. Enjuague la quinua antes de cocinarla para eliminar la saponina, un recubrimiento natural de sabor amargo. Encontrará este cereal en la tienda de productos naturales de su localidad.

• La avena cortada en máquina (*steel-cut oats*), que también se conoce como avena irlandesa, tiene un sabor más pronunciado a frutos secos y una textura más gruesa que los copos de avena tradicionales (*old-fashioned oats*), y representa una alternativa sabrosa. Evite la avena instantánea, que es muy procesada y contiene bastante sodio y azúcar.

• Los alimentos se dividirán entre tres comidas y tres meriendas (dos meriendas de 80 calorías y una de 150 calorías). Si desea reducir las calorías a entre 1,300 y 1,400, opte por las comidas más dos meriendas "sin límite" (vea la página 312) y una de 80 calorías.

• A fin de aumentar las calorías a entre 1,700 y 1,800, optará por las comidas más tres meriendas de 150 calorías.

• Los días en que el menú incluya un desayuno más alto en calorías (como por ejemplo la *Frittata* gruesa con jamón y pimiento verde, el *Omelette* de espárragos y queso de cabra o el Pavo ahumado), se omitirá la merienda a media mañana y se reducirá el número de calorías del almuerzo.

• Podrá tomar refrescos (sodas) de dieta así como café o té (caliente o helado) en cantidades moderadas. Limítese a dos tazas de

Nombres de marcas

¿Busca productos de cereales integrales, margarinas libres de transgrasas o ricas cremas de frutos secos? A continuación encontrará una lista de marcas para probar. Algunas de ellas se ofrecen en la sección de productos de cultivo orgánico de los supermercados grandes, otras en las tiendas de productos naturales y otras más en los sitios *web* que se indican.

Galletas (*crackers*) y panes crujientes (*crispbreads*)

Ak Mak crackers, Kavli crispbread, Wasa crispbread, Ryvita crispbread, Ry Krisp crackers, Streit's 100% whole wheat matzos

Meriendas crujientes

Erin's Gourmet Popcorn (palomitas/rositas de maíz/cotufo)

Trader Joe's Tortilla Chips (totopos/tostaditas/nachos)

Que Pasa Organic Tortilla Chips (totopos)

Panes y tortillas

Ezekiel sprouted grain bread and tortillas (pan y tortillas de cereales germinados) (www.food-for-life.com)

Garden of Eatin' whole wheat tortillas (tortillas de trigo integral)

Silver Hills organic sprouted bread (pan de cereales germinados de cultivo orgánico)

Pasta integral

Trader Joe's whole wheat organic pasta (pasta de trigo integral de cultivo orgánico) café al día (con 2 cucharadas de leche o crema por taza) y dos raciones de 12 onzas (360 ml) de refresco de dieta al día. Fittante recomienda beber 8 vasos de agua de 8 onzas (240 ml) al día, además de té verde, el cual representa una buena fuente de antioxidantes.

¿Utiliza unidades de intercambio para diabéticos o bien cuenta los carbohidratos? Ahora le diremos cuáles son los componentes de cada comida.

Vita Spelt pasta and lasagna noodles (pasta y lasaña de *spelt*) (www.purityfoods.com)

Tirkyada brown rice pasta (pasta de arroz integral) (www.ricepasta.com)

Bionaturae 100% stone ground pasta (pasta molida por piedra) (www.bionaturae.com)

WestBrae Natural Buckwheat Ramen noodles (pasta tipo ramen de alforjón/trigo sarraceno, alta en fibra y baja en grasa)

Cremas de frutos secos

Adam's All-Natural Peanut Butter (crema de cacahuate/maní)

Smucker's All-Natural Peanut Butter (crema de cacahuate)

Kettle Nut Butters (cremas de frutos secos): nuez de la India (anacardo, semilla de cajuil, castaña de cajú), almendra, avellana, semilla de girasol, sésamo (ajonjolí), cacahuate (www.kettlefoods.com)

Maranatha Nutbutters (cremas de frutos secos): *tahini*, nuez de la India, cacahuate, almendra, nuez de la India con macadamia (www.maranathanutbutters.com)

Margarinas libres de transgrasas

Earth Balance spread (pasta para untar)

Brummel & Brown spread made with yogurt (pasta para untar hecha de yogur)

Nota: *No contiene transgrasas por porción.*

Alimentos integrales

Bob's Red Mill (www.bobsredmill.com)

Cómprelo ahora para consumirlo después

Si bien querrá comprar semanalmente las frutas y verduras frescas, el pan, la carne y los productos lácteos, puede adquirir los siguientes artículos de una vez, para que le duren todo el mes.

- 1 libra (450 g) de pasas
- 1 frasco de compota de manzana (*applesauce*) sin edulcorante
- 1 bolsa de 10 onzas (280 g) de maíz (elote, choclo) congelado
- 1 bolsa de 10 onzas de habichuelas verdes (ejotes) congeladas
- 1 paquete de hamburguesas *Garden Burgers*
- Palomitas (rositas) de maíz (cotufo) (en grano o bajas en grasa ya hechas)
- Bolsas pequeñas de nuez picada, nuez de la India (anacardo, semilla de cajuil, castaña de cajú), almendra y semilla de sésamo (ajonjolí)
- 1 bolsa pequeña de semilla de lino (linaza, *flaxseed*) molida
- 1 bolsa pequeña de piñones
- 1 frasco de crema de cacahuate (maní) natural o de otra crema de fruto seco (almendra, nuez de la India)
- 1 caja grande de cereal de salvado de avena para cocinarse, de avena cortada en máquina (*steel-cut oats*) o de copos de avena

• Cada ración de pan, fécula, fruta o leche contiene 15 gramos de carbohidratos (una selección de carbohidratos) y aproximadamente 80 calorías y es intercambiable dentro del plan correspondiente a cada día.

• Las comidas suman entre 30 y 60 gramos de carbohidratos, mientras que las meriendas contienen de 15 a 30 gramos de carbohidratos.

• Las listas de posibles intercambios para las recetas combinan el pan/la fécula, la fruta, la leche y las verduras dentro de la misma "categoría de carbohidratos". Por ejemplo, una porción del Guiso mexicano de cerdo (página 417) contiene 244 calorías, 24 gramos de proteínas,

- 2 cajas de galletas (*crackers*) integrales
- 2 libras (900 g) de pasta de trigo integral
- 1 libra de arroz integral
- 1 caja de *waffles* integrales congelados
- 1 paquete de *muffins* ingleses integrales
- 1 bolsa de 1 libra de totopos (tostaditas, nachos) integrales
- 1 bolsa de 1 libra de cebada perla seca
- 2 bolsas de tortitas de arroz
- 1 bolsa de tortillas de harina integral de trigo, con un diámetro de 8 pulgadas (20 cm) (se pueden congelar sin ningún problema)
- 1 libra de harina pastelera integral
- 1 cuarto de galón (950 ml) de un postre congelado bajo en grasa (sorbete/nieve, yogur congelado, helado bajo en grasa)
- 1 recipiente de margarina libre de transgrasas
- Jugo de ocho verduras (*V8*) o de tomate (jitomate) (de preferencia bajo en sodio)
- Tomates picados de lata
- Salsa marinara
- Té verde

18 gramos de carbohidratos y 10 gramos de grasa. Las unidades de intercambio correspondientes son 3 de carne, 1 de carbohidratos (½ de fécula, 1½ de verdura).

• En vista de que el cuerpo no absorbe la fibra, usted podrá restarla de la cantidad total de carbohidratos que se indican para cada receta. De esta forma le será posible reducir de manera significativa la cantidad de carbohidratos. "Por ejemplo, una porción de la Sopa de lenteja al estilo griego (página 370) contiene 55 gramos de carbohidratos y 26 gramos de fibra, de modo que la cuenta de carbohidratos en realidad asciende a 29 gramos por porción", explica Fittante.

Un plan con margen para moverse

Fittante ha notado que les resulta más fácil a sus pacientes observar una forma más sana de comer si cuentan con cierto margen para moverse, de modo que desde el principio le otorgó esta flexibilidad a nuestro plan de alimentación.

Un aliño adecuado

Dentro del marco de este plan, puede utilizar el aliño (aderezo) bajo en grasa que desee, pero Ann Fittante, M.S., R.D., del Centro Joslin para la Diabetes en Seattle, recomienda los aliños preparados con aceite de oliva, *canola* o semilla de lino (linaza). A diferencia de muchos aliños bajos en grasa de fábrica, los que sugiere la experta contienen grasas saludables al 100 por ciento, completamente libres de las transgrasas que se encargan de tapar las arterias.

El aceite de semilla de lino es ligero, con sabor a frutos secos, de modo que resulta perfecto para aliñar una ensalada. Además, es rico en ácidos grasos omega-3, cuyos beneficios para la salud se han probado científicamente. He aquí la receta de una vinagreta de aceite de semilla de lino.

4 cucharadas de aceite de semilla de lino (*flaxseed oil*)

2 cucharadas de vinagre balsámico o de vino tinto

1 diente de ajo mediano machacado

1 pizca de sal

Pimienta recién molida, romero, tomillo y otras hierbas frescas o secas al gusto

En un tazón (recipiente), bata a mano el aceite, el vinagre, el ajo, la sal y las especias. Cada cucharada de aliño contiene unas 70 calorías y 8 gramos de grasa. Para preparar una cantidad mayor, mezcle 1 taza de aceite de semilla de lino con ½ taza de vinagre balsámico o de vino tinto, de 3 a 5 dientes de ajo machacados y las especias.

Nota: El aceite de semilla de lino es muy vulnerable al calor y la luz. Para mantenerlo fresco y sabroso, guárdelo en el refrigerador y úselo para preparar aliños para ensalada o esparcido sobre alimentos cocidos. Para cocinar, use aceite de *canola* o de oliva.

Por ejemplo, podrá intercambiar las comidas con toda confianza. "La mayoría de los desayunos suman 225 calorías; la mayoría de los almuerzos, 425 calorías; y la mayoría de las cenas, 550 calorías —indica Fittante—. Por lo tanto, con unas cuantas excepciones podrá optar por desayunar lo mismo todos los días o escoger uno o dos desayunos que más le gusten. Lo mismo sucede con los almuerzos y las cenas".

También querrá saber lo siguiente.

• Es posible intercambiar las frutas, incluyendo las bayas y los frutos secos. Sin embargo, no cambie un fruto seco por una fruta o a la inversa.

• Es posible intercambiar las verduras. Si no les ha agregado grasa, coma todas las que quiera.

• Es posible sustituir los aliños (aderezos) para ensalada que se indican por cualquier aliño bajo en grasa y en calorías (25 calorías o menos por cucharada).

• Es posible intercambiar las carnes magras (bajas en grasa). Por ejemplo, si un menú pide atún y a usted no le gusta, elija otra carne como pavo (chompipe), jamón o rosbif magro.

• ¿Es vegetariana? ¡No hay problema! Sustituya cada 2 onzas (56 g) de carne por cualquiera de las siguientes opciones: un huevo, ½ taza de frijoles (habichuelas), 4 onzas (112 g) de queso bajo en grasa (por ejemplo, de cabra, *feta*, *Cheddar* de grasa reducida), ½ taza de un cereal integral como la quinua o la cebada, ¾ onza (21 g) de frutos secos o 1 cucharada de una crema de fruto seco.

• El término "yogur bajo en grasa" se refiere a cualquier yogur natural o de sabor que sume 150 calorías o menos por ración de 6 a 8 onzas (168 a 224 g).

• El término "postre congelado" se refiere a cualquier yogur congelado, helado o sorbete (nieve) que sume 120 calorías o menos por ración de ½ taza.

• Puede con toda confianza agregar a los "alimentos desnudos" (por ejemplo, la fruta o el yogur natural bajo en grasa) 1 cucharadita

(continúa en la página 316)

Meriendas para cualquier antojo

Nuestro plan de alimentación permite tres meriendas diarias, dos de 80 calorías y una de 150 calorías. A continuación encontrará muchas opciones que la dejarán satisfecha, ya sea que le gusten alimentos dulces, picantes, salados o crujientes.

Para consumirse sin límite (25 calorías o menos)

Disfrute los siguientes alimentos y bebidas a la hora que sea.

Verduras crudas

Ensalada verde con vinagre o jugo de limón

6 onzas de jugo bajo en sodio de tomate o de verduras

Consomé o caldo bajo en sodio

Té caliente o helado (de preferencia verde, pero cualquier otro tipo también está bien)

Agua de Seltz con jugo de limón o de limón verde

Meriendas de 80 calorías

1 ración de fruta fresca: 1 manzana, plátano amarillo, naranja, pera o melocotón mediano; 2 kiwis; 1 ciruela grande; 5 albaricoques medianos; 1 taza de uvas, cerezas, bayas, melón picado en cubos, papaya o compota de manzana; ½ toronja; ½ mango pequeño; 3 higos; 4 dátiles

½ taza de fruta de lata (enjuáguela para eliminar el almíbar/ sirope, ya sea ligero o espeso)

Batido de fruta (muela en la licuadora 6 onzas/180 ml de leche, ½ taza de bayas y hielo)

1 taza de Batido de fresa y sandía (página 451)

⅓ de la receta básica del *Dip* de espinaca y ajo (⅓ taza; página 362), con verduras crudas

1½ tazas de Verduras a la parrilla (página 388)

2 cucharadas de verduras crudas con un *dip* o *hummus*

½ taza de Garbanzos asados con especias (página 358)

1 taza de sopa de verduras

3 tazas de palomitas de maíz hechas a presión

1 rebanada de pan integral o de pan integral tostado

2 tortitas grandes de arroz o de palomitas de maíz

1 taza de leche descremada o leche de soya

½ taza de yogur natural sin grasa o de requesón bajo en grasa

1 onza de hebras de queso *mozzarella*

1 huevo cocido duro

1 Galletita de chispitas de chocolate (página 446)

1 *Brownie* con nueces (página 444)

3 galletas integrales *graham* o galletas pequeñas de jengibre

Meriendas de 150 calorías

Fruta

2 raciones de fruta (vea la lista de la página anterior)

1 ración de fruta con 1 taza de yogur natural sin grasa

1 ración de fruta picada con 2 cucharadas de frutos secos y una cucharada de yogur bajo en grasa de vainilla

1 ración de fruta con ½ taza de requesón o 1 onza de hebras de queso *mozzarella*

2 tazas de uvas congeladas

Batido de fruta (muela en la licuadora 1 ración de fruta fresca o congelada, 8 onzas/240 ml de leche o leche de soya y hielo)

2 tazas de Batido de fresa y sandía (página 451)

1 porción de Ensalada *Waldorf* (página 382)

1 porción de Ensalada de espinaca y naranja con sésamo (página 383) y 1 tortita de arroz

½ taza de requesón con una ración de fruta picada

Verduras

8 Hongos rellenos (página 361)

1 porción de Cuadritos de *zucchini* (página 360)

⅔ taza de *Dip* de espinaca y ajo (página 362), con verduras crudas

3 porciones de Verduras a la parrilla (página 388)

2 porciones de Hongos balsámicos grandes asados (página 390) y ½ porción de galletas

Frijoles y cereales

½ porción de *hummus* (página 359) y ½ porción de galletas

3 porciones (¾ taza) de Garbanzos asados con especias (página 358)

1 porción de Ensalada mediterránea de garbanzos (página 384) y ½ porción de galletas

(continúa en la página 314)

Meriendas para cualquier antojo *(continuación)*

Frijoles y cereales *(continuación)*

²⁄₃ taza de ensalada de *edamames* (página 305)

1½ tazas de *edamame* (frijoles de soya verdes) con cáscara

1 porción de Ensalada verde con cebada (página 388)

Cereales

1 taza de avena cocida, salvado de avena o Cereal multigrano (página 349)

Panes y galletas

1 rebanada de pan integral tostado untado con 2 cucharaditas de crema de fruto seco

1 rebanada de pan tostado con pasas con 1 cucharadita de margarina libre de transgrasas

½ *muffin* inglés untado con 1 cucharada de mermelada de manzana con especias

1 porción de galletas integrales

2 tortitas de arroz untadas con 2 cucharaditas de crema de fruto seco

½ onza (14 g) de galletas integrales untadas con 1 cucharadita de crema de fruto seco

1 porción de galletas integrales con 1 onza de hebras de queso *mozzarella*

4 palitos de pan

1 porción de Camarones con salsa de mostaza y rábano picante (página 356), acompañados de 3 ó 4 galletas integrales

1 huevo duro con 1 rebanada de pan tostado sin nada

Meriendas crujientes

4 tazas de palomitas de maíz hechas con aceite

6 tazas de palomitas de maíz hechas a presión

1 ración de totopos integrales con salsa tipo mexicano

1 onza de frutos secos

Dulces

1 *Muffin* de arándano y yogur (página 354) o 1 *muffin* bajo en grasa de 1 onza

6 a 8 onzas (168 a 224 g) de yogur de sabor sin grasa

½ taza de un pudín bajo en grasa

½ taza de yogur congelado bajo en grasa o de helado bajo en grasa

1 paleta de fruta

4 galletas integrales *graham* (preparadas sin grasa hidrogenada)

4 a 6 galletas de jengibre (preparadas sin grasa hidrogenada)

½₂ de pastel blanco esponjoso acompañado de ½ taza de fresas picadas

1½ *Brownies* con nueces (página 444)

1 Galletita de chispitas de chocolate (página 446) y 6 onzas (180 ml) de leche semidescremada al 1 por ciento

1 Galletita de crema de cacahuate (página 442) y 6 onzas de leche semidescremada al 1 por ciento

1 porción de Pastel de chocolate (página 452)

1 porción de Hojaldre de fresas con especias (página 450)

1 porción de Pastelillo de frambuesa y almendra (página 448)

1 porción de Pastel de *zucchini* y chispitas de chocolate (página 445)

1 porción de Pastel sin harina de avellana y chocolate (página 443)

Extras

Para incluir una bebida de alcohol en este plan de alimentación, omita una merienda y tome la bebida junto con la comida.

4 onzas (160 ml) de vino (80 calorías)

6 onzas (180 ml) de vino (100 calorías)

1½ onzas (45 ml) de alcohol fuerte (100 calorías)

12 onzas (360 ml) de cerveza (150 calorías)

de miel, mermelada, sirope de arce (*maple*) o melado (melaza) (16 calorías), o bien edulcorantes artificiales.

Una nota con respecto al alcohol

De acuerdo con la Asociación Estadounidense contra la Diabetes, los diabéticos pueden tomar alcohol con moderación: un trago al día en el caso de las mujeres, dos tragos al día en el de los hombres. El alcohol debe consumirse junto con la comida, ya que puede causar un bajo nivel de glucosa en los diabéticos que reciben un tratamiento con medicamentos. "No obstante, si desea acompañar la cena con una copa de vino o una cerveza, tendrá que omitir otra cosa a lo largo del día a fin de acomodar las calorías adicionales del alcohol", advierte Fittante. Las siguientes indicaciones le servirán para guiarse.

- Una copa de vino de 6 onzas (180 ml) contiene 100 calorías; elimine 2 unidades de grasa
- Una cerveza de 12 onzas (360 ml) contiene 150 calorías; elimine 1 unidad de fécula y 1 de grasa
- Un trago de una bebida fuerte (1½ onzas/45 ml de ginebra, ron, vodka o whisky) contiene 105 calorías; elimine 2 unidades de grasa

Por último

En el programa y las recetas siguientes tal vez vea términos que no conoce, ya que hay variaciones regionales entre hispanohablantes para ciertas palabras. De ser así, consulte el glosario en la página 455. Bueno, pues ya tiene la información básica que necesita para sacarle el máximo provecho a nuestro programa. Ahora entraremos en el mismo para que aprenda paso a paso a ganarle a la glucosa. Siga el programa con exactitud y al finalizar los 30 días probablemente estará más delgada, sana y tranquila. ¿Qué está esperando? En sus marcas. . . lista. . . ¡y sana!

Primera Semana/Día N°1

DESAYUNO

1 porción de Cereal multigrano (página 349) mezclado con 1 cucharada de nuez picada

MERIENDA (REFRIGERIO, TENTEMPIÉ)

1 pera pequeña

8 zanahorias cambray

ALMUERZO

1 porción de Sopa de lenteja al estilo griego (página 370)

1 a 2 tazas de ensalada de espinaca con ½ onza (14 g) de queso *feta* desmoronado y 2 cucharadas de aliño (aderezo) bajo en grasa

MERIENDA

1 manzana pequeña

CENA

1½ tazas de pasta de trigo integral con salsa marinara y 1 cucharada de queso parmesano o romano

1 taza de brócoli sofrito (salteado) con ajo y cebolla en 1 cucharadita de aceite de oliva

MERIENDA

½ taza de pudín (budín) preparado con leche descremada

Nota: *Congele 1½ tazas de sopa de lenteja en un recipiente para el almuerzo del jueves.*

Tome un tiempo para tranquilizarse

Dése una ducha (regaderazo) de 15 ó 20 minutos a la luz de las velas hoy por la noche. Utilice el gel aromático para baño que compró de manera especial para este primer día de renovación de su estilo de vida.

Muévase

Junte a sus hijos, su perro y un *Frisbee* y pase media hora en el parque.

EL ANÁLISIS DEL DÍA

Calorías: 1,567

Carbohidratos: 241 gramos

Fibra: 56 gramos

Proteínas: 56 gramos

Grasa: 42 gramos

Colesterol: 136 miligramos

Grasa saturada: 9 gramos

Sodio: 1,823 miligramos

UNIDADES DE INTERCAMBIO

Carbohidratos: 15 (8 de pan/fécula, 4 de fruta, 1 de leche, 6 de verdura)

Carnes: 3

Grasas: 4

Primera Semana/Día N°2

DESAYUNO

1 rebanada de pan integral tostado untado con 1
cucharadita de crema natural de almendra

1 taza de leche semidescremada al 1 por ciento

MERIENDA (REFRIGERIO, TENTEMPIÉ)

3 tazas de palomitas (rositas) de maíz (cotufo) hechas a presión

ALMUERZO

Sándwich (emparedado) de atún: ½ taza de atún y 2 cucharaditas de
mayonesa baja en grasa, además de lechuga y tomate (jitomate), en
2 rebanadas de pan integral

1 taza de tirabeques (*sugar snap peas*) o de alguna otra verdura cruda
acompañada de 2 cucharadas de aliño (aderezo) bajo en grasa a
manera de *dip*

MERIENDA

1 naranja (china)

CENA

3 onzas (84 g) de pollo al horno

1 papa al horno pequeña servida con 2
cucharadas de crema agria baja en grasa

1 a 2 tazas de ensalada con 1 cucharada de aliño
bajo en grasa

1 taza de habichuelas verdes (ejotes) al vapor

6 onzas (180 ml) de vino o una merienda adicional de 80 calorías

MERIENDA

¼ taza de compota de manzana (*applesauce*)
mezclada con ½ taza de yogur bajo en grasa,
natural o de vainilla y canela

Nota: *Cocine 3 onzas (84 g) más de pollo para el
almuerzo de mañana.*

Muévase

Lave y encere su
carro manualmente
usted misma.

EL ANÁLISIS DEL DÍA

Calorías: 1,554

Carbohidratos: 200 gramos

Fibra: 27 gramos

Proteínas: 79 gramos

Grasa: 40 gramos

Grasa saturada: 11 gramos

Colesterol: 131 miligramos

Sodio: 2,224 miligramos

UNIDADES DE INTERCAMBIO

Carbohidratos: 12 (6 de
pan/fécula, 2 de fruta, 2
de leche, 6 de verdura)

Carnes: 5

Grasas: 4

1 de alcohol

Primera semana/Día Nº3

DESAYUNO

Batido (licuado): Mezcle en la licuadora (batidora) 1 taza de leche semidescremada al 1 por ciento o de yogur natural con 1 plátano amarillo (guineo, banana) pequeño, 1 cucharada de semilla de lino (linaza) y ½ taza de bayas congeladas, hasta obtener una consistencia uniforme.

MERIENDA (REFRIGERIO, TENTEMPIÉ)

Verduras crudas en rodajas y 1 onza (28 g) de hebras (tiras) de queso *mozzarella* (*string cheese*)

ALMUERZO

1 Taco de ensalada de pollo (página 380)
1 taza de melón tipo *honeydew*

MERIENDA

½ porción de *Hummus casero* (página 359) o 3 cucharadas de *hummus* comprado, y verduras crudas

CENA

1 hamburguesa vegetariana (por ejemplo, una de la marca *Garden Burger*) untada con 1 cucharadita de *relish* y 1 cucharada de *catsup* (*ketchup*) rematada con lechuga, tomate (jitomate) y cebolla (si así lo desea)
1 panecillo integral
2 tazas de ensalada mixta con ¼ de aguacate (palta) y 2 cucharadas de aliño (aderezo) bajo en grasa
1 taza de leche semidescremada al 1 por ciento

MERIENDA

½ taza de un postre congelado bajo en grasa

Nota: *Guarde el resto del hummus para el almuerzo del viernes.*

Muévase

Si el día está bonito (y logra encontrar por ahí sus viejas pinzas para la ropa), tienda su ropa al aire libre. ¿Recuerda lo bien que huelen las playeras (camisetas, pulóveres) que se secan al aire libre?

Tome un tiempo para tranquilizarse

Compre un libro acerca de flores, árboles o aves y fíjese en su entorno natural.

EL ANÁLISIS DEL DÍA
Calorías: 1,557
Carbohidratos: 220 gramos
Fibra: 31 gramos
Proteínas: 83 gramos
Grasa: 44 gramos
Grasa saturada: 13 gramos
Colesterol: 107 miligramos
Sodio: 2,290 miligramos

UNIDADES DE INTERCAMBIO
Carbohidratos: 13 (5 de pan/fécula, 3 de fruta, 3 de leche, 6 de verdura)
Carnes: 5
Grasas: 5

Primera Semana/Día N⁰4

DESAYUNO

6 onzas (168 g) de yogur bajo en grasa natural o de vainilla mezclado con 2 cucharadas de *granola*, 1 cucharada de semilla de lino (linaza) molida y 1 cucharadita de semilla de girasol

MERIENDA (REFRIGERIO, TENTEMPIÉ)

2 tortitas de arroz grandes

1¼ de aguacate (palta) o 1 onza (28 g) de hebras (tiras) de queso *mozzarella* (*string cheese*)

ALMUERZO

1½ tazas de la Sopa de lenteja al estilo griego que le sobró

1 panecillo integral pequeño remojado en 1 cucharadita de aceite de oliva

Una porción pequeña de ensalada espolvoreada con 1 cucharada de nuez picada y acompañada de 1 cucharada de aliño (aderezo) bajo en grasa

MERIENDA

1 naranja (china)

CENA

1 porción de Bacalao fresco empanado al horno con salsa tártara (página 422)

¾ taza de camote (batata dulce) amarillo asado

1 taza de acelga suiza (*Swiss chard*) sofrita (salteada) con ajo y 1 cucharadita de aceite de oliva

1 taza de leche semidescremada al 1 por ciento

MERIENDA

Batido (licuado) de fruta: Mezcle ¾ taza de leche semidescremada al 1 por ciento, ½ taza de bayas y unos cuantos cubos de hielo en la licuadora (batidora) hasta obtener una consistencia uniforme.

Muévase

Baje las persianas, súbale al volumen y baile como si nadie la estuviera viendo.

Tome un tiempo para tranquilizarse

Sólo tardará 60 segundos en realizar este ejercicio, pero es muy eficaz. Imagínese que usted es su árbol favorito. Imagine sus pies enraizados en la tierra para brindarle apoyo y estabilidad. Sepa que es más fuerte y más flexible de lo que usted misma cree.

EL ANÁLISIS DEL DÍA

Calorías: 1,499

Carbohidratos: 199 gramos

Fibra: 30 gramos

Proteínas: 87 gramos

Grasa: 44 gramos

Grasa saturada: 9 gramos

Colesterol: 196 miligramos

Sodio: 2,385 miligramos

UNIDADES DE INTERCAMBIO

Carbohidratos: 13 (8 de pan/fécula, 2 de fruta, 2 de leche, 3 de verdura)

Carnes: 4

Grasas: 5

Primera Semana/Día Nº5

DESAYUNO

1 taza de cereal cocido de salvado de avena mezclado con 1 cucharada de semilla de lino (linaza)
molida y 1 cucharada de almendra picada

½ plátano amarillo (guineo, banana)

MERIENDA (REFRIGERIO, TENTEMPIÉ)

6 onzas (168 g) de yogur bajo en grasa natural o de
vainilla y 1 cucharadita de miel

ALMUERZO

1 pan árabe (pan de *pita*) integral
mediano relleno de 1 porción de
Hummus casero (página 359) o de
6 cucharadas de *hummus* comprado.
Agregue lechuga fresca, tomate (jitomate) en rodajas y pepino picado.

6 onzas (180 ml) de jugo de verduras
o tomate bajo en sodio

MERIENDA

3 tazas de palomitas (rositas) de maíz (cotufo)
hechas a presión

CENA

1 porción de Pan de carne (página 410)

½ taza de puré de papas con 1 cucharadita de
margarina libre de transgrasas

½ taza de maíz (elote, choclo)

Ensalada verde con 1 cucharada de aliño
(aderezo) bajo en grasa

MERIENDA

Parfait de requesón: Cubra ½ taza de requesón
(endulzado con un edulcorante artificial y
canela, si así lo desea) con ½ taza de arándanos; espolvoréelo con 1 cucharadita de nueces

---

Muévase

Durante 30 minu-
tos, deshierbe o
haga otro trabajo en
su jardín o en el de
algún vecino en-
trado en años.

*Tome un tiempo para
tranquilizarse*

*Haga una "lista de agradeci-
mientos". Aparte 5 minutos para
apuntar todo lo que se le ocurra
por lo que se siente agradecida. Sus
hijos, el humectante con maquillaje,
su lila que cada primavera le regala
ramos fragantes para la mesa de su
cocina, su fe: lo que usted quiera.*

EL ANÁLISIS DEL DÍA

Calorías: 1,544
Carbohidratos: 226 gramos
Fibra: 36 gramos
Proteínas: 94 gramos
Grasa: 39 gramos
Grasa saturada: 8 gramos
Colesterol: 104 miligramos
Sodio: 2,294 miligramos

UNIDADES DE INTERCAMBIO

Carbohidratos: 15 (10 de
pan/fécula, 3 de fruta, 1
de leche, 4 de verdura)
Carnes: 4
Grasas: 3

Primera Semana/Día Nº6

Desayuno

1 porción de *Frittata* gruesa con jamón y pimiento verde (página 347)

1 rebanada de pan integral tostado untado con 1 cucharadita de mermelada de manzana con especias (*apple butter*)

Almuerzo

1 taza de sopa de verduras baja en sodio

½ porción de Pan de carne (página 410) con 2 rebanadas de pan integral untadas con 1 cucharadita de mayonesa baja en grasa y 1 cucharadita de *catsup* (*ketchup*)

Merienda (refrigerio, tentempié)

1 melocotón (durazno)

Cena

Sofrito (salteado) de pasta: Sofría ajo y cebolla en ½ cucharada de aceite de oliva. Agregue 2 tazas de col rizada, berzas (bretones, posarmos, *collard greens*) y/o *bok choy* y siga sofriendo la mezcla durante otros 5 a 10 minutos. Espolvoréelo con albahaca y orégano; agregue 1 cucharada de piñones, 2 cucharadas de tomates secados al sol y ¼ taza de queso parmesano o romano. Sirva con 1 taza de pasta de trigo integral cocida.

Ensalada de tomate (jitomate) y pepino con 1 cucharada de aliño (aderezo) bajo en grasa o vinagre de vino tinto

Merienda

1 manzana picada en trozos y acompañada de un *dip* de 2 cucharadas de yogur bajo en grasa natural o de vainilla

Muévase

¿Piensa ir al centro comercial? Dé una vuelta completa a todo el edificio, caminando rápidamente, antes de empezar con sus compras. Trate de hacer lo mismo al terminar.

Tome un tiempo para tranquilizarse

Ponga el despertador 10 minutos antes y dedique esos 600 segundos a lo que usted quiera. Disfrute su primera taza de café. Entre a ver a su hijo dormido o a su esposo roncando. Lea unas cuantas páginas del libro de bolsillo que acaba de comprar.

El análisis del día

Calorías: 1,547
Carbohidratos: 223 gramos
Fibra: 32 gramos
Proteínas: 76 gramos
Grasa: 53 gramos
Grasa saturada: 16 gramos
Colesterol: 526 miligramos
Sodio: 3,071 miligramos

Unidades de intercambio

Carbohidratos: 12 (6 de pan/fécula, 4 de fruta, 6 de verdura)
Carnes: 6
Grasas: 4

Primera Semana/Día N°7

DESAYUNO

1 porción de Crepas integrales con plátano amarillo
y kiwi (página 350)

MERIENDA (REFRIGERIO, TENTEMPIÉ)

1 Galletita de chispitas de chocolate (página 446)
Té verde

ALMUERZO

1½ tazas de *chili* preparado con frijoles (habichuelas) y carne molida magra (baja en grasa)
2 onzas (56 g) de pan de harina de maíz (elote,
choclo)
1 taza de ensalada verde con 1 cucharada de aliño
(aderezo) bajo en grasa

MERIENDA

6 onzas (168 g) de yogur bajo en grasa natural o de
vainilla mezclado con 1 cucharadita de miel y espolvoreado con canela y nuez moscada

*Nota: Guarde 1 trozo de 1 onza (28 g) de pan de
harina de maíz para el almuerzo de mañana.*

CENA

1 porción de *Flank steak* a la parrilla con salsa de
chile y tomate (página 412)
¾ taza de arroz integral
1 taza de espárragos y zanahorias preparados al
vapor y mezclados con 1 cucharadita de aceite
de oliva y ajo picado

MERIENDA

1 taza de Batido de fresa y sandía (página 451)

Muévase

Todos los mandados que pueda, hágalos hoy a pie. Por ejemplo, si después de trabajar tiene que ir a la farmacia, vaya a la que pueda llegar caminando desde su oficina en lugar de pasar en carro por la que queda cerca de su casa. Si hay tiendas cerca de su casa, camine unas cuadras más allá para conocer algún comercio nuevo.

EL ANÁLISIS DEL DÍA

Calorías: 1,561
Carbohidratos: 232 gramos
Fibra: 29 gramos
Proteínas: 78 gramos
Grasa: 35 gramos
Grasa saturada: 11 gramos
Colesterol: 163 miligramos
Sodio: 2,354 miligramos

UNIDADES DE INTERCAMBIO

Carbohidratos: 11.5 (7 de
pan/fécula, 2 de fruta, 1
de leche, 5 de verdura)
Carnes: 6
Grasas: 5

Segunda Semana/Día N°1

Desayuno

1 huevo, preparado de la forma que quiera con aceite antiadherente en aerosol

1 *muffin* inglés integral untado con 2 cucharaditas de mermelada de manzana con especias (*apple butter*)

Merienda (refrigerio, tentempié)

1 taza de uvas congeladas

Almuerzo

1 taza de sopa de tomate (jitomate) baja en sodio preparada con leche descremada

1 porción grande de ensalada con 2 onzas (56 g) de pollo a la parrilla y ⅛ de aguacate (palta), así como 1 cucharada de aliño (aderezo) bajo en grasa

1 onza (28 g) del pan de harina de maíz (elote, choclo) que le sobró

Merienda

2 tortitas de arroz untadas con 2 cucharaditas de crema natural de cacahuate (maní)

Cena

3 onzas (84 g) de Salmón a la parrilla con yogur de menta y cilantro (página 424)

1 porción de Quinua con pimientos y frijoles (página 391)

1 taza de espinacas al vapor con jugo de limón

1 taza de leche semidescremada al 1 por ciento

Merienda

½ taza de fruta picada en trozos y acompañada de 2 cucharadas de crema agria baja en grasa o yogur bajo en grasa natural o de vainilla

Muévase

Vaya a jugar a los bolos (al boliche) y aguarde su turno de pie. Disfrute una comida o merienda saludable antes de ir, para no sentirse tentada por las meriendas que se ofrezcan a la venta en el lugar.

Tome un tiempo para tranquilizarse

Súbase a los columpios del barrio (colonia) donde vive o del parque. ¿Es posible seguir estresada al sentir el viento en el cabello?

El análisis del día

Calorías: 1,593
Carbohidratos: 216 gramos
Fibra: 30 gramos
Proteínas: 99 gramos
Grasa: 45 gramos
Grasa saturada: 11 gramos
Colesterol: 203 miligramos
Sodio: 2,847 miligramos

Unidades de intercambio

Carbohidratos: 14 (8 de pan/fécula, 3 de fruta, 2 de leche, 4 de verdura)
Carnes: 6
Grasas: 4

Segunda Semana/Día Nº2

DESAYUNO

1 rebanada de pan integral tostado untado con
   1 cucharadita de margarina sin transgrasas y
   1 cucharadita de mermelada
1 taza de leche semidescremada al 1 por ciento

MERIENDA (REFRIGERIO, TENTEMPIÉ)

"Sándwich (emparedado)" de ensalada de huevo:
   Aplaste 1 huevo cocido duro; agregue 2 cucharaditas de mayonesa baja en grasa. Unte la mezcla
   sobre rodajas de tomate (jitomate).

ALMUERZO

Sándwich (emparedado) de pavo (chompipe): 2 onzas (56 g) de carne de pavo
   sobre 2 rebanadas de pan integral untado con 1 cucharada de mayonesa
   baja en grasa o mostaza y rematado
   con espinaca, tomate (jitomate) y cebolla (si así lo desea)
⅔ taza de Ensalada de *edamames* (página 305)
8 zanahorias cambray (*baby carrots*)

MERIENDA

1 Galletita de chispitas de chocolate (página 446)
Té herbario

CENA

3 onzas (84 g) de Filete de atún sofrito con salsa
   de ajo (página 423)
1 porción de Ensalada verde con cebada (página
   388)
1 taza de leche semidescremada al 1 por ciento

MERIENDA

1 taza de bayas acompañadas de 2 cucharadas
   de yogur bajo en grasa natural o de vainilla

Muévase

Compre un
podómetro y póngaselo al llevar a
cabo su rutina diaria.
Asuma el desafío de
sumar 100 pasos al
total de pasos que
normalmente da.

Tome un tiempo para tranquilizarse

Al terminar de trabajar hoy, apague
la luz. Prenda una vela aromática.
Piérdase en la llama vacilante.

EL ANÁLISIS DEL DÍA

Calorías: 1,401
Carbohidratos: 170 gramos
Fibra: 30 gramos
Proteínas: 81 gramos
Grasa: 47 gramos
Grasa saturada: 10 gramos
Colesterol: 308 miligramos
Sodio: 1,900 miligramos

UNIDADES DE INTERCAMBIO

Carbohidratos: 10 (6 de
   pan/fécula, 1 de fruta, 2
   de leche, 5 de verdura)
Carnes: 6
Grasas: 5

Segunda Semana/Día Nº3

DESAYUNO
1 ración de Cereal multigrano (página 349)
1 huevo cocido duro

MERIENDA (REFRIGERIO, TENTEMPIÉ)
½ taza de requesón bajo en grasa
Verduras crudas

ALMUERZO
Burrito de frijoles (habichuelas) y carne de res:

Cocine 2 onzas (56 g) de carne de res molida magra (baja en grasa) y rellene con ella 1 tortilla de harina integral grande. Remate con ¼ taza de frijoles (habichuelas) pintos, salsa de cebolla y tomate (jitomate) picados, ⅛ de aguacate (palta), si así lo desea, y 2 cucharadas de crema agria baja en grasa.

1 manzana

MERIENDA
½ taza de melocotón (durazno) de lata (escurrido)

CENA
⅓ taza de *Dip* de espinaca y ajo (página 362), con verduras crudas
2 porciones de Pizza de pollo y *pesto* (página 366)

MERIENDA
1 Galletita de chispitas de chocolate (página 446)
¾ taza de leche semidescremada al 1 por ciento

Nota: Guarde 1 porción de pizza para el almuerzo del viernes.

Muévase

En lugar de abrir la puerta del garaje (cochera) con el dispositivo de control remoto, bájese del carro y hágalo usted misma.

Tome un tiempo para tranquilizarse

Sonríales a dos personas desde su carro hoy. Establezca una conexión con ellas, aunque todos se encuentren aislados por el vidrio y el metal de sus respectivos vehículos.

EL ANÁLISIS DEL DÍA
Calorías: 1,484
Carbohidratos: 189 gramos
Fibra: 24 gramos
Proteínas: 80 gramos
Grasa: 50 gramos
Grasa saturada: 15 gramos
Colesterol: 322 miligramos
Sodio: 1,566 miligramos

UNIDADES DE INTERCAMBIO
Carbohidratos: 13 (8 de pan/fécula, 3 de fruta, 1 de leche, 3 de verdura)
Carnes: 6
Grasas: 4

Segunda Semana/Día N°4

DESAYUNO

Sándwich (emparedado) de huevo: Prepare 1 huevo
al gusto con aceite antiadherente en aerosol;
agréguele 1 onza (28 g) de queso bajo en grasa y
haga su sándwich con 2 rebanadas de pan integral
tostado o un *muffin* inglés integral

MERIENDA (REFRIGERIO, TENTEMPIÉ)

1 manzana

ALMUERZO

1 taza de sopa baja en sodio, ya sea de verduras o
de pollo con fideos

Ensalada grande: Mezcle 1½ tazas de verduras de
hoja verde, ½ taza de verduras picadas, ¼ taza de garbanzos de lata, ¼
taza de frijoles (habichuelas) colorados, brotes (germinados) de frijol,
½ taza de manzana o uva picada y ⅛ aguacate (palta). Aliñe la ensalada
con 2 cucharadas de aliño (aderezo) bajo en grasa.

1 porción de galletas integrales o un panecillo integral pequeño

MERIENDA

6 a 8 onzas (168 a 224 g) de yogur bajo en grasa
natural o de vainilla

CENA

1 Hamburguesa de res al estilo italiano (página 413)
untada con 2 cucharaditas de mostaza y 1 cucharada de *catsup* (*ketchup*) y rematada con lechuga, tomate (jitomate) y cebolla (si así lo desea)

1 panecillo integral

2 tazas de ensalada verde con 2 cucharadas de
aliño (aderezo) bajo en grasa

1 taza de leche semidescremada al 1 por ciento

MERIENDA

1 ración de totopos (tostaditas, nachos) integrales con salsa tipo mexicano

---

Muévase

Si normalmente permite que un empleado de la tienda de comestibles le lleve sus compras al carro, hágalo usted misma hoy. Deje sus compras cerca de la puerta de salida de la tienda y dé varias vueltas, de ser necesario.

EL ANÁLISIS DEL DÍA
Calorías: 1,567
Carbohidratos: 194 gramos
Fibra: 26 gramos
Proteínas: 95 gramos
Grasa: 53 gramos
Grasa saturada: 17 gramos
Colesterol: 367 miligramos
Sodio: 3,149 miligramos

UNIDADES DE INTERCAMBIO
Carbohidratos: 14 (7 de
pan/fécula, 3 de fruta, 2
de leche, 6 de verdura)
Carnes: 6
Grasas: 3

Segunda Semana/Día N°5

DESAYUNO

1 *waffle* integral rematado con ¾ taza de fresas picadas y una cucharada de yogur bajo en grasa natural o de vainilla

MERIENDA (REFRIGERIO, TENTEMPIÉ)

1 onza (28 g) de nuez de la India (anacardo, semilla de cajuil, castaña de cajú) tostada

ALMUERZO

1 trozo de la Pizza de pollo y *pesto* que le sobró

Ensalada verde mixta con 2 cucharadas de aliño (aderezo) bajo en grasa

6 a 8 onzas (168 a 224 g) de yogur bajo en grasa natural o de vainilla

MERIENDA

1 naranja (china)

CENA

3 onzas (84 g) de chuleta de cerdo al horno

1 papa al horno mediana con 2 cucharadas de crema agria baja en grasa

1 taza de habichuelas verdes (ejotes) al vapor

½ taza de zanahorias al vapor

1 taza de compota de manzana (*applesauce*)

MERIENDA

2 Galletitas de chispitas de chocolate (página 446)

Té herbario

Muévase

Párese derecha. Quemará más calorías, además de verse más alta y delgada.

Tome un tiempo para tranquilizarse

Esta noche salga de la casa, encuentre un lugar donde nada le tape la vista del cielo y gócelo. ¿Cuándo fue la última vez que se admiró ante la inmensidad del universo?

EL ANÁLISIS DEL DÍA

Calorías: 1,506
Carbohidratos: 216 gramos
Fibra: 25 gramos
Proteínas: 63 gramos
Grasa: 50 gramos
Grasa saturada: 13 gramos
Colesterol: 125 miligramos
Sodio: 925 miligramos

UNIDADES DE INTERCAMBIO

Carbohidratos: 14 (7 de pan/fécula, 5 de fruta, 1 de leche, 4 de verdura)
Carnes: 4
Grasas: 5

Segunda Semana/Día N°6

DESAYUNO
1 taza de avena cortada en máquina (*steel-cut oats*)
mezclada con 1 cucharada de semilla de lino
(linaza) molida, 1 cucharada de nuez y 1 cucharadita de miel o azúcar morena (mascabado)

MERIENDA (REFRIGERIO, TENTEMPIÉ)
3 tazas de palomitas (rositas) de maíz (cotufo) hechas a presión

ALMUERZO
Nachos saludables: Cubra 1½ porciones de totopos (tostaditas, nachos)
integrales con ½ taza de frijoles (habichuelas) de lata (colorados, negros, rojos o pintos). Remátelos con tomates (jitomates) y cebolla picados así como 1 onza (28 g) de queso *Cheddar* extrafuerte bajo en grasa,
rallado. Hornéelos en el horno con-
vencional o de microondas hasta
que se derrita el queso. Finalmente
agregue salsa tipo mexicano, ⅛ de
aguacate (palta) y 1 cucharada de
crema agria baja en grasa.

MERIENDA
1 plátano amarillo (guineo, banana)

CENA
1 porción de Pollo frito a lo saludable (página
400)
1 porción de Papas a la francesa picantes al
horno (página 357)
Ensalada verde con 2 cucharadas de aliño
(aderezo) bajo en grasa
1 taza de leche semidescremada al 1 por ciento

MERIENDA
½ taza de un postre congelado bajo en grasa

Muévase
**Pida prestado, rente o
compre un video de
ejercicio que nunca
haya usado. . . y úselo.**

*Tome un tiempo para
tranquilizarse*
*Tome una siesta de 20 minutos y
no se sienta culpable.*

EL ANÁLISIS DEL DÍA
Calorías: 1,549
Carbohidratos: 209 gramos
Fibra: 27 gramos
Proteínas: 71 gramos
Grasa: 53 gramos
Grasa saturada: 14 gramos
Colesterol: 135 miligramos
Sodio: 1,356 miligramos

UNIDADES DE INTERCAMBIO
Carbohidratos: 13 (9 de
pan/fécula, 2 de fruta, 1
de leche, 3 de verdura)
Carnes: 4
Grasas: 5

Segunda Semana/Día N°7

DESAYUNO

1 Batido de arándanos (página 347) mezclado con
   1 cucharada de semillas de lino (linaza) molidas

MERIENDA (REFRIGERIO, TENTEMPIÉ)

2 tortitas de arroz grandes untadas con 2 cucharaditas de crema natural de almendra

ALMUERZO

1 porción de Frijoles *adzuki* con aliño de *miso*
   (página 392) o 1 taza de frijoles (habichuelas)
   al horno
2 tazas de ensalada de espinaca con 1 onza (28 g)
   de queso *feta* desmoronado y 2 cucharadas de
   aliño (aderezo) bajo en grasa

MERIENDA

1 pera

CENA

1 porción de Pez espada asado con hierbas
   (página 426)
1 batata dulce (camote) mediana al horno con 1
   cucharadita de margarina libre de transgrasas
½ taza de coliflor al vapor
Una ensalada grande espolvoreada con 1
   cucharada de semillas de girasol y acompañada de 1 cucharada de aliño (aderezo)
   bajo en grasa
1 taza de leche semidescremada al 1 por ciento

MERIENDA

3 tazas de palomitas (rositas) de maíz (cotufo)
   hechas a presión

Muévase

Vaya a patinar sobre
hielo o con patines
de navaja. Si no sabe
patinar, vaya de
cualquier forma (pro-
vista de un casco y
de rodilleras y
coderas, si va a
patinar en patines de
navaja) y queme
calorías tratando de
mantenerse de pie.

EL ANÁLISIS DEL DÍA
Calorías: 1,565
Carbohidratos: 216 gramos
Fibra: 34 gramos
Proteínas: 79 gramos
Grasa: 48 gramos
Grasa saturada: 10 gramos
Colesterol: 97 miligramos
Sodio: 1,515 miligramos

UNIDADES DE INTERCAMBIO
Carbohidratos: 14 (7 de
   pan/fécula, 3 de fruta, 2
   de leche, 5 de verdura)
Carnes: 4
Grasas: 4

Tercera Semana/Día N°1

DESAYUNO

1 *Muffin* de arándano y yogur (página 354)

1 taza de leche semidescremada al 1 por ciento

MERIENDA (REFRIGERIO, TENTEMPIÉ)

1¼ tazas de sandía picada en cubitos

ALMUERZO

1 taza de sopa de verduras baja en sodio

Sándwich (emparedado) de atún: ½ taza de atún y
2 cucharaditas de mayonesa baja en grasa dentro
de 1 panecillo integral

Verduras crudas con un *dip* de aliño (aderezo) bajo
en grasa

MERIENDA

1 onza (28 g) de totopos (tostaditas, nachos) integrales con salsa tipo
mexicano

CENA

1 ración de Guiso toscano de frijoles (página
369)

Una porción grande de ensalada con 2
cucharadas de aliño (aderezo) bajo en grasa

MERIENDA

6 onzas (168 g) de yogur bajo en grasa natural o
de vainilla y ½ taza de arándanos

Tome un tiempo para tranquilizarse

*Ofrezca unas horas de trabajo como
voluntaria para una obra de caridad.
Ayude a otros y dése cuenta de la
buena fortuna que goza en su vida.*

Muévase

**Sugiérales a sus compañeros de trabajo
que salgan a caminar
mientras realizan su
reunión (junta). La
actividad física ayuda
a generar ideas creativas y las reuniones
pueden resultar
más estimulantes y
productivas.**

EL ANÁLISIS DEL DÍA

Calorías: 1,555

Carbohidratos: 243 gramos

Fibra: 33 gramos

Proteínas: 86 gramos

Grasa: 36 gramos

Grasa saturada: 8 gramos

Colesterol: 93 miligramos

Sodio: 2,852 miligramos

UNIDADES DE INTERCAMBIO

Carbohidratos: 14 (8 de
pan/fécula, 2 de fruta, 2
de leche, 6 de verdura)

Carnes: 5

Grasas: 3

Tercera Semana/Día Nº2

DESAYUNO

1 porción del Batido de arándanos (página 347)
mezclado con 1 cucharada de semillas de lino
(linaza) molidas

MERIENDA (REFRIGERIO, TENTEMPIÉ)

1 *Muffin* de arándano y yogur (página 354)

ALMUERZO

Sándwich (emparedado) de crema de fruto seco:
Unte 2 rebanadas de pan integral con 1 cucharada
de crema de cacahuate (maní) natu-
ral u otra crema de fruto seco así
como ½ cucharada de melado
(melaza) oscuro (*blackstrap molasses*)
o ½ cucharada de mermelada
Palitos de zanahoria y apio

MERIENDA

1 plátano amarillo (guineo, banana)

CENA

1 porción de Chuletas de cerdo con jugo de
manzana, nueces y ciruela seca (página 415)
1 papa al horno mediana con 2 cucharadas de
crema agria baja en grasa
1 taza de habichuelas verdes (ejotes) al vapor
Ensalada con 1 cucharada de aliño (aderezo)
bajo en grasa
½ taza de un postre congelado bajo en grasa

MERIENDA

½ taza de *edamames* (vea la página 305) con
cáscara o 1 onza (28 g) de "nueces" de soya
tostada

Muévase

**Haga una lista de
rutas que pueda
recorrer caminando
en 15 minutos desde
su casa o lugar de
trabajo. Cuando
disponga de un po-
quito de tiempo, salga
a despejarse un poco.**

*Tome un tiempo para
tranquilizarse*

*Organice un picnic al aire libre si el
tiempo lo permite o dentro de la casa
si hace frío (¡extienda un mantel a
cuadros en el piso de la sala o el
cuarto de estar!). Hágalo todo lo sencillo o elaborado que quiera.*

EL ANÁLISIS DEL DÍA
Calorías: 1,571
Carbohidratos: 253 gramos
Fibra: 35 gramos
Proteínas: 58 gramos
Grasa: 45 gramos
Grasa saturada: 10 gramos
Colesterol: 86 miligramos
Sodio: 1,280 miligramos

UNIDADES DE INTERCAMBIO
Carbohidratos: 14 (8 de
pan/fécula, 3 de fruta, 2
de leche, 4 de verdura)
Carnes: 4
Grasas: 4

Tercera Semana/Día Nº3

DESAYUNO

1 porción de cereal de caja alto en fibra, espolvoreado con 2 cucharadas de semillas de lino (linaza) molidas

1 taza de leche semidescremada al 1 por ciento

MERIENDA (REFRIGERIO, TENTEMPIÉ)

3 galletitas de jengibre pequeñas

ALMUERZO

1 taza de sopa de almeja o de caldo de pescado bajos en sodio preparados con leche semidescremada al 1 por ciento

1 porción de galletas integrales

1 ciruela

MERIENDA

½ taza de requesón bajo en grasa y una ración de fruta picada

CENA

1 porción de Cacerola de pasta con pollo y hongos (página 437)

1 taza de zanahorias al vapor

Ensalada con 1 cucharada de almendras picadas y 1 cucharada de aliño (aderezo) bajo en grasa

½ taza de un postre congelado bajo en grasa

MERIENDA

½ taza de compota de manzana (*applesauce*) espolvoreada con canela

Tome un tiempo para tranquilizarse

Queme incienso mientras paga sus facturas.

Muévase

En lugar de subir dos o tres pisos en el ascensor, hágalo por las escaleras.

EL ANÁLISIS DEL DÍA
Calorías: 1,465
Carbohidratos: 240 gramos
Fibra: 34 gramos
Proteínas: 69 gramos
Grasa: 32 gramos
Grasa saturada: 11 gramos
Colesterol: 77 miligramos
Sodio: 2,979 miligramos

UNIDADES DE INTERCAMBIO
Carbohidratos: 14 (6 de pan/fécula, 3 de fruta, 4 de leche, 3 de verdura)
Carnes: 5
Grasas: 3

Tercera Semana/Día N° 4

DESAYUNO

1 *waffle* integral rematado con ¾ taza de fresas picadas y una cucharada de yogur bajo en grasa natural o de vainilla

MERIENDA (REFRIGERIO, TENTEMPIÉ)

1 tortita de arroz untada con 1 cucharadita de crema de almendra

ALMUERZO

"Pizza" de *muffin* inglés: Unte un *muffin* inglés integral con 3 cucharadas de salsa de tomate (jitomate); agregue 2 onzas (56 g) de queso *mozzarella* semidescremado. Remate con cebolla, ajo, pimiento morrón (ají) y hongos, todo picado. Espolvoréelo con orégano, albahaca y pimienta roja molida. Ase el *muffin* en el horno hasta que se derrita el queso. Ensalada verde mixta con 1 cucharada de aliño (aderezo) bajo en grasa

MERIENDA

1 mango

CENA

1 porción de Sopa campesina de papa, habichuela verde y jamón (página 375)
Ensalada del *chef*: Mezcle 1 onza (28 g) de lonjas (lascas) de pavo (chompipe), 1 onza de lonjas de rosbif y ½ taza de frijoles (habichuelas) negros y acomode esta mezcla sobre un lecho de lechuga, tomate (jitomate), pimiento (ají, pimiento morrón), apio, zanahorias y cebolla (si así lo desea). Aliñe la ensalada con 2 cucharadas de aliño (aderezo) bajo en grasa.
1 taza de leche semidescremada al 1 por ciento

MERIENDA

Té
1 rebanada de pan tostado con pasitas untado con 1 cucharadita de margarina sin transgrasas y espolvoreado con azúcar y canela

---

Muévase

Compre una cuerda (suiza, cuica) para saltar y úsela. Se sentirá de 8 años otra vez.

EL ANÁLISIS DEL DÍA

Calorías: 1,533
Carbohidratos: 214 gramos
Fibra: 36 gramos
Proteínas: 82 gramos
Grasa: 45 gramos
Grasa saturada: 15 gramos
Colesterol: 118 miligramos
Sodio: 2,188 miligramos

UNIDADES DE INTERCAMBIO

Carbohidratos: 14 (8 de pan/fécula, 3 de fruta, 1 de leche, 6 de verdura)
Carnes: 5
Grasas: 4

Tercera Semana/Día N°5

DESAYUNO

Burrito de frijoles (habichuelas): Prepare 1 tortilla de harina integral con ¼ taza de frijoles, 2 cucharadas de salsa tipo mexicano, ½ onza (14 g) de queso *Cheddar* bajo en grasa y 1 cucharada de crema agria baja en grasa.

MERIENDA (REFRIGERIO, TENTEMPIÉ)

1 plátano amarillo (guineo, banana)

ALMUERZO

1 porción de la Sopa campesina de papa, habichuela verde y jamón que le sobró

1 porción de galletas integrales y ½ onza (14 g) de queso *Cheddar* bajo en grasa

MERIENDA

1 onza (28 g) de nuez de la India (anacardo, semilla de cajuil, castaña de cajú)

CENA

Lenguado con verduras sofritas al estilo asiático (página 424)

1 taza de arroz integral

¼ taza de yogur bajo en grasa natural o de vainilla mezclado con ½ taza de melocotón (durazno) de lata (escurrido)

MERIENDA

3 tazas de palomitas (rositas) de maíz (cotufo) hechas a presión y espolvoreadas con chile en polvo

Muévase

En lugar de comunicarse con sus compañeros de trabajo por correo electrónico, párese y vaya caminando hasta sus oficinas (cuando sea apropiado, desde luego).

Tome un tiempo para tranquilizarse

Lave y encere su carro y límpielo a conciencia por dentro. Arregle el clóset. Transformar el caos en orden puede resultar muy tranquilizante.

EL ANÁLISIS DEL DÍA
Calorías: 1,546
Carbohidratos: 219 gramos
Fibra: 30 gramos
Proteínas: 76 gramos
Grasa: 44 gramos
Grasa saturada: 15 gramos
Colesterol: 124 miligramos
Sodio: 1,913 miligramos

UNIDADES DE INTERCAMBIO
Carbohidratos: 13 (8 de pan/fécula, 3 de fruta, 1 de leche, 3 de verdura)
Carnes: 7
Grasas: 3

Tercera Semana/Día N°6

DESAYUNO

½ toronja (pomelo)

1 porción de *Omelette* de espárragos y queso de cabra (página 348)

1 rebanada de pan integral tostado untado con 1 cucharadita de mermelada

ALMUERZO

1 taza de sopa baja en sodio de frijoles (habichuelas) blancos

Sándwich (emparedado) de rosbif: 2 onzas (56 g) de rosbif sobre 2 rebanadas de pan integral untado con 1 cucharada de mayonesa baja en grasa y rematado con lechuga, tomate (jitomate) y cebolla

MERIENDA (REFRIGERIO, TENTEMPIÉ)

1 ración de fruta fresca u otra merienda de 80 calorías

CENA

1 porción de Berenjena a la parmesana (página 433)

1 taza de polenta o de pasta integral

Ensalada verde mixta con 1 cucharada de aliño (aderezo) bajo en grasa

1 taza de leche semidescremada al 1 por ciento

MERIENDA

1¼ tazas de sandía picada en cubitos

Tome un tiempo para tranquilizarse

Visite un museo local. Aunque se trate de algo que normalmente no haga, inténtelo: contemplar unas paredes llenas de bellas obras de arte puede tener efectos rejuvenecedores.

Muévase

Cuando sienta ganas de ir al baño, no entre al más cercano. Ya sea en la casa o en el trabajo, vaya a uno que esté en otro piso.

EL ANÁLISIS DEL DÍA

Calorías: 1,540

Carbohidratos: 182 gramos

Fibra: 27 gramos

Proteínas: 80 gramos

Grasa: 59 gramos

Grasa saturada: 21 gramos

Colesterol: 534 miligramos

Sodio: 3,580 miligramos

UNIDADES DE INTERCAMBIO

Carbohidratos: 12 (7 de pan/fécula, 3 de fruta, 1 de leche, 3 de verdura)

Carnes: 5

Grasas: 5

Tercera Semana/Día Nº7

DESAYUNO

1 huevo, preparado de la forma que quiera con aceite antiadherente en aerosol

1 rebanada de pan integral tostado

½ taza de papas fritas en 2 cucharaditas de aceite de oliva y sazonadas con ajo y cebolla picados

Muévase

En lugar de pagar la gasolina en la bomba, bájese del carro y entre a pagar en la caja.

ALMUERZO

Ensalada de atún: Mezcle 1 cucharada de mayonesa baja en grasa y 2 cucharadas de apio y zanahoria picados en cubitos con ½ taza de atún. Disponga la ensalada sobre un lecho de verduras de hoja verde.

½ pan árabe (pan de *pita*) de harina de trigo integral

1 taza de ensalada de frutas

1 taza de leche semidescremada al 1 por ciento

MERIENDA (REFRIGERIO, TENTEMPIÉ)

3 galletas integrales *graham*

CENA

2 onzas (56 g) de pollo a la parrilla

1 porción de Papas y espinacas al estilo indio (página 386)

Ensalada verde mixta con 1 cucharada de aliño (aderezo) bajo en grasa

1 taza de leche semidescremada al 1 por ciento

MERIENDA

2 tazas de Batido de fresa y sandía (página 451)

Tome un tiempo para tranquilizarse

Ilumine junto con sus hijos o nietos un libro para colorear. ¿No tiene hijos ni nietos? Cómprese una caja de crayones y un libro para colorear.

EL ANÁLISIS DEL DÍA

Calorías: 1,445
Carbohidratos: 202 gramos
Fibra: 31 gramos
Proteínas: 85 gramos
Grasa: 37 gramos
Grasa saturada: 9 gramos
Colesterol: 302 miligramos
Sodio: 2,103 miligramos

UNIDADES DE INTERCAMBIO

Carbohidratos: 14 (6 de pan/fécula, 4 de fruta, 2 de leche, 6 de verdura)
Carnes: 4
Grasas: 4

Cuarta Semana/Día N°1

DESAYUNO
1 taza de avena cocida mezclada con 1 cucharada de nueces, 1 cucharada de semillas de lino (linaza) molidas y 2 cucharaditas de melado (melaza) oscuro (*blackstrap molasses*) o mermelada

MERIENDA (REFRIGERIO, TENTEMPIÉ)
6 a 8 onzas (168 a 224 g) de yogur bajo en grasa natural o de vainilla

ALMUERZO
2 onzas (56 g) de salmón a la parrilla sobre un lecho de verduras de hoja verde con 1 cucharada de aliño (aderezo) bajo en grasa
1 panecillo integral o 1 porción de galletas
1 manzana

MERIENDA
1 naranja (china)

CENA
1 porción de Albóndigas picantes con leche de coco (página 409), servidas con 1 taza de pasta de trigo integral o de arroz integral
1 taza de brócoli y *squash* amarillo al vapor

MERIENDA
1 taza de leche semidescremada al 1 por ciento
3 galletitas de jengibre pequeñas

Muévase
En lugar de hacer compras por Internet, vaya al centro comercial. Desde luego estacione su carro lejos de su entrada preferida.

Tome un tiempo para tranquilizarse
El día de hoy, medite acerca de la siguiente afirmación: "Progreso, no perfección". Ser perfeccionista significa estar eternamente insatisfecha.

EL ANÁLISIS DEL DÍA
Calorías: 1,488
Carbohidratos: 209 gramos
Fibra: 26 gramos
Proteínas: 80 gramos
Grasa: 41 gramos
Grasa saturada: 15 gramos
Colesterol: 165 miligramos
Sodio: 1,104 miligramos

UNIDADES DE INTERCAMBIO
Carbohidratos: 14 (7 de pan/fécula, 4 de fruta, 2 de leche, 4 de verdura)
Carnes: 5
Grasas: 3

Cuarta Semana/Día Nº2

DESAYUNO

Batido (licuado): Mezcle en la licuadora (batidora) 1 taza de leche semidescremada al 1 por ciento o de yogur natural con 1 plátano amarillo (guineo, banana) pequeño, 1 cucharada de semilla de lino (linaza) y ½ taza de bayas congeladas, hasta obtener una consistencia uniforme.

MERIENDA (REFRIGERIO, TENTEMPIÉ)

1 tortita de arroz untada con 1 cucharadita de crema natural de fruto seco

ALMUERZO

1 taza de sopa de chícharo (guisante) partido y ½ porción de galletas integrales

Una ensalada grande con 1 huevo duro partido en rebanadas y 2 cucharadas de aliño (aderezo) bajo en grasa

1 taza de leche semidescremada al 1 por ciento

MERIENDA

1 pera pequeña

CENA

1 porción de Tortas de camarón y cangrejo (página 425)

Ensalada de espinacas con 1 cucharada de aliño (aderezo) bajo en grasa

½ taza de *coleslaw* preparado con mayonesa baja en grasa

1 rebanada de pan integral

MERIENDA

½ taza de un postre congelado bajo en grasa

Muévase

El día de hoy, haga ejercicio en un lugar con subidas. Ya sea que prefiera caminar, correr o andar en bicicleta, su ejercicio cardiovascular será más fuerte por la necesidad de desplazarse hacia arriba.

EL ANÁLISIS DEL DÍA
Calorías: 1,578
Carbohidratos: 222 gramos
Fibra: 30 gramos
Proteínas: 79 gramos
Grasa: 48 gramos
Grasa saturada: 11 gramos
Colesterol: 372 miligramos
Sodio: 2,801 miligramos

UNIDADES DE INTERCAMBIO
Carbohidratos: 14 (7 de pan/fécula, 4 de fruta, 2 de leche, 5 de verdura)
Carnes: 4
Grasas: 4

Cuarta Semana/Día N⁰3

Desayuno

1 porción de Cereal multigrano (página 349)

1 taza de leche semidescremada al 1 por ciento

Merienda (refrigerio, tentempié)

½ taza de piña (ananá) partida en rodajas

Almuerzo

Papa al horno rellena: Sirviéndose de una cuchara, vacíe las dos mitades de una papa al horno grande. Mezcle la papa que sacó de la cáscara con 1 onza (28 g) de pollo, ½ taza de verduras (cebolla, brócoli, hongos) sofritas (salteadas) en aceite antiadherente en aerosol, 1 onza de queso fuerte o ½ taza de requesón y 2 cucharadas de salsa tipo mexicano o de crema agria baja en grasa. Rellene las cáscaras de papa nuevamente.

Merienda

¾ taza de Garbanzos asados con especias (página 358)

Cena

1 porción de Lasaña mexicana (página 435)

Ensalada con 1 cucharada de aliño (aderezo) bajo en grasa

1 taza de ensalada de frutas rematada con 1 cucharada de almendra picada y 2 cucharadas de yogur bajo en grasa natural o de vainilla

Merienda

3 tazas de palomitas (rositas) de maíz (cotufo) hechas a presión

Tome un tiempo para tranquilizarse

Salga a hacer volar una cometa (papalote). Es divertido.

Muévase

En lugar de permanecer sentada en un sillón o silla mientras habla por teléfono, póngase de pie y camine por su sala u oficina.

El análisis del día

Calorías: 1,463

Carbohidratos: 227 gramos

Fibra: 33 gramos

Proteínas: 72 gramos

Grasa: 35 gramos

Grasa saturada: 12 gramos

Colesterol: 105 miligramos

Sodio: 1,340 miligramos

Unidades de intercambio

Carbohidratos: 14 (9 de pan/fécula, 3 de fruta, 1 de leche, 4 de verdura)

Carnes: 5

Grasas: 4

Cuarta Semana/Día N°4

DESAYUNO

Burrito de frijoles (habichuelas): Cubra la mitad de
1 tortilla de harina integral con ½ taza de frijoles
y 2 cucharadas de salsa tipo mexicano. Sofría
(saltee) 2 claras de huevo, cebolla, pimiento
morrón (ají) y hongos; agregue esta mezcla a la
tortilla. Doble la tortilla a la mitad y remátela con
2 cucharadas de yogur natural bajo en grasa o
crema agria baja en grasa.

Muévase

**Dos veces al día,
salga 15 minutos a
pasear a su perro.
Usted agregará una
caminata de 30 minu-
tos a su jornada, y
su mascota se lo
agradecerá.**

ALMUERZO

1 taza de sopa minestrón baja en sodio
Sándwich (emparedado) de pavo (chompipe): 2 onzas (56 g) de carne de
pavo sobre 2 rebanadas de pan de centeno untado con 2 cucharadas de
mostaza o de mayonesa baja en grasa y rematado con lechuga, tomate
(jitomate) y cebolla (si así lo desea)

MERIENDA (REFRIGERIO, TENTEMPIÉ)

1½ tazas de *edamames* u otra merienda de 80 calorías

CENA

1 porción de Alambres de res (página 411),
servidos con ⅔ taza de arroz integral estilo
pilaf
1 porción de Ensalada de aguacate, toronja y
papaya (página 386)

MERIENDA

6 a 8 onzas (168 a 224 g) de yogur bajo en grasa
natural o de vainilla

EL ANÁLISIS DEL DÍA
Calorías: 1,464
Carbohidratos: 203 gramos
Fibra: 49 gramos
Proteínas: 88 gramos
Grasa: 40 gramos
Grasa saturada: 9 gramos
Colesterol: 89 miligramos
Sodio: 1,731 miligramos

UNIDADES DE INTERCAMBIO
Carbohidratos: 12 (8 de
pan/fécula, 1 de fruta, 1
de leche, 6 de verdura)
Carnes: 5
Grasas: 4

Cuarta Semana/Día N°5

Desayuno
1 rebanada de pan integral tostado untado con 1 cucharadita de crema natural de nuez de la India (anacardo, semilla de cajuil, castaña de cajú) y 1 cucharadita de miel

6 a 8 onzas (168 a 224 g) de yogur bajo en grasa natural o de vainilla

Merienda (refrigerio, tentempié)
½ taza de Garbanzos asados con especias (página 358)

Almuerzo
1 hamburguesa preparada con un panecillo integral untado con 1 cucharadita de mostaza, 1 *catsup* (*ketchup*) y 1 de *relish* y rematada con lechuga, tomate (jitomate) y cebolla (si así lo desea)

Ensalada verde mixta con ½ cucharada de aliño (aderezo) bajo en grasa

Merienda
3 albaricoques (chabacanos, damascos) frescos medianos u otra merienda de 80 calorías

Cena
Reloj anaranjado a la veracruzana (página 428)

1 papa mediana

1 porción de Coles de Bruselas con mostaza (página 389)

1 taza de leche semidescremada al 1 por ciento

Merienda
1 trozo pequeño de pastel (bizcocho, torta, *cake*) blanco esponjoso rematado con ½ taza de fresas y 2 cucharadas de yogur bajo en grasa natural o de vainilla

Muévase
Cuando vaya al supermercado, cargue una canasta en lugar de empujar un carrito. Es una forma sencilla de exigirles un esfuerzo a sus músculos.

El análisis del día
Calorías: 1,564
Carbohidratos: 215 gramos
Fibra: 28 gramos
Proteínas: 88 gramos
Grasa: 45 gramos
Grasa saturada: 12 gramos
Colesterol: 117 miligramos
Sodio: 2,698 miligramos

Unidades de intercambio
Carbohidratos: 13 (7 de pan/fécula, 2 de fruta, 2 de leche, 5 de verdura)
Carnes: 5
Grasas: 3

Cuarta Semana/Día Nº6

DESAYUNO

Sándwich (emparedado) de huevo: Prepare un sándwich con un *muffin* inglés integral, 1 huevo al gusto hecho con aceite antiadherente en aerosol y 1 lonja (lasca) de jamón magro (bajo en grasa) o tocino canadiense

MERIENDA (REFRIGERIO, TENTEMPIÉ)

½ toronja (pomelo)

ALMUERZO

2½ tazas de verduras primavera: Sofría (saltee) 1½ tazas de brócoli, zanahorias, cebolla, berenjena y hongos en 1 cucharadita de aceite de oliva. Disponga las verduras encima de 1 taza de *penne* de trigo integral y espolvoréelas con 2 cucharadas de queso parmesano o romano.

MERIENDA

½ porción de galletas *RyKrisp* untadas con ¼ taza de requesón y servidas con rodajas de tomate (jitomate)

CENA

1 porción de Platija a la florentina (página 427)

Batata dulce (camote) al horno con 2 cucharaditas de margarina libre de transgrasas (dirá "*trans-free*" en el envase) o crema agria

½ taza de zanahorias asadas o al vapor, sin grasa

1 taza de leche semidescremada al 1 por ciento

MERIENDA

½ taza de un pudín (budín) bajo en grasa

Muévase

Tanto en la casa como en el trabajo, póngase de pie cada hora y muévase durante 5 minutos. Estírese, haga fuerza con los brazos o camine. Si trabaja 8 horas al día, sumará 40 minutos de ejercicio físico que de otra forma no hubiera hecho. Para ayudarse a recordar este propósito, prográmelo en su computadora o ponga un despertador.

EL ANÁLISIS DEL DÍA

Calorías: 1,546
Carbohidratos: 218 gramos
Fibra: 31 gramos
Proteínas: 84 gramos
Grasa: 41 gramos
Grasa saturada: 13 gramos
Colesterol: 322 miligramos
Sodio: 2,044 miligramos

UNIDADES DE INTERCAMBIO

Carbohidratos: 12 (8 de pan/fécula, 1 de fruta, 2 de leche, 4 de verdura)
Carnes: 6
Grasas: 4

Cuarta Semana/Día N°7

DESAYUNO

1 porción de Pavo ahumado (página 352)

1 huevo, preparado de la forma que quiera con aceite antiadherente en aerosol

1 rebanada de pan integral tostado

ALMUERZO

1 porción de Sándwich relleno al estilo de Santa Fe (página 378)

1 porción de Ensalada de espinaca y naranja con sésamo (página 383)

MERIENDA (REFRIGERIO, TENTEMPIÉ)

½ onza (14 g) de pistaches

CENA

1 porción de Pollo *tetrazzini* (página 399)

2 porciones de Verduras a la parrilla (página 388)

1 taza de leche semidescremada al 1 por ciento

MERIENDA

6 onzas (168 g) de yogur bajo en grasa natural o de vainilla rematado con ½ taza de fresas picadas en rodajas

Tome un tiempo para tranquilizarse
Aprenda de memoria un poema que le guste mucho.

Muévase

En lugar de permanecer sentada en su carro frente a la ventanilla autoexprés de la farmacia y otros comercios, estaciónese y entre.

EL ANÁLISIS DEL DÍA

Calorías: 1,541
Carbohidratos: 189 gramos
Fibra: 38 gramos
Proteínas: 111 gramos
Grasa: 42 gramos
Grasa saturada: 11 gramos
Colesterol: 408 miligramos
Sodio: 2,492 miligramos

UNIDADES DE INTERCAMBIO

Carbohidratos: 12 (4 de pan/fécula, 2 de fruta, 2 de leche, 10 de verdura)
Carnes: 7
Grasas: 3

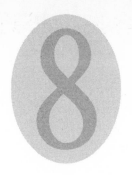

Más de 100 recetas deliciosas

Desayunos

Batido de arándanos

- 1 **taza de arándanos frescos o descongelados**
- 1 **taza (8 onzas/224 g) de yogur de vainilla**
- ½ **taza de jugo de arándano y arándano agrio (*cran-blueberry juice*)**

Licúe los arándanos, el yogur y el jugo de arándano y arándano agrio en una licuadora (batidora) hasta que adquiera una consistencia uniforme.

Para 2 porciones

Por porción: 188 calorías, 5 g de proteínas, 38 g de carbohidratos, 2 g de fibra dietética, 2 g de grasa total, 1 g de grasa saturada, 6 mg de colesterol, 78 mg de sodio

Unidades de intercambio: 2 de carbohidratos (1 de fruta, 1 de leche)

Frittata gruesa con jamón y pimiento verde

- 2 **cucharadas de mantequilla**
- 1 **cebolla pequeña picada**
- 1 **pimiento morrón (ají) verde picado**
- ½ **cucharadita de sal**
- ½ **cucharadita de pimienta negra molida**
- 8 **lonjas (lascas) (el equivalente de 6 onzas/168 g) de jamón, picado**
- 8 **huevos grandes a temperatura ambiente**
- ¾ **taza de agua**
- ½ **taza de queso *Cheddar* rallado (opcional)**

Derrita 1 cucharada de mantequilla a fuego lento en una sartén antiadherente grande (de 12 pulgadas/31 cm de diámetro). Agregue la cebolla, el pimiento, ¼ cucharadita de sal y ¼ cucharadita de pimienta. Sofría (saltee) las verduras, revolviéndolas de vez en cuando, hasta que estén cocidas pero aún crujientes, de 3 a 4 minutos. Agregue el jamón y deje la sartén 1 minuto más en el fuego, revolviendo la mezcla de vez en cuando. Pásela a un plato.

Separe los huevos, poniendo las yemas en un tazón (recipiente) mediano y las claras en uno grande. Bata las yemas levemente con el agua así como la ¼ cucharadita restante de sal y la ¼ cucharadita restante de pimienta. Bata las claras hasta que formen picos tiesos mas no secos. Incorpore las yemas a las claras.

Derrita la cucharada restante de mantequilla a fuego lento en la sartén. Agregue la mezcla de los huevos y extiéndala de manera uniforme con una pala de hule (goma). Esparza encima la mezcla de jamón y el queso (si lo está usando), tape la sartén y déjela a fuego lento hasta que los huevos cuajen, de 25 a 30 minutos. Deslice la *frittata* sobre un plato y sírvala de inmediato (empezará a encogerse a los 5 ó 7 minutos).

Para 4 porciones

POR PORCIÓN: 290 calorías, 22 g de proteínas, 8 g de carbohidratos, 2 g de fibra dietética, 19 g de grasa total, 5 g de grasa saturada, 448 mg de colesterol, 467 mg de sodio

UNIDADES DE INTERCAMBIO: ⅓ de carbohidratos (1 de verdura), 3 de carne, 2½ de grasa.

Omelettes de espárragos y queso de cabra

16 espárragos (10 onzas/280 g), limpios y picados en trozos de ½" pulgada (1 cm) de largo

 8 huevos grandes

¾ taza de leche semidescremada al 1 por ciento

¾ taza de albahaca fresca picada

½ cucharadita de sal

½ cucharadita de pimienta negra molida

 4 cucharaditas de mantequilla

 1 diente de ajo picado en trocitos

½ taza (3 onzas/84 g) de queso de cabra desmoronado

Precaliente el horno a 250°F (122°C). Rocíe una bandeja de hornear grande con aceite antiadherente en aerosol.

Cocine los espárragos en agua hirviendo a fuego alto hasta que estén cocidos pero aún crujientes, de 2 a 5 minutos. Escúrralos en un colador y séquelos cuidadosamente con toallas de papel.

Para preparar un *omelette* cada vez: Vacíe 2 huevos en un tazón (recipiente) pequeño. Agregue 3 cucharadas de leche y bata la mezcla levemente con un tenedor. Agregue 1 cucharada de albahaca, ⅛ cucharadita de sal y ⅛ cucharadita de pimienta. Derrita 1 cucharadita de mantequilla a fuego mediano en una sartén antiadherente (de 8 pulgadas/20 cm de diámetro).

Agregue la cuarta parte del ajo y sofríalo (saltéelo) hasta que esté suave, unos 2 minutos. Agregue la cuarta parte de los espárragos y vierta encima la mezcla de los huevos. Cocínelo todo hasta que los huevos casi cuajen, unos 4 minutos, levantando de vez en cuando la orilla del *omelette* para permitir que los huevos crudos se escurran por debajo del mismo. Con una cuchara, disponga 2 cucharadas de queso en una línea sobre el centro del *omelette*. Doble el *omelette* a la mitad, colóquelo sobre la bandeja de hornear ya preparada y póngala en el horno para mantenerlo caliente.

Prepare otros 3 *omelettes* del mismo modo.

Para 4 porciones

Por porción: 292 calorías, 20 g de proteínas, 7 g de carbohidratos, 1 g de fibra dietética, 20 g de grasa total, 10 g de grasa saturada, 450 mg de colesterol, 570 mg de sodio

Unidades de intercambio: ⅓ de carbohidratos (1 de verdura), 3 de carne, 3 de grasa

Cereal multigrano

- 2 **tazas de copos de avena**
- 2 **tazas de copos de trigo**
- 2 **tazas de copos de cebada malteada**
- 2 **tazas de copos de centeno**
- 1 **caja (1 libra/450 g) de pasas oscuras o amarillas**
- 1½ **tazas de semillas de lino (linaza, *flaxseed*), molidas**
- ¾ **taza de semillas de sésamo (ajonjolí)**

Mezcle la avena, los copos de trigo, cebada y centeno, las pasas y las semillas de lino y de sésamo en un recipiente hermético. Guárdelo en el congelador hasta que lo quiera usar.

Para cocinar el cereal: Para una porción, ponga a hervir 1 taza de agua en una cacerola pequeña. Agregue 1 pizca de sal. Agregue ⅓ taza del cereal, tape la cacerola y déjela en el fuego durante 25 minutos, revolviendo de vez en cuando, hasta que el cereal esté espeso y cremoso.

Para 4 porciones, utilice 3 tazas de agua, ¼ cucharadita de sal y 1½ tazas de cereal. Cocine de 25 a 30 minutos.

Para 36 porciones (de ⅓ taza cada una)

POR PORCIÓN: 160 calorías, 5 g de proteínas, 29 g de carbohidratos, 5 g de fibra dietética, 4 g de grasa total, 0 g de grasa saturada, 0 mg de colesterol, 8 mg de sodio

UNIDADES DE INTERCAMBIO: 2 de carbohidratos (2 de pan/fécula)

Crepas integrales con plátano amarillo y kiwis

CREPAS

 1 **taza de harina pastelera integral**

 ¼ **cucharadita de sal**

 1 **huevo**

 1 **taza + 3 cucharadas de leche de soya sin edulcorante o de leche entera**

 1½ **cucharaditas de extracto de vainilla**

 2 **cucharaditas de mantequilla**

RELLENO

 ½ **taza de yogur natural**

 1 **plátano amarillo (guineo, banana), cortado en diagonal en 24 rodajas**

 2 **kiwis pelados, partidos a la mitad a lo largo y cortados en rodajas**

 2 **cucharaditas de jugo de limón verde (lima) (opcional)**

 ½ **cucharadita de canela en polvo**

Para preparar las crepas: En un tazón (recipiente) grande, mezcle la harina y la sal.

En un tazón pequeño, bata el huevo y agregue la leche y la vainilla. Vierta esta mezcla sobre la harina y revuélvala bien.

Derrita ½ cucharadita de mantequilla a fuego mediano en una sartén antiadherente (de 8 pulgadas/20 cm de diámetro). Vierta 3 cucharadas de masa en la sartén y ladéela para recubrir el fondo con una delgada capa de masa (si le parece demasiado espesa, agregue 1 ó 2 cucharadas de agua). Fría la crepa unos 2 minutos hasta que esté bien dorada. Sirviéndose de una pala, voltéela y fríala del otro lado de 1 a 2 minutos (este segundo lado estará manchado). Deslice la crepa sobre un plato y cúbrala con papel aluminio para mantenerla caliente. Continúe del mismo modo; vuelva a poner mantequilla en la sartén después de cada 2 crepas.

Para preparar el relleno y armarlas: Ponga una crepa —con el lado bonito hacia abajo— sobre un plato extendido y úntela con 1 cucharada de yogur. Disponga 2 rodajas de plátano amarillo y la cuarta parte de un kiwi a un tercio de distancia de una orilla de la crepa. Esparza ¼ cucharadita de jugo de limón verde y una pizca de canela sobre la crepa y enróllela. Arme las demás de la misma forma.

Para 4 porciones (8 crepas de 6 a 7 pulgadas/15 a 18 cm de diámetro)

Por porción: 205 calorías, 8 g de proteínas, 34 g de carbohidratos, 6 g de fibra dietética, 6 g de grasa total, 3 g de grasa saturada, 62 mg de colesterol, 198 mg de sodio

Unidades de intercambio: 2 de carbohidratos (1 de pan/fécula, 1 de fruta), 1 de grasa

Panqueques integrales con almíbar cremoso de frambuesa

PANQUEQUES (*HOTCAKES*)

- ¾ **taza de harina pastelera integral**
- ¼ **taza de harina de alforjón (trigo sarraceno)**
- 1½ **cucharaditas de polvo de hornear**
- ½ **cucharadita de bicarbonato de sodio**
- ⅛ **cucharadita de sal**
- 1 **taza de suero de leche (*buttermilk*)**
- 1 **huevo grande a temperatura ambiente, separando la yema de la clara**
- 3 **cucharadas + 2 cucharaditas de mantequilla derretida**
- 8 **gotas de hierba dulce de Paraguay**

ALMÍBAR (SIROPE)

- ¼ **taza de mermelada roja o negra de frambuesa**
- 2 **cucharadas de crema pesada**
- 3 a 4 **cucharaditas de jugo de naranja (china) o de manzana (opcional)**

Para preparar los panqueques: En un tazón (recipiente) grande, mezcle la harina pastelera, la harina de alforjón, el polvo de hornear, el bicarbonato de sodio y la sal.

En una taza de medir de vidrio, mezcle el suero de leche, la yema de huevo, 3 cucharadas de mantequilla y la hierba dulce de Paraguay. Vierta esta mezcla sobre la de la harina y revuélvalo todo bien. En un tazón pequeño, bata las claras hasta que formen picos tiesos mas no secos. Incorpore las claras a la masa. (Quedará ligera mas no líquida).

Ponga una plancha antiadherente a calentar a fuego medianolento y agregue la mitad de la mantequilla restante. Para cada panqueque, vierta ¼ taza de masa sobre la plancha; prepare 4 panqueques a la vez, cada uno con un diámetro de unas 4 pulgadas (10 cm). Fría los panqueques hasta que empiecen a secarse de las orillas, unos 3 minutos. Voltéelos y fríalos del otro lado de 2 a 3 minutos. Continúe del mismo modo hasta acabar de usar toda la mantequilla y la masa. Sirva los panqueques calientes con el almíbar.

Para preparar el almíbar: En un tazón pequeño, mezcle la mermelada, la crema y una cantidad suficiente de jugo (si lo está usando) para lograr la consistencia del almíbar. (Sin el jugo, tendrá la consistencia de una mermelada).

Para 4 porciones (8 panqueques de 4 pulgadas/10 cm de diámetro)

Por porción: 295 calorías, 7 g de proteínas, 31 g de carbohidratos, 2 g de fibra dietética, 15 g de grasa total, 10 g de grasa saturada, 93 mg de colesterol, 564 mg de sodio

Unidades de intercambio: 2 de carbohidratos (1½ de pan, ½ de leche), 3 de grasa

Pavo ahumado

    2 cucharaditas de aceite vegetal
    1 cebolla grande picada en trozos grandes
    1 pimiento morrón (ají) verde pequeño, picado en trozos grandes
    1 libra (450 g) de papa roja cocida, picada en cubitos
    1 pierna de pavo (chompipe) ahumado (1 libra), sin pellejo, deshuesada y picada en cubitos
    1 clara de huevo levemente batida
    2 cucharadas de perejil picado
    ½ cucharadita de tomillo seco
    ⅛ cucharadita de sal
    3 cucharadas de leche descremada (*fat-free milk* o *nonfat milk*)

Ponga el aceite a calentar a fuego mediano-alto en una sartén antiadherente grande. Agregue la cebolla y el pimiento. Fríalos durante 3 minutos o hasta que el pimiento empiece a suavizarse.

En un tazón (recipiente) grande, mezcle la papa, el pavo, la clara de huevo, el perejil, el tomillo y la sal. Agregue esta mezcla a la sartén. Cocínelo todo de 10 a 12 minutos, revolviendo de vez en cuando, hasta que las verduras se doren levemente. Vierta la leche alrededor de la orilla de la sartén. Siga calentando todo durante 3 minutos sin dejar de revolver, hasta que la leche se haya absorbido por completo.

Para 4 porciones

Por porción: 245 calorías, 20 g de proteínas, 24 g de carbohidratos, 3 g de fibra dietética, 5 g de grasa total, 1 g de grasa saturada, 68 mg de colesterol, 620 mg de sodio

Unidades de intercambio: 1 de carbohidratos (1 de pan/fécula), 3 de carne

Omelette a la florentina

    2 tazas de sustituto líquido de huevo
    1 cucharadita de hierbas a la italiana
    ¼ cucharadita de sal
    8 onzas (224 g) de hongos cortados en rodajas
    1 cebolla picada

1 **pimiento morrón (ají) rojo picado**
1 **diente de ajo picado en trocitos**
2 **onzas (56 g/1 taza bien apretada) de hojas de espinaca picadas**
¾ **taza (3 onzas/84 g) de queso *mozzarella* bajo en grasa rallado**

En un tazón (recipiente) mediano, bata a mano el sustituto de huevo, las hierbas a la italiana, la sal y 3 cucharadas de agua.

Rocíe una sartén antiadherente grande con aceite antiadherente en aerosol. Póngala a calentar a fuego mediano-alto. Agregue los hongos, la cebolla, el pimiento morrón y el ajo. Sofría (saltee) las verduras de 4 a 5 minutos, revolviéndolas con frecuencia, hasta que el pimiento morrón empiece a suavizarse. Agregue la espinaca. Sofría 1 minuto más o hasta que la espinaca se marchite. Pase las verduras a un tazón pequeño y tápelas.

Limpie la sartén con una toalla de papel. Rocíela con aceite antiadherente en aerosol y póngala a calentar a fuego mediano. Agregue la mitad de la mezcla del sustituto de huevo. Fríala durante 2 minutos o hasta que empiece a cuajar. Sirviéndose de una pala, levante las orillas para permitir que la mezcla cruda se escurra sobre el fondo de la sartén. Fría el *omelette* 2 minutos más o hasta que termine de cuajar. Esparza encima la mitad de la mezcla de las verduras y la mitad del queso. Tape la sartén y fría el *omelette* 2 minutos más o hasta que el queso se derrita. Sirviéndose de una pala, doble el *omelette* a la mitad. Tape la sartén con un plato invertido; sujete la sartén y el plato con ambas manos, voltéelos y retire la sartén, para que el *omelette* quede sobre el plato.

Rocíe la sartén con aceite antiadherente en aerosol. Repita el procedimiento con el resto de las mezclas del sustituto de huevo y las verduras así como el queso, para preparar otro *omelette*. Para servirlos, corte cada *omelette* a la mitad.

Para 4 porciones

POR PORCIÓN: 150 calorías, 20 g de proteínas, 10 g de carbohidratos, 2 g de fibra dietética, 4 g de grasa total, 2 g de grasa saturada, 12 mg de colesterol, 505 mg de sodio

UNIDADES DE INTERCAMBIO: ½ de carbohidratos (1½ de verdura), 2 de carne

Muffins de arándano y yogur

1½   tazas de harina de trigo integral
 2   cucharadas de germen de trigo tostado
 2   cucharaditas de polvo de hornear
 ½   cucharadita de sal
 2   huevos o ½ taza de sustituto líquido de huevo sin grasa
 1   taza de yogur natural bajo en grasa
 ¼   taza de azúcar morena (mascabado) apretada
 2   cucharadas de aceite de *canola*
1½   tazas de arándanos frescos o descongelados

Precaliente el horno a 375°F (192°C). Rocíe un molde para 12 *muffins* con aceite antiadherente en aerosol.

En un tazón (recipiente) grande, bata a mano la harina, el germen de trigo, el polvo de hornear y la sal.

En un tazón pequeño, bata a mano el huevo o el sustituto de huevo y el yogur. Agregue el azúcar morena y el aceite y bata. Agregue la mezcla del huevo a la de la harina e incorpórela apenas para humedecer los ingredientes secos. Incorpore los arándanos.

Reparta la masa en los moldecitos a más o menos dos tercios de su capacidad. Hornéelos 20 minutos o hasta que un palillo de dientes introducido en el centro de la masa salga limpio. Pase el molde a una rejilla (parrilla) de alambre y déjelo enfriar un poco.

Para 12 porciones

POR *MUFFIN*: 125 calorías, 4 g de proteínas, 20 g de carbohidratos, 2 g de fibra dietética, 4 g de grasa total, 1 g de grasa saturada, 37 mg de colesterol, 171 mg de sodio

UNIDADES DE INTERCAMBIO: 1 de carbohidratos (1 de pan/fécula), 1 de grasa

Nota: *En un recipiente tapado, los muffins se conservan hasta 1 día a temperatura ambiente o 1 mes en el congelador.*

Meriendas y entremeses

Camarones con salsa de mostaza y rábano picante

CAMARONES
- 1 **rodaja delgada de limón**
- **Sal al gusto**
- 20 **camarones grandes (1 libra/450 g), pelados y sin vena**

SALSA DE MOSTAZA Y RÁBANO PICANTE
- 4 **cucharaditas de jugo de limón**
- 4 **cucharaditas de mostaza *Dijon***
- 2½ **cucharadas de aceite de oliva**
- 1 **cucharada de pasta de rábano picante**
- 2 **cucharaditas de crema agria**
- ¼ **cucharadita de sal**
- ⅛ **cucharadita de pimienta negra molida**
- 2 **cucharaditas de cebollín (cebolla de cambray) finamente picado**

Para preparar los camarones: Ponga 1½ cuartos de galón (1.4 l) de agua, la rodaja de limón y la sal en una cacerola grande. Deje que rompa a hervir a fuego alto. Baje el fuego y deje hervir 5 minutos. Agregue los camarones y cocínelos hasta que se pongan opacos y de color rosado, de 2 a 3 minutos. Escúrralos y deseche la rodaja de limón.

Para preparar la salsa: En un tazón (recipiente) grande, mezcle el jugo de limón y la mostaza. Batiendo constantemente a mano, agregue el aceite poco a poco hasta lograr una salsa ligeramente espesa. Incorpore la pasta de rábano picante, la crema agria, la sal y la pimienta.

Agregue los camarones a la salsa y mézclelos hasta recubrirlos perfectamente. Espárzalos con el cebollín picado. Sírvalos de inmediato a temperatura ambiente; si lo prefiere, también se pueden servir fríos del refrigerador.

Para 4 porciones

PoR PORCIÓN: 123 calorías, 7 g de proteínas, 2 g de carbohidratos, 0 g de fibra dietética, 10 g de grasa total, 2 g de grasa saturada, 54 mg de colesterol, 330 mg de sodio
UNIDADES DE INTERCAMBIO: 1 de carne, 1½ de grasa

Papas a la francesa picantes al horno

- 2 papas blancas para hornear medianas, bien limpias y cortadas en tiras largas de $\frac{1}{4}$ de pulgada (6 mm) de grueso
- 1 cucharada de aceite de *canola*
- 1 cucharada de una mezcla comercial de especias que contenga ajo tostado y pimienta roja
- $\frac{1}{4}$ cucharadita de sal
- $\frac{1}{4}$ cucharadita de pimienta negra recién molida

Precaliente el horno a 425°F (220°C). Rocíe un molde para hornear de 13" × 9" (33 cm × 23 cm) con aceite antiadherente en aerosol. Coloque las papas en un montón en el molde para hornear ya preparado, y espárzalas con el aceite, la mezcla de especias, la sal y la pimienta. Revuélvalas hasta recubrirlas muy bien de esta mezcla y luego extiéndalas para formar una sola capa. Hornéelas 40 minutos, volteándolas varias veces, hasta que se pongan crujientes y se doren levemente.

Para 4 porciones

POR PORCIÓN: 125 calorías, 3 g de proteínas, 18 g de carbohidratos, 2 g de fibra dietética, 4 g de grasa total, 0 g de grasa saturada, 0 mg de colesterol, 144 mg de sodio

UNIDADES DE INTERCAMBIO: 1 de carbohidratos (1 de pan/fécula), 1 de grasa

Pollo estilo *Buffalo* con aliño de queso azul

- 24 alitas (*drummettes*) de pollo, sin el pellejo
- 4 cucharadas de salsa picante
- 2 cucharaditas de vinagre
- $\frac{1}{4}$ cucharadita de ajo en polvo
- $\frac{1}{3}$ taza (1$\frac{1}{2}$ onzas/42 g) de queso azul desmoronado
- 1 taza (8 onzas/224 g) de crema agria sin grasa
- 1 cebollín (cebolla de cambray) picado
- 1 cucharada de vinagre de vino blanco
- 1 cucharadita de azúcar
- 2 tallos grandes de apio, picado en palitos

Precaliente el horno a 400°F (206°C). Cubra una bandeja de hornear con papel aluminio y rocíela con aceite antiadherente en aerosol.

En un tazón (recipiente) grande, mezcle el pollo con 2 cucharadas de salsa picante, 1 cucharadita de vinagre y el ajo en polvo. Revuélvalo para recubrir los alones de manera uniforme y dispóngalos sobre la bandeja de hornear ya preparada. Hornee el pollo de 12 a 15 minutos o hasta que al picarlo con un tenedor los jugos salgan transparentes.

Mientras tanto, ponga el queso, la crema agria, el cebollín, el vinagre y el azúcar en un tazón mediano. Mezcle los ingredientes, machacando el queso con el dorso de una cuchara.

Saque el pollo del horno. Esparza encima las 2 cucharadas restantes de salsa picante y 1 cucharadita de vinagre. Revuélvalo bien. Acomódelo sobre una bandeja (platón) de servir. Esparza encima la salsa que se haya acumulado sobre el papel aluminio. Sirva el pollo acompañado del aliño (aderezo) de queso azul y los palitos de apio.

Para 8 porciones

POR PORCIÓN: 95 calorías, 9 g de proteínas, 6 g de carbohidratos, 0 g de fibra dietética, 3 g de grasa total, 0 g de grasa saturada, 30 mg de colesterol, 387 mg de sodio

UNIDADES DE INTERCAMBIO: ½ de carbohidratos (½ de pan/fécula), 1 de carne

Garbanzos asados con especias

  2 **tazas de garbanzos de lata, enjuagados y escurridos**
1½ **cucharaditas de aceite de oliva extra virgen**
 ½ **cucharadita de cominos molidos**
 ½ **cucharadita de cilantro en polvo (*ground coriander*)**
 ¼ **cucharadita de pimienta roja molida**
 ¼ **cucharadita de pimienta negra molida**

Precaliente el horno a 400°F (206°C). Rocíe una bandeja de hornear antiadherente con aceite en aerosol.

En un tazón (recipiente) pequeño, mezcle los garbanzos con el aceite, los cominos, el cilantro, la pimienta roja y la negra.

Disponga los garbanzos en una sola capa sobre la bandeja de hornear ya preparada. Hornéelos de 30 a 40 minutos o hasta que queden crujientes y se doren.

Para 8 porciones

POR PORCIÓN: 40 calorías, 2 g de proteínas, 7 g de carbohidratos, 2 g de fibra dietética, 1 g de grasa total, 0 g de grasa saturada, 0 mg de colesterol, 170 mg de sodio

UNIDADES DE INTERCAMBIO: ½ de carbohidratos (½ de pan/fécula)

VARIACIÓN
Garbanzos asados al estilo suroeste: Sustituya el cilantro en polvo por chile en polvo.

Hummus casero

4 panes árabes (panes de *pita*) de trigo integral
1 lata (de 19 onzas/532 g) de garbanzos, enjuagados y escurridos
⅓ taza de *tahini*
⅓ taza de jugo de limón
3 dientes de ajo picados
½ cucharadita de sal
½ taza de cebolla morada finamente picada
2 cucharadas de perejil fresco picado
2 pimientos morrones (ajíes) rojos cortados en finas rodajas
1 pepino cortado en finas rodajas

Precaliente el horno a 425°F (220°C).

Corte cada pan árabe en ocho triángulos y parta cada triángulo en dos pedazos. Disponga los triángulos con el lado áspero hacia arriba sobre dos bandejas de hornear grandes. Hornéelos de 8 a 10 minutos o hasta que queden crujientes. (Es posible hacer esto con anticipación. Al terminar, deje que los triángulos de pan se enfríen por completo y guárdelos en un recipiente tapado durante 3 días como máximo).

Ponga los garbanzos, el *tahini*, el jugo de limón, el ajo y la sal en un procesador de alimentos. Pulse el procesador 30 segundos hasta mezclar todos los ingredientes. Procéselos durante 2 minutos más o hasta lograr una consistencia muy uniforme, desprendiendo la pasta de los lados del recipiente según sea necesario.

Pase el *hummus* a una fuente de servir (bandeja, platón). Espárzalo con la cebolla y el perejil. Sírvalo acompañado del pan árabe, los pimientos y el pepino.

Para 8 porciones

Por porción: 205 calorías, 7 g de proteínas, 29 g de carbohidratos, 6 g de fibra dietética, 8 g de grasa total, 1 g de grasa saturada, 0 mg de colesterol, 439 mg de sodio

Unidades de intercambio: 2 de carbohidratos (1½ de pan/fécula, 1 de verdura), 1 de grasa

Cuadritos de zucchini

    2   huevos
    5   claras de huevo
    4   tazas de *zucchini* (calabacita) rallado
 1½   tazas de queso *mozzarella* descremado rallado
    1   taza de cebolla picada
 ½   taza de queso parmesano rallado
 ½   taza de harina multiuso
    1   cucharada de eneldo fresco picado
 ¼   cucharadita de polvo de hornear

Precaliente el horno a 350°F (178°C). Rocíe una fuente antiadherente para hornear (refractario) de 9" × 13" (23 cm × 33 cm) con aceite en aerosol.

En un tazón (recipiente) grande, bata los huevos y las claras de huevo. Agregue el *zucchini*, el queso *mozzarella*, la cebolla, el parmesano, la harina, el eneldo y el polvo de hornear.

Pase esta mezcla a la fuente para hornear ya preparada. Hornéela de 30 a 35 minutos o hasta que un palillo de dientes introducido en el centro salga limpio. Déjela enfriar 5 minutos en la fuente. Córtela en 24 cuadros. Sírvalos calientes o fríos.

Para 8 porciones

Por porción: 133 calorías, 16 g de proteínas, 11 g de carbohidratos, 1 g de fibra dietética, 3 g de grasa total, 2 g de grasa saturada, 58 mg de colesterol, 329 mg de sodio

Unidades de intercambio: ½ de carbohidratos (2 de verdura), 2 de carne, ½ de grasa

VARIACIÓN
Cuadritos de zucchini *con tomate secado al sol:* *Sustituya el eneldo por 1 cucharada de albahaca fresca picada. Ponga 8 tomates (jitomates) secados al sol y envasados en seco en una taza o en un tazón pequeño. Cúbralos con agua hirviendo y déjelos remojando 15 minutos o hasta que se suavicen. Píquelos finamente e incorpórelos a la mezcla del zucchini.*

Hongos rellenos

- 16 hongos grandes, limpios
- 1 cucharada de aceite de oliva
- 3 cucharadas de vino de jerez seco o de vino blanco sin alcohol
- $\frac{1}{4}$ taza de perejil fresco picado
- 1 cucharada de queso parmesano rallado
- 1 cucharada de pan rallado (pan molido) seco, sin sazonadores
- 1 diente de ajo picado en trocitos
- $\frac{1}{4}$ cucharadita de tomillo seco
- $\frac{1}{4}$ cucharadita de orégano seco
- Sal y pimienta negra molida

Precaliente el horno a 375°F (192°C). Rocíe una fuente antiadherente para hornear (refractario) de 9" × 13" (23 cm × 33 cm) con aceite en aerosol.

Corte y pique finamente los pies de los hongos; póngalos aparte.

Mezcle el aceite y el vino de jerez o vino blanco en una taza. Vierta 2 cucharadas de esta mezcla en una sartén antiadherente mediana, guardando las otras 2 cucharadas. Ponga la sartén a calentar a fuego mediano-alto. Agregue los pies picados de los hongos y sofríalos (saltéelos) 6 minutos o hasta que la mezcla se seque.

Agregue el perejil, el queso, el pan rallado, el ajo, el tomillo, el orégano, la sal y la pimienta. Retire la sartén del fuego e incorpore 1 cucharada de la mezcla restante del vino de jerez para humedecer todos los ingredientes.

Sirviéndose de una cuchara, rellene los sombreretes de los hongos con esta mezcla. Dispóngalos en una sola capa en la fuente para hornear (refractario) ya preparada. Hornéelos de 15 a 20 minutos o hasta que los sombreretes queden suaves y bien calientes. A la mitad del tiempo de cocción, úntelos con la cucharada restante de la mezcla del vino de jerez. Sírvalos calientes.

Para 16 sombreretes

POR SOMBRERETE: 19 calorías, 0.5 g de proteínas, 1 g de carbohidratos, 0.5 g de fibra dietética, 1 g de grasa total, 0 g de grasa saturada, 0.5 mg de colesterol, 12 mg de sodio

UNIDADES DE INTERCAMBIO: Consumo libre

Dip de espinaca y ajo

- ½ **taza de queso ricotta sin grasa**
- ¼ **taza de crema agria sin grasa**
- 2 **cucharadas de jugo de naranja (china)**
- 1 **paquete (de 10 onzas/280 g) de espinaca congelada, descongelada; comprímala para secarla**
- ¼ **taza de cebollín (cebolla de cambray) picado**
- ¼ **taza de albahaca fresca picada**
- 2 **cucharadas de orégano fresco picado**
- 2 **dientes de ajo picados en trocitos**
- ⅛ **cucharadita de nuez moscada en polvo**
- 1 **chorrito de salsa picante**
  Sal y pimienta negra molida

Ponga el queso ricotta, la crema agria y el jugo de naranja en un procesador de alimentos provisto de navaja de acero. Agregue la espinaca, el cebollín, la albahaca, el orégano, el ajo, la nuez moscada y la salsa picante. Procese todo hasta lograr una consistencia uniforme, interrumpiendo de vez en cuando para desprender la mezcla de los lados del recipiente. Agregue sal y pimienta al gusto.

Vierta el *dip* en un tazón (recipiente) mediano, tápelo y métalo al refrigerador durante 30 minutos como mínimo o bien toda la noche.

Para 2 tazas

POR CUCHARADA: 11 calorías, 1 g de proteínas, 1 g de carbohidratos, 0.5 g de fibra dietética, 0 g de grasa total, 0 g de grasa saturada, 1 mg de colesterol, 16 mg de sodio

UNIDADES DE INTERCAMBIO: Consumo libre

Pizzas

Pizza clásica de tomate

- 1 **cucharada de harina de maíz**
- 1 **cucharadita de aceite de oliva**
- 3 **dientes de ajo picados en trocitos**
- 6 **tomates (jitomates) italianos pequeños (*plum tomatoes*), picados**
- ¼ **taza de albahaca fresca picada**
- ¼ **cucharadita de sal**
- 1 **tubo (de 10 onzas/280 g) de masa refrigerada para pizza**
- ¾ **taza (3 onzas/84 g) de queso *mozzarella* bajo en grasa rallado**

Precaliente el horno a 450°F (234°C). Rocíe una bandeja grande y redonda para pizza con aceite en aerosol. Espolvoréela con la harina de maíz.

Ponga el aceite y el ajo a calentar a fuego mediano en una sartén antiadherente mediana. Fría el ajo de 2 a 3 minutos, revolviendo de vez en cuando, hasta que suelte su aroma. Agregue los tomates, la albahaca y la sal. Tape la sartén y fría todo 5 minutos más o hasta que el tomate se suavice. Retire la sartén del calor.

Coloque la masa sobre una mesa o encimera levemente enharinada. Extiéndala con un rodillo hasta formar un círculo con un diámetro de 12" (31 cm) y pásela a la bandeja ya preparada. Extienda la salsa de tomate sobre la masa, dejando al descubierto ¼" (6 mm) de esta alrededor de la orilla. Espolvoree la pizza con el queso. Hornéela de 10 a 12 minutos o hasta que el pan se dore.

Para 8 porciones

POR PORCIÓN: 160 calorías, 7 g de proteínas, 26 g de carbohidratos, 2 g de fibra dietética, 4 g de grasa total, 1 g de grasa saturada, 6 mg de colesterol, 280 mg de sodio

UNIDADES DE INTERCAMBIO: 2 de carbohidratos (2 de pan/fécula)

Pan tipo *focaccia* de cebolla y romero

- 1 **cucharada de harina de maíz**
- 1 **cucharada de aceite de oliva**
- 1 **cebolla morada, partida a la mitad y cortada en finas rodajas**
- 2 **cucharaditas de romero seco machacado**
- ¼ **cucharadita de sal**
- 2 **tubos (de 10 onzas/280 g cada uno) de masa refrigerada para pizza**
- 1 **cucharadita de albahaca seca**

Precaliente el horno a 450°F (234°C). Rocíe una bandeja de hornear con aceite en aerosol. Espolvoréela con la harina de maíz.

Ponga el aceite a calentar a fuego mediano en una sartén antiadherente mediana. Agregue la cebolla, el romero y la sal. Tape la sartén y fría todo de 15 a 20 minutos, revolviéndolo de vez en cuando, hasta que los ingredientes queden muy suaves. Retire la sartén del calor y déjela enfriar un poco.

Coloque la masa sobre una mesa o encimera levemente enharinada. Extiéndala con un rodillo hasta formar un rectángulo de 12" × 6" (31 cm × 15 cm) y pásela a la bandeja de hornear ya preparada. Espolvoree la masa con la albahaca. Usando las yemas de los dedos, oprima la albahaca para incorporarla a la masa. Encima espolvoree la mezcla de la cebolla. Hornee el pan de 12 a 15 minutos o hasta que se dore.

Para 10 porciones

POR PORCIÓN: 160 calorías, 4 g de proteínas, 33 g de carbohidratos, 1 g de fibra dietética, 2 g de grasa total, 0 g de grasa saturada, 0 mg de colesterol, 179 mg de sodio

UNIDADES DE INTERCAMBIO: 2 de carbohidratos (2 de pan/fécula)

Pizza *ratatouille*

- 1 **cucharada de harina de maíz**
- ½ **cebolla pequeña picada**
- 1 **berenjena pequeña pelada y picada en trozos pequeños**
- 1 ***zucchini* (calabacita) pequeño, pelado y picado en trozos pequeños**

2   **dientes de ajo picados**

2   **tomates (jitomates) italianos pequeños (*plum tomatoes*), picados**

¼   **taza de albahaca fresca picada**

1   **cucharadita de alcaparras escurridas**

¼   **cucharadita de sal**

1   **tubo (de 10 onzas/280 g) de masa refrigerada para pizza**

1¼   **tazas (5 onzas/140 g) de queso *mozzarella* bajo en grasa rallado**

¼   **taza (1 onza/28 g) de queso parmesano rallado**

Precaliente el horno a 450°F (234°C). Rocíe una bandeja grande y redonda para pizza con aceite en aerosol. Espolvoréela con la harina de maíz.

Rocíe una sartén antiadherente mediana con aceite en aerosol y póngala a calentar a fuego mediano. Agregue la cebolla, la berenjena, el *zucchini* y el ajo. Fríalos de 5 a 7 minutos, revolviendo de vez en cuando, hasta que se suavicen. Agregue los tomates, la albahaca, las alcaparras y la sal. Fríalos 3 minutos o hasta que los tomates se suavicen. Retire la sartén del calor y déjela enfriar un poco.

Coloque la masa sobre una mesa o encimera levemente enharinada. Extiéndala con un rodillo hasta formar un círculo con un diámetro de 12" (31 cm) y pásela a la bandeja ya preparada. Encima, extienda de manera uniforme la mezcla de las verduras. Por último espolvoree la pizza con los quesos *mozzarella* y parmesano. Hornéela de 10 a 12 minutos o hasta que el pan se dore.

Para 8 porciones

Por porción: 192 calorías, 10 g de proteínas, 26 g de carbohidratos, 2 g de fibra dietética, 5 g de grasa total, 3 g de grasa saturada, 12 mg de colesterol, 386 mg de sodio

Unidades de intercambio: 1½ de carbohidratos (1 de pan/fécula, 1 de verdura), 1 de carne

Pizza de pollo y *pesto*

    1   cucharada de harina de maíz
    1   tubo (de 10 onzas/280 g) de masa refrigerada para pizza
    ⅓   taza de *pesto* preparado bajo en grasa
    ¼   libra (115 g) de pechuga de pollo sin pellejo y deshuesada,
        cocida y picada en tiras pequeñas
    1   pimiento morrón (ají) rojo asado, picado en tiras pequeñas
    ½   taza de corazones de alcachofa de lata envasados en agua,
        enjuagados y escurridos, cuidadosamente secados y picados
        en cuartos
    ½   taza (2 onzas/56 g) de queso de cabra bajo en grasa
        desmoronado o de queso *Jarlsberg* bajo en grasa rallado

Precaliente el horno a 450°F (234°C). Rocíe una bandeja grande y redonda para pizza con aceite en aerosol. Espolvoréela con la harina de maíz.

Coloque la masa sobre una mesa o encimera levemente enharinada. Extiéndala con un rodillo hasta formar un círculo con un diámetro de 12" (31 cm) y pásela a la bandeja ya preparada. Extienda el *pesto* sobre la masa, dejando al descubierto ¼" (6 mm) de esta alrededor de la orilla. Disponga encima el pollo, las tiras de pimiento y las alcachofas. Espolvoree la pizza con el queso de cabra o *Jarlsberg*. Hornee la pizza de 10 a 12 minutos o hasta que el pan se dore.

Para 8 porciones

Por porción: 196 calorías, 10 g de proteínas, 26 g de carbohidratos, 2 g de fibra dietética, 6 g de grasa total, 2 g de grasa saturada, 18 mg de colesterol, 234 mg de sodio

Unidades de intercambio: 1½ de carbohidratos (1 de pan/fécula, 1 de verdura), 1 de carne

Pizza de pera caramelizada

    1   cucharada de harina de maíz
    ¼   taza de arándanos agrios (*cranberries*) secos
    2   cucharaditas + 3 cucharadas de azúcar
    ¼   cucharadita de canela en polvo

  2 **tazas (16 onzas/448 g) de queso ricotta sin grasa**

  2 **cucharaditas de mantequilla o margarina**

  1 **pera grande cortada en rodajas de ½" (1 cm) de grueso**

  1 **tubo (de 10 onzas/280 g) de masa refrigerada para pizza**

⅓ **taza de confituras de albaricoque (chabacano, damasco)**

  2 **cucharadas de almendras rebanadas**

Precaliente el horno a 450°F (234°C). Rocíe una bandeja grande y redonda para pizza con aceite en aerosol. Espolvoréela con la harina de maíz.

Ponga los arándanos agrios en una taza de medir de vidrio y cúbralos con agua hirviendo. Déjelos remojando de 3 a 5 minutos, escúrralos y póngalos aparte.

En una taza pequeña, mezcle 2 cucharaditas de azúcar con la canela. En un tazón (recipiente) pequeño, mezcle el queso ricotta con 2 cucharadas de azúcar.

Derrita la mantequilla o la margarina a fuego mediano en una sartén antiadherente mediana. Agregue la pera y la cucharada restante de azúcar. Caliéntela 4 minutos o hasta que la pera se suavice. Agregue los arándanos agrios que apartó y retire la sartén del fuego.

Coloque la masa sobre una mesa o encimera levemente enharinada. Extiéndala con un rodillo hasta formar un círculo con un diámetro de 12" (31 cm) y pásela a la bandeja ya preparada. Encima, extienda de manera uniforme la mezcla del queso ricotta. Espolvoree la pizza de manera uniforme con la pera y los arándanos agrios. Agregue las confituras a cucharadas y espolvoréelo todo con las almendras. Espolvoree la pizza con la mezcla de azúcar y canela. Hornéela de 8 a 10 minutos o hasta que el pan se dore.

Para 8 porciones

Por porción: 253 calorías, 11 g de proteínas, 47 g de carbohidratos, 2 g de fibra dietética, 3 g de grasa total, 1 g de grasa saturada, 20 mg de colesterol, 206 mg de sodio

Unidades de intercambio: 3 de carbohidratos (3 de pan/fécula)

Sopas y sándwiches

Sopa de cordero y cebada

- 1 **cucharada de aceite de oliva**
- 1 **libra (450 g) de carne de cordero en cubos, picada en trozos pequeños**
- 1 **cebolla pequeña picada**
- 2 **zanahorias picadas**
- 4 **tallos de apio picados**
- 1 **diente de ajo picado en trocitos**
- 4 **latas (de 14½ onzas/435 ml cada una) de consomé de pollo de sodio reducido**
- 2 **cucharadas de pasta de tomate (jitomate) (opcional)**
- ²/₃ **taza de cebada sin cáscara o normal**
- ¾ **cucharadita de romero seco desmoronado**
- ½ **cucharadita de orégano seco**
- ½ **cucharadita de pimienta negra molida**

Ponga el aceite a calentar a fuego lento en una olla grande para caldo. Agregue la carne y fríala de 3 a 5 minutos, revolviendo con frecuencia, hasta que se dore por todos lados. Pásela a un plato. Incorpore a la olla la cebolla, las zanahorias, el apio y el ajo. Tape la olla y cocínelo todo unos 10 minutos, revolviendo de vez en cuando, hasta que las verduras empiecen a suavizarse.

Devuelva la carne a la olla y agregue el consomé. Deje que rompa a hervir suavemente y agregue la pasta de tomate (si la está usando), la cebada, el romero, el orégano y la pimienta. Tape la olla parcialmente y cocínelo todo hasta que la cebada quede suave pero aún firme, de 45 a 55 minutos. Retire la grasa de la superficie de la sopa, de ser necesario.

Para 8 porciones

PoR PORCIÓN: 194 calorías, 17 g de proteínas, 17 g de carbohidratos, 4 g de fibra dietética, 7 g de grasa total, 2 g de grasa saturada, 42 mg de colesterol, 160 mg de sodio

UNIDADES DE INTERCAMBIO: 1 de carbohidratos (1 de pan/fécula), 2 de carne

Guiso toscano de frijoles

- **2 cucharaditas de aceite de oliva**
- **1½ tazas de hinojo o anís frescos finamente picados**
- **¼ libra (115 g) de salchicha italiana desmoronada**
- **1 cucharada de ajo finamente picado en trocitos**
- **3 tazas de consomé de pollo sin grasa**
- **3 tazas de frijoles (habichuelas) blancos pequeños, enjuagados y puestos a remojar toda la noche**
- **1 cucharadita de albahaca seca**
- **2 tomates (jitomates) italianos pequeños (*plum tomatoes*) maduros, picados**
- **½ taza de hojas de albahaca fresca picadas en finas tiritas**

Ponga el aceite a calentar a fuego mediano en una olla de presión (olla exprés) de 1.5 galones (5.7 l) de capacidad. Agregue el hinojo y la salchicha y tape la olla sin cerrarla bien. Fríalos 4 minutos o hasta que el hinojo se suavice y la salchicha se dore. Agregue el ajo y fríalo 1 minuto más.

Agregue el consomé, los frijoles escurridos y la albahaca seca. Cierre bien la tapa de la olla de presión y póngala a calentar a fuego alto hasta lograr la presión completa (presión alta en los modelos que ofrecen esta opción). Baje el fuego un poco hasta lograr una emisión moderada de vapor (encontrará las instrucciones detalladas en el manual de su olla). Cocínelo todo 10 minutos.

Cambie el indicador de la presión a liberación rápida de vapor o coloque la olla bajo el chorro de agua fría para reducir la presión. (Vea las indicaciones del fabricante con respecto a la liberación rápida de vapor o el enfriamiento rápido). Abra la tapa. Muela ⅔ taza de los frijoles en una licuadora (batidora) y devuélvalos a la olla. Incorpore los tomates y la albahaca fresca y sirva el guiso.

Para 6 porciones

Por porción: 472 calorías, 34 g de proteínas, 69 g de carbohidratos, 12 g de fibra dietética, 11 g de grasa total, 3 g de grasa saturada, 13 mg de colesterol, 677 mg de sodio

Unidades de intercambio: 3 de carbohidratos (2½ de pan/fécula, ½ de verdura), 4 de carne

Sopa de lenteja al estilo griego

1   libra (450 g) de lentejas color café, limpias y enjuagadas

9   tazas de agua

6   dientes de ajo picados en trocitos

3   zanahorias grandes cortadas en rodajas de ¼" (6 mm) de grueso

2   cebollas grandes picadas

1   cucharadita de tomillo seco, machacado

1   cucharadita de pimienta negra recién molida

½   cucharadita de romero seco machacado

1½   tazas de puré de tomate (jitomate)

1   cucharadita de sal

¼   cucharadita de canela en polvo

2   cucharadas de aceite de oliva extra virgen

1   cucharada de vinagre de vino tinto

3   cucharadas de mejorana o de orégano fresco picado (opcional)

Ponga las lentejas, el agua, el ajo, las zanahorias, la cebolla, el tomillo, la pimienta y el romero en una cacerola grande o bien en un caldero (caldera) de hierro para asar (*Dutch oven*). Deje que rompa a hervir a fuego alto. Baje el fuego a lento, tape la cacerola y déjela 35 minutos hirviendo suavemente, revolviendo de vez en cuando, hasta que la lenteja se suavice. Incorpore el puré de tomate, la sal y la canela y deje que hierva 20 minutos más para mezclar los sabores. Retire la cacerola del fuego e incorpore el aceite, el vinagre y la mejorana o el orégano (si lo está usando).

Para 6 porciones

Por porción: 351 calorías, 23 g de proteínas, 55 g de carbohidratos, 26 g de fibra dietética, 5 g de grasa total, 1 g de grasa saturada, 0 mg de colesterol, 434 mg de sodio

Unidades de intercambio: 2½ de carbohidratos (2 de pan/fécula, 1½ de verdura)

Caldo de almeja con hojas verdes

   $\frac{1}{4}$ **libra (115 g) de tocino de pavo (chompipe) picado**

   1 **cucharada de aceite vegetal**

   1 **cebolla finamente picada**

   1 **diente de ajo picado en trocitos**

   1 **manojo pequeño (12 onzas/336 g) de hojas verdes de nabo u otra verdura; elimine los tallos gruesos y pique las hojas**

   2 **latas (de 14$\frac{1}{2}$ onzas/435 ml cada una) de consomé de pollo de sodio reducido**

   2 **latas (de 10 onzas/280 g cada una) de almejas pequeñas (*baby clams*), escurridas; guarde el líquido**

   1 **taza de *half-and-half***

2 a 2$\frac{1}{2}$ **cucharadas de harina de papa**

   $\frac{1}{4}$ **cucharadita de pimienta negra molida**

Fría el tocino de pavo a fuego mediano-lento en una cacerola grande hasta que esté crujiente. Escúrralo sobre un plato cubierto de toalla de papel.

Agregue el aceite a la cacerola, y luego la cebolla y el ajo. Fríalos de 8 a 10 minutos, revolviendo de vez en cuando, hasta que la cebolla quede traslúcida. Agregue las hojas picadas y fríalas 2 minutos más.

Incorpore el consomé y el líquido reservado de las almejas a la cacerola. Deje que rompa a hervir suavemente a fuego mediano y cocínelo todo 10 minutos. Incorpore el *half-and-half* y deje que se caliente bien. Espolvoree 2 cucharadas de harina de papa sobre la sopa y revuelva.

Si desea un caldo más espeso, agregue la $\frac{1}{2}$ cucharada restante de harina. Incorpore la pimienta y las almejas y cocínelo todo de 1 a 2 minutos. Espolvoree el tocino sobre cada plato.

Para 6 porciones

Por porción: 180 calorías, 8 g de proteínas, 12 g de carbohidratos, 3 g de fibra dietética, 11 g de grasa total, 4 g de grasa saturada, 42 mg de colesterol, 563 mg de sodio

Unidades de intercambio: 1 de carbohidratos (3 de verdura), 1 de carne, 1 de grasa

Guiso siciliano de salchicha

8 onzas (224 g) de salchicha de pavo (chompipe) tipo italiano (picante, dulce o una combinación de ambas)

2 tazas de consomé de pollo sin grasa

1 lata (16 onzas/448 g) de tomates (jitomates) sin sal

2 papas grandes picadas en cubos de ½" (1 cm)

1 *summer squash* amarillo pequeño o *zucchini* (calabacita), picado en cubitos

1 lata (15 onzas/420 g) de frijoles (habichuelas) colorados

1 lata (15 onzas) de frijoles blancos pequeños o frijoles italianos *cannellini*

½ taza de cebolla picada en cubitos

1 tallo de apio picado en cubitos

2 cucharadas de aceitunas negras importadas deshuesadas y cortadas en rodajas

2 cucharadas de perejil fresco picado

1 cucharada de orégano fresco picado

2 dientes de ajo picados en trocitos

1 cucharadita de semillas de anís

Sal y pimienta negra molida

Desmorone la salchicha en una cacerola grande y sofríala (saltéela) a fuego mediano hasta que se dore, unos 5 minutos. Escurra la grasa.

Agregue el consomé y revuelva para desprender de la cacerola cualquier trocito dorado de salchicha que se le haya pegado. Agregue los tomates (con el líquido), las papas, el *squash* o *zucchini*, los frijoles colorados (con el líquido), los frijoles blancos (con el líquido), la cebolla, el apio, las aceitunas, el perejil, el orégano, el ajo y las semillas de anís. Deje que rompa a hervir. Baje el fuego a lento, tape la cacerola y hierva suavemente 25 minutos o hasta que las verduras se suavicen. Agregue sal y pimienta al gusto.

Para 6 porciones

POR PORCIÓN: 271 calorías, 20 g de proteínas, 42 g de carbohidratos, 11 g de fibra dietética, 5 g de grasa total, 1 g de grasa saturada, 0 g de colesterol, 414 mg de sodio

UNIDADES DE INTERCAMBIO: 2 de carbohidratos (2 de pan/fécula), 2 de carne

Sopa de tomate y albahaca

2½ cucharaditas de aceite de oliva extra virgen

4 chalotes picados en trocitos

3 dientes de ajo picados en trocitos

2 libras (900 g) de tomates (jitomates) picados

3 tazas de consomé de pollo o agua

10 hojas grandes y frescas de albahaca

⅓ taza de arroz blanco cocido

Sal y pimienta negra molida

Ponga el aceite a calentar a fuego mediano en una sartén antiadherente grande y sofría (saltee) 2 de los chalotes y 1 diente de ajo 2 minutos o hasta que se suavicen. Agregue los tomates, los 2 chalotes restantes y los 2 dientes restantes de ajo. Fríalo todo 10 minutos, revolviendo con frecuencia.

Agregue el consomé o el agua, la albahaca y el arroz. Agregue sal y pimienta al gusto. Cocínelo todo 15 minutos.

Para 4 porciones

Por porción: 101 calorías, 3 g de proteínas, 17 g de carbohidratos, 3 g de fibra dietética, 4 g de grasa total, 1 g de grasa saturada, 0 g de colesterol, 144 mg de sodio

Unidades de intercambio: 1 de carbohidratos (3 de verdura), ½ de grasa

Nota: Esta sopa tiene un delicioso y refrescante sabor cuando se sirve fría. Simplemente póngala a enfriar en el refrigerador y agregue 1 cucharada de jugo fresco de limón antes de servirla.

Tostadas de aguacate, frijoles y queso

- 4 tortillas de maíz (elote, choclo) (con un diámetro de 6"/15 cm)
- 1 lata (15 onzas/420 g) de frijoles (habichuelas) pintos escurridos, reservando 2 cucharadas del líquido
- ¼ cucharadita de sal
- ¼ cucharadita de cebolla en polvo
- ¼ cucharadita de ajo en polvo
- 1 aguacate (palta) picado en finas rebanadas
- 1 chile jalapeño sin semilla y picado (póngase guantes de plástico al tocarlo)
- ¾ taza (4 onzas/112 g) de queso *Muenster* rallado

Precaliente el horno a 350°F (178°C).

Disponga las tortillas en una sola capa sobre una bandeja de hornear. Hornéelas de 18 a 20 minutos, volteándolas de vez en cuando, hasta que estén doradas y crujientes.

Mientras tanto, ponga a calentar a fuego lento en una cacerola pequeña los frijoles, el líquido que reservó, ⅛ cucharadita de sal, la cebolla en polvo y el ajo en polvo. Cocine hasta calentar bien todos los ingredientes, de 2 a 3 minutos.

Reparta las rebanadas de aguacate sobre las tortillas. Sazónelas con la ⅛ cucharadita restante de sal y distribuya encima el chile jalapeño. Agregue los frijoles y por último el queso. Meta las tostadas al horno hasta que el queso se derrita, de 5 a 8 minutos.

Para 4 porciones

POR PORCIÓN: 347 calorías, 17 g de proteínas, 24 g de carbohidratos, 8 g de fibra dietética, 21 g de grasa total, 9 g de grasa saturada, 41 mg de colesterol, 610 mg de sodio

UNIDADES DE INTERCAMBIO: 1 de carbohidratos (1 de pan/fécula), 2 de carne, 3 de grasa

Sopa campesina de papa, habichuela verde y jamón

- 3 dientes de ajo picados en trocitos
- 2 papas blancas para hornear muy grandes o 3 medianas, cortadas en cuatro trozos a lo largo y luego en rodajas de $\frac{1}{4}$ de pulgada (6 mm) de grueso
- 1 cebolla grande picada
- 4 onzas (112 g) de jamón picado en cubos grandes
- $1\frac{1}{2}$ tazas de consomé de pollo
- $1\frac{1}{2}$ tazas de agua
- 1 cucharadita de mejorana seca machacada
- $\frac{1}{4}$ cucharadita de pimienta negra recién molida
- 12 onzas (336 g) de habichuelas verdes (ejotes) partidas a la mitad
- 3 zanahorias cortadas en rodajas
- $\frac{1}{2}$ taza (4 onzas/112 g) de crema agria de grasa reducida

Ponga el ajo, la papa, la cebolla, el jamón, el consomé, el agua, la mejorana y la pimienta en una cacerola grande o bien en un caldero (caldera) de hierro para asar (*Dutch oven*). Deje que rompa a hervir a fuego alto. Baje el fuego a lento, tape la cacerola y hierva suavemente 15 minutos, revolviendo de vez en cuando, hasta que las papas queden muy suaves.

Sirviéndose de un aplastador de papas, aplaste las papas un poco, desmoronándolas para darle a la sopa una textura espesa, pero que aún se noten los pedazos de papa.

Agregue las habichuelas verdes y las zanahorias. Tape la cacerola y cocine la sopa 10 minutos, revolviéndola de vez en cuando, hasta que las verduras se suavicen. Agregue la crema agria y deje que la sopa hierva suavemente, revolviéndola de manera constante, hasta que quede levemente espesa y cremosa.

Para 4 porciones

POR PORCIÓN: 288 calorías, 13 g de proteínas, 41 g de carbohidratos, 8 g de fibra dietética, 9 g de grasa total, 4 g de grasa saturada, 26 mg de colesterol, 645 mg de sodio

UNIDADES DE INTERCAMBIO: 2 de carbohidratos ($1\frac{1}{2}$ de pan/fécula, $1\frac{1}{2}$ de verdura), 2 de carne

Sándwich mediterráneo

   2 cucharadas de tomates (jitomates) secados al sol y envasados en seco, picados
   1 berenjena grande (de 1 libra/450 g), cortada a lo largo en rodajas de ¼" (6 mm) de grueso
   1 *squash* amarillo grande, cortado a lo largo en rodajas de ¼" de grueso
   1 cebolla morada cortada horizontalmente en rodajas
   2 pimientos morrones (ajíes) rojos, picados en tiras
   2 onzas (56 g) de queso crema sin grasa a temperatura ambiente
   2 onzas de queso de cabra desmoronado
   2 cucharadas de crema agria sin grasa
   2 cucharaditas de tomillo fresco picado
   1 cucharada de pistaches picados (opcional)
   1 pan francés multigrano de corteza crujiente, partido horizontalmente a lo largo

Rocíe una parrilla con aceite antiadherente en aerosol. Precaliente la parrilla (*grill*) de gas, de brasas o eléctrica.

Ponga los tomates en un tazón (recipiente) pequeño. Cúbralos con agua hirviendo y déjelos remojando 10 minutos o hasta que se suavicen. Escúrralos y póngalos aparte.

Mientras tanto, coloque la berenjena, el *squash*, la cebolla y los pimientos sobre la parrilla ya preparada y áselos 6 minutos, volteándolos una sola vez, hasta que se doren y empiecen a suavizarse. Retire las verduras de la parrilla y póngalas aparte.

En otro tazón pequeño, mezcle el queso crema, el queso de cabra, la crema agria, el tomillo, los pistaches (si los está usando) y los tomates que reservó.

Saque el migajón suave del interior de la corteza de cada mitad de pan y guárdelo para otro uso. Extienda la mezcla de los tomates sobre ambas mitades del pan. Agregue las verduras reservadas sobre la mitad inferior y cúbrala con la mitad superior. Corte el pan en 4 trozos.

Para 4 porciones

POR PORCIÓN: 290 calorías, 13 g de proteínas, 47 g de carbohidratos, 7 g de grasa total, 4 g de grasa saturada, 13 mg de colesterol, 8 g de fibra dietética, 508 mg de sodio

UNIDADES DE INTERCAMBIO: 2½ de carbohidratos (2 de pan/fécula, 1 de verdura), 2 de carne

Sándwiches de cerdo asado a la barbacoa

- 1 **chile chipotle (vea la nota)**
- 12 **onzas (336 g) de lomo (*tenderloin*) de cerdo, cortándole toda la grasa visible**
- ¼ **cucharadita de pimienta roja molida**
- ²/₃ **taza de cebolla picada en cubitos**
- 1 **cucharada de ajo picado en trocitos**
- ³/₄ **taza de salsa para barbacoa de sodio reducido**
- ¼ **taza de jugo de manzana (*apple cider*)**
- 1 **cucharadita de azúcar morena (mascabado)**
- 4 **panecillos para sándwich (emparedado), tostados**

Ponga el chile chipotle en un tazón (recipiente) pequeño, cúbralo con agua caliente y déjelo remojando 5 minutos. Escúrralo. Quítele los tallos y las semillas (use guantes de plástico al tocarlo). Pique el chile en trozos grandes y póngalo aparte.

Rocíe una sartén antiadherente grande con aceite en aerosol y póngala a calentar a fuego mediano-alto. Selle la carne de cerdo unos 5 minutos, volteándola según sea necesario, hasta que se dore por todos los lados. Sáquela de la sartén y colóquela sobre un trozo grande de papel aluminio de triple laminado. Sazónela con la pimienta roja y póngala aparte.

Rocíe una cacerola antiadherente mediana con aceite en aerosol y póngala a calentar a fuego mediano. Agregue la cebolla y fríala 5 minutos, revolviendo de vez en cuando. De ser necesario, agregue de 1 a 2 cucharaditas de agua para evitar que se pegue. Agregue el ajo y fríalo 1 minuto. Agregue la salsa para barbacoa, el jugo de manzana, el azúcar morena y el chile chipotle que reservó. Deje que rompa a hervir y hiérvalo suavemente durante 10 minutos.

Precaliente el horno a 350°F (178°C). Vierta un tercio de la salsa sobre la carne de cerdo y envuélvala con el papel aluminio, sellándolo muy bien. Hornéela 25 minutos o hasta que quede muy suave.

Deshebre la carne con 2 tenedores. Agréguela a la salsa restante y póngala a calentar a fuego mediano. Sírvala con los panecillos.

Para 4 porciones

Por porción: 291 calorías, 22 g de proteínas, 37 g de carbohidratos, 1 g de fibra dietética, 6 g de grasa total, 2 g de grasa saturada, 49 mg de colesterol, 235 mg de sodio

Unidades de intercambio: 2 de carbohidratos (2 de pan/fécula), 2 de carne

Nota: *Los chiles chipotles son chiles jalapeños ahumados con mezquite y secados. También se venden de lata. Omita el remojo si los va a utilizar de lata.*

Sándwich relleno al estilo de Santa Fe

- 1 pan de masa fermentada (*sourdough bread*) o multigrano redondo (12 onzas/336 g) sin rebanar
- 1 lata (de 19 onzas/532 g) de frijoles (habichuelas) negros, enjuagados y escurridos
- 2 cebollines (cebollas de cambray) cortados en rodajas
- 2 cucharadas de cilantro o perejil fresco picado
- 1/4 taza de salsa para barbacoa
- 1/2 a 1 cucharadita de salsa picante
- 5 hojas grandes de lechuga
- 1 taza (4 onzas/112 g) de queso *Monterey Jack* bajo en grasa, rallado
- 1 tomate (jitomate) cortado en finas rodajas
- 2 pimientos morrones (ajíes) rojos asados

Sirviéndose de un cuchillo serrado, corte el tercio superior del pan y póngalo aparte. Ahueque la parte de abajo, dejando una concha de 1/2" (1 cm) de grueso. Reserve el migajón del pan para otro uso.

En un tazón (recipiente) mediano, machaque la mitad de los frijoles dejando algunos trozos. Agregue el cebollín, el cilantro o perejil, la salsa para barbacoa y los frijoles restantes. Revuélvalo todo. Agregue ½ cucharadita de salsa picante. Pruébelo y agregue hasta ½ cucharadita más de salsa, si así lo desea.

Forre el pan ahuecado con la lechuga. Cúbrala con la mezcla de |los frijoles. Espolvoréelos con el queso. Disponga encima el tomate y los pimientos. Tape con la parte superior del pan que reservó y oprímalo con firmeza. Córtelo en 6 trozos.

Para 6 porciones

Por porción: 261 calorías, 15 g de proteínas, 39 g de carbohidratos, 7 g de fibra dietética, 5 g de grasa total, 3 g de grasa saturada, 13 mg de colesterol, 729 mg de sodio

Unidades de intercambio: 2 de carbohidratos (1½ de pan/fécula, 1½ de verdura)

Verduras con queso a la parrilla

PASTA DE ALBAHACA

- 1 **taza bien apretada de hojas de albahaca fresca**
- 2 **cucharadas de queso parmesano rallado**
- 1 **cucharada de nueces tostadas**
- 1 **diente de ajo**
- ¼ **taza (2 onzas/56 g) de queso crema o crema agria sin grasa**

SÁNDWICHES (EMPAREDADOS)

- 2 *zucchinis* **(calabacitas), cortados a lo largo en tiras de ¼"** **(6 mm) de grueso**
- 2 **pimientos morrones (ajíes) amarillos y/o rojos cortados en** **cuartos**
- 1 **cebolla morada cortada horizontalmente en rodajas de ¼" de** **grueso**
- ¼ **cucharadita de sal**
- 1½ **cucharadas de vinagre balsámico**
- 8 **rebanadas de pan italiano levemente tostado**
- 4 **rebanadas de queso** *Jarlsberg* **bajo en grasa**

Para preparar la pasta de albahaca: Ponga la albahaca, el queso parmesano, las nueces y el ajo en un procesador de alimentos. Procéselo todo para hacerlo puré. Agregue el queso crema o la crema agria. Procéselo todo hasta mezclar los ingredientes. Póngalo aparte.

Para preparar los sándwiches: Precaliente la parrilla (*grill*) de gas, de brasas o eléctrica o el asador (*broiler*) del horno. Rocíe la parrilla o la rejilla de la charola del asador con aceite en aerosol.

Disponga los *zucchinis*, los pimientos y la cebolla en una sola capa sobre la parrilla ya preparada. Rocíe las verduras levemente con aceite en aerosol. Espolvoréelas con la sal. Áselas 10 minutos, volteándolas una vez, hasta que se doren levemente. Colóquelas sobre un plato y espárzalas con el vinagre.

Acomode 4 rebanadas de pan sobre la parrilla. Úntelas con la mezcla de albahaca que reservó. Cúbralas con capas de *zucchini*, pimientos, cebolla y queso. Áselas 1 minuto o hasta que el queso se derrita. Cúbralas con las rebanadas restantes de pan.

Para 4 porciones

Por porción: 311 calorías, 20 g de proteínas, 46 g de carbohidratos, 6 g de grasa total, 2 g de grasa saturada, 13 mg de colesterol, 5 g de fibra dietética, 705 mg de sodio

Unidades de intercambio: 2½ de carbohidratos (2 de pan/fécula, 1½ de verdura), 2 de carne

Tacos de ensalada de pollo

- 1 lata (8 onzas/224 g) de naranjas (chinas) mandarinas
- ¼ taza de salsa asiática de ciruela
- 1 cucharada de vinagre de vino de arroz o vinagre de vino
- 1 cucharadita de jengibre fresco rallado
- ½ libra (225 g) de pechuga de pollo sin pellejo y deshuesada, cocida y fría, cortada en tiras pequeñas
- 1 pimiento morrón (ají) rojo picado
- ½ taza de pepino sin semilla picado

 2 cebollines (cebollas de cambray) cortados en finas rodajas

2½ tazas bien apretadas de lechuga romana (orejona) picada

 4 tortillas de harina de trigo integral (con un diámetro de
    8"/20 cm)

Escurra las naranjas, reservando 2 cucharadas de jugo.

Ponga la salsa de ciruela, el vinagre, el jengibre y el jugo de
naranja reservado en un tazón (recipiente) grande. Agregue el pollo, el
pimiento, el pepino, el cebollín, la lechuga y las naranjas. Mezcle bien
todos los ingredientes.

Ponga las tortillas sobre una mesa. Reparta la ensalada entre ellas
por partes iguales. Enrolle las tortillas y córtelas en diagonal a la mitad.

Para 4 porciones

Por porción: 331 calorías, 22 g de proteínas, 48 g de carbohidratos, 6 g de fibra dietética, 6 g de grasa total, 1 g de grasa saturada, 50 mg de colesterol, 416 mg de sodio

Unidades de intercambio: 2 de carbohidratos (1½ de pan/fécula, ½ de fruta),
3 de carne

Ensaladas y verduras

Ensalada *Waldorf*

$^3/_4$ taza de yogur natural bajo en grasa

$^1/_2$ taza de jugo de naranja (china)

$1^1/_2$ cucharadas de miel

$^1/_2$ cucharadita de canela en polvo

3 manzanas cortadas en trozos de $^1/_2$" (1 cm)

1 naranja grande separada en gajos

1 tallo de apio picado

$^1/_2$ taza de pasas amarillas

3 cucharadas de nueces de la India (anacardos, semillas de cajuil, castañas de cajú) picadas en trozos grandes

Ponga el yogur, el jugo de naranja, la miel y la canela en un tazón (recipiente) grande. Agregue las manzanas, los gajos de naranja, el apio, las pasas y las nueces de la India. Revuélvalo todo.

Para 6 porciones

POR PORCIÓN: 162 calorías, 3 g de proteínas, 34 g de carbohidratos, 4 g de fibra dietética, 3 g de grasa total, 1 g de grasa saturada, 2 mg de colesterol, 57 mg de sodio

UNIDADES DE INTERCAMBIO: 2 de carbohidratos ($1^1/_2$ de fruta, $^1/_2$ de leche)

Ensalada de pan con tocino, lechuga y tomate

6 tomates (jitomates) italianos pequeños (*plum tomatoes*), picados

2 dientes de ajo picados en trocitos

$^1/_3$ taza de albahaca fresca picada o $1^1/_2$ cucharaditas de albahaca seca

3 cucharadas de vinagre balsámico

$^1/_2$ cucharadita de sal

12 lonjas (lascas) de tocino de pavo (chompipe), frito y desmoronado

- ½ cebolla morada pequeña, partida a la mitad y cortada en finas rodajas
- 8 onzas (224 g) de pan francés (*baguette*), picado en cubos (unas 6 tazas)
- 8 onzas de hojas de lechuga romana (orejona), ralladas

Ponga el tomate, el ajo, la albahaca, el vinagre y la sal en un tazón (recipiente) grande. Aplaste los tomates y el ajo con un tenedor hasta obtener un puré grueso. Agregue el tocino, la cebolla y el pan. Mezcle bien todos los ingredientes. Deje reposar 10 minutos para que el pan absorba una parte de los líquidos. Agregue la lechuga y mézclelo todo bien.

Para 6 porciones

POR PORCIÓN: 180 calorías, 8 g de proteínas, 27 g de carbohidratos, 3 g de fibra dietética, 5 g de grasa total, 1 g de grasa saturada, 16 mg de colesterol, 682 mg de sodio
UNIDADES DE INTERCAMBIO: 3 de carbohidratos (1½ de pan/fécula, 1½ de verdura)

Ensalada de espinaca y naranja con sésamo

- 1 cucharadita de azúcar
- ½ cucharadita de maicena
- ⅓ taza de jugo de naranja (china)
- 1½ cucharadas de vinagre de vino de arroz
- 1 cucharadita de jengibre fresco rallado o ¼ cucharadita de jengibre molido
- 1 diente de ajo picado
- 1½ cucharaditas de aceite de sésamo (ajonjolí) tostado
- 10 onzas (280 g) de hojas de espinaca tierna
- 2 naranjas nável separadas en gajos
- 1 cebolla morada pequeña, cortada en finas rodajas
- 1 kiwi cortado en rodajas

Ponga el azúcar y la maicena en una cacerola pequeña. Agregue poco a poco el jugo de naranja y el vinagre, batiendo a mano para disolver los ingredientes secos. Agregue el jengibre y el ajo. Ponga la cacerola a calentar a fuego mediano-alto de 2 a 3 minutos, revolviendo constantemente, justo hasta que la mezcla comience a hervir. Retire la cacerola del fuego e incorpore el aceite. Deje que se enfríe.

Ponga la espinaca, los gajos de naranja, la cebolla y el kiwi en un tazón (recipiente) grande. Agregue el aliño (aderezo) y mézclelo todo bien.

Para 4 porciones

POR PORCIÓN: 113 calorías, 4 g de proteínas, 23 g de carbohidratos, 6 g de fibra dietética, 2 g de grasa total, 0 g de grasa saturada, 0 mg de colesterol, 60 mg de sodio

UNIDADES DE INTERCAMBIO: 1½ de carbohidratos (1 de fruta, 1½ de verdura)

Ensalada mediterránea de garbanzos

- 1 lata (de 15 onzas/420 g) de garbanzos, enjuagados y escurridos
- 3 tomates (jitomates) italianos pequeños (*plum tomatoes*), picados
- 2 pimientos morrones (ajíes) rojos asados y picados
- ½ cebolla morada pequeña, partida en cuartos y cortada en finas rodajas
- ½ pepino pelado, partido a la mitad, sin semilla y picado
- 2 cucharadas de perejil picado
- 2 dientes de ajo picados
- 3 cucharadas de jugo de limón
- 1½ cucharaditas de aceite de oliva extra virgen
- 1½ cucharaditas de aceite de semilla de lino (linaza, *flaxseed*)
- ¼ cucharadita de sal

Ponga los garbanzos, el tomate, los pimientos, la cebolla, el pepino, el perejil, el ajo, el jugo de limón, el aceite de oliva, el aceite de semilla de lino y la sal en un tazón (recipiente) grande. Mezcle bien todos los ingredientes. Deje reposar la ensalada por lo menos 15 minutos para que los sabores se mezclen.

Para 8 porciones

POR PORCIÓN: 104 calorías, 4 g de proteínas, 18 g de carbohidratos, 4 g de fibra dietética, 3 g de grasa total, 0 g de grasa saturada, 0 mg de colesterol, 158 mg de sodio

UNIDADES DE INTERCAMBIO: 1 de carbohidratos (½ de pan/fécula, ½ de verdura), ½ de grasa

Coliflor con queso

- 2 **cucharaditas de aceite vegetal**
- 1 **cebolla pequeña picada**
- 2 **dientes de ajo picados en trocitos**
- 2 **cucharadas de harina sin blanquear o multiuso**
- ¼ **cucharadita de sal**
- ⅛ **cucharadita de nuez moscada molida**
- 1½ **tazas de leche semidescremada al 1 por ciento**
- ½ **taza (2 onzas/56 g) de queso** *Monterey Jack* **bajo en grasa rallado**
- ¼ **taza (1 onza/28 g) de queso parmesano rallado**
- 1 **libra (450 g) de trozos congelados de coliflor, descongelados**
- 1 **libra de rodajas de zanahoria del congelador, descongeladas**
- ⅓ **taza de galletas saladas redondas bajas en grasa, machacadas**

Precaliente el horno a 350°F (178°C). Rocíe una fuente para hornear (refractario) con aceite en aerosol.

Ponga el aceite a calentar a fuego mediano en una cacerola mediana. Agregue la cebolla y el ajo. Fríalos 5 minutos, revolviendo frecuentemente, hasta que se suavicen. Espolvoréeles encima la harina, la sal y la nuez moscada. Siga friendo 1 minuto, sin dejar de revolver. Incorpore la leche. Cocine la salsa 5 minutos, revolviendo frecuentemente, hasta que espese.

Retire la cacerola del calor. Incorpore el queso *Monterey Jack* y el parmesano hasta que se derritan. Agregue la coliflor y las zanahorias y mézclelo todo hasta recubrir las verduras. Pase la mezcla a la fuente para hornear ya preparada. Espolvoréela con la galleta.

Hornee la coliflor de 15 a 20 minutos o hasta que esté bien caliente y eche burbujas.

Para 6 porciones

POR PORCIÓN: 247 calorías, 12 g de proteínas, 36 g de carbohidratos, 5 g de fibra dietética, 7 g de grasa total, 3 g de grasa saturada, 12 mg de colesterol, 572 mg de sodio

UNIDADES DE INTERCAMBIO: 2 de carbohidratos (1 de leche, 3 de verdura), 1½ de carne

Ensalada de aguacate, toronja y papaya

- 1 **cucharada de aceite de oliva**
- 2 **cucharaditas de jugo de limón o de limón verde (lima)**
- 1 **aguacate (palta) pelado y cortado en rodajas**
- 2 **toronjas (pomelos) rosadas, peladas y separadas en gajos**
- 1 **papaya (fruta bomba, lechosa) pequeña madura, pelada y cortada en rebanadas**
- 2 **cebollines (cebollas de cambray) cortados en finas rodajas**
- 4 **tazas de germinados de hoja verde para ensalada (baby greens)**
- 1 **cucharada de cilantro finamente picado**

En un tazón (recipiente), bata a mano el aceite y el jugo. Agregue el aguacate, los gajos de toronja, la papaya y el cebollín. Mezcle todos los ingredientes cuidadosamente. Tape la ensalada y póngala 1 hora en el refrigerador. Sírvala sobre un lecho de germinados de hoja verde y espolvoréela con el cilantro.

Para 4 porciones

Por porción: 175 calorías, 3 g de proteínas, 20 g de carbohidratos, 4 g de fibra dietética, 12 g de grasa total, 2 g de grasa saturada, 0 mg de colesterol, 12 mg de sodio

Unidades de intercambio: 1 de carbohidratos (½ de fruta, 1½ de verdura)

Papas y espinacas al estilo indio

- 2 **papas blancas para hornear medianas, bien limpias y cortadas en trozos de ½" (1 cm)**
- 2 **cucharadas de aceite de canola**
- 3 **dientes de ajo grandes picados en trocitos**
- 1 **cebolla mediana picada**
- 1¾ **cucharaditas de cominos molidos**
- ¾ **cucharadita de cilantro en polvo (ground coriander)**

½ cucharadita de cúrcuma (azafrán de las Indias, *turmeric*) en polvo

¼ cucharadita de jengibre molido

¼ cucharadita de sal

¼ cucharadita de pimienta negra recién molida

⅛ cucharadita de canela en polvo

2 tazas de hojas de espinaca picadas congeladas (de bolsa)

2 a 4 cucharadas de agua

½ taza (4 onzas/112 g) de yogur natural sin grasa

Ponga una rejilla de vaporera en una cacerola grande con ½ pulgada (1 cm) de agua. Coloque la papa en la rejilla y deje que rompa a hervir a fuego alto. Baje el fuego a mediano, tape la cacerola y cocine la papa durante 20 minutos o hasta que quede muy suave. Escurra las papas y páselas a un tazón (recipiente). Tápelas para mantenerlas calientes. Seque la cacerola.

Ponga el aceite a calentar a fuego mediano en la cacerola. Agregue el ajo y la cebolla y fríalos 5 minutos, revolviendo frecuentemente, hasta que se suavicen. Agregue los cominos, el cilantro en polvo, la cúrcuma, el jengibre, la sal, la pimienta y la canela. Siga friendo 30 segundos, sin dejar de revolver.

Agregue las papas y fríalas 5 minutos, revolviéndolas frecuentemente, hasta que queden crujientes y se doren. Agregue la espinaca y 2 cucharadas de agua. Tape la cacerola y cocine la espinaca 5 minutos, moviendo la cacerola suavemente (de ser necesario agregue más agua por cucharadas), hasta que todo esté bien caliente.

Pase la espinaca a una fuente de servir (bandeja, platón). Agregue el yogur a cucharadas y sírvala caliente.

Para 4 porciones

POR PORCIÓN: 195 calorías, 8 g de proteínas, 24 g de carbohidratos, 6 g de fibra dietética, 7 g de grasa total, 1 g de grasa saturada, 1 mg de colesterol, 350 mg de sodio

UNIDADES DE INTERCAMBIO: 1½ de carbohidratos (1 de pan/fécula, 1 de verdura), 1 de carne, 1 de grasa

Ensalada verde con cebada

1½ tazas de consomé de pollo o caldo de verduras

½ taza de cebada perla

1 cucharada de aceite de oliva extra virgen

1 manojo de cebollines (cebollas de cambray) cortados en finas rodajas

3 dientes de ajo cortados en tiritas

10 tazas no muy apretadas de verduras de hojas verdes cortadas con las manos, como *escarola*, acelga suiza, berro y *arugula*

¼ cucharadita de sal

⅛ cucharadita de pimienta negra recién molida

Deje que el consomé rompa a hervir a fuego alto en una cacerola mediana. Agregue la cebada y deje que rompa a hervir nuevamente. Baje el fuego a lento, tape la cacerola y hierva la cebada suavemente 45 minutos o hasta que se suavice.

Mientras tanto, ponga el aceite a calentar a fuego mediano-alto en una cacerola grande o bien en un caldero (caldera) de hierro para asar (*Dutch oven*). Agregue el cebollín y el ajo y fríalos 3 minutos, revolviéndolos frecuentemente, hasta que el cebollín se marchite.

Agregue las verduras de hojas verdes, la sal y la pimienta. Fríalo todo 3 minutos, sin dejar de revolver, justo hasta que se marchiten. Separe la cebada con un tenedor e incorpórela a las verduras.

Para 4 porciones

POR PORCIÓN: 143 calorías, 5 g de proteínas, 24 g de carbohidratos, 7 g de fibra dietética, 4 g de grasa total, 1 g de grasa saturada, 0 mg de colesterol, 391 mg de sodio

UNIDADES DE INTERCAMBIO: 1 de carbohidratos (½ de pan/fécula, 2½ de verdura), 1 de carne

Verduras a la parrilla

2 *zucchinis* (calabacitas) pequeños, cortados en diagonal en rodajas de ¼" (6 mm) de grueso

2 *summer squash* amarillos pequeños, cortados en diagonal en rodajas de ¼" de grueso

2 **berenjenas pequeñas, cortadas en diagonal en rodajas de $\frac{1}{4}$" de grueso**

1 **pimiento morrón (ají) rojo grande, partido a la mitad a lo largo y sin semilla**

2 **cebollas moradas rojas cortadas horizontalmente en rodajas de $\frac{3}{8}$" (1 cm) de grueso**

1 **cucharadita de pimienta negra molida**

1 **pizca de sal**

Rocíe una parrilla fría con aceite de oliva en aerosol. Precaliente la parrilla (*grill*) de gas, de brasas o eléctrica.

Disponga el *zucchini*, el *squash* amarillo, las berenjenas, el pimiento y la cebolla sobre la parrilla y rocíe las verduras levemente con el aceite en aerosol. Coloque la parrilla sobre carbón medianamente caliente, acomodándola de tal modo que las verduras queden a 6" (15 cm) del carbón. Áselas de 4 a 6 minutos por lado o hasta que se doren. Espolvoréelas con la pimienta negra y la sal.

Para 6 porciones

POR PORCIÓN: 80 calorías, 18 g de carbohidratos, 3 g de proteínas, 7 g de fibra dietética, 1 g de grasa total, 0 g de grasa saturada, 0 mg de colesterol, 47 mg de sodio

UNIDADES DE INTERCAMBIO: 1 de carbohidratos (3 de verdura)

Nota: *También puede preparar estas verduras en el asador (*broiler*) del horno. Áselas de 5 a 8 minutos a una distancia de 4 a 6 pulgadas (10 a 15 cm) de la fuente de calor.*

Coles de Bruselas con mostaza

1 **rebanada de pan de centeno con semillas de alcaravea (*caraway*)**

2 **cajas (de 10 onzas/280 g cada una) de coles (repollitos) de Bruselas**

2 a 3 **cucharadas de mostaza *Dijon***

1 **cucharada de pasta de rábano picante**

2 **cucharaditas de aceite de oliva**

Precaliente el asador (*broiler*) del horno.

Rompa el pan en trozos con las manos y póngalo en un procesador de alimentos. Pulse el procesador hasta que el pan quede finamente molido.

En una cacerola grande, cocine las coles de Bruselas de acuerdo con las instrucciones que vengan en el paquete. Escúrralas y regréselas a la cacerola. Incorpore la mostaza y el rábano picante. Pase las coles a una fuente para hornear (refractario) de vidrio de 8" × 8" (20 cm × 20 cm). Espolvoréelas con el pan molido y esparza encima el aceite. Ase las coles durante 3 minutos a 3" (7.5 cm) de la fuente de calor, hasta que el pan quede crujiente y se dore.

Para 4 porciones

Por porción: 112 calorías, 7 g de proteínas, 16 g de carbohidratos, 4 g de grasa total, 1 g de grasa saturada, 0 mg de colesterol, 5 g de fibra dietética, 400 mg de sodio

Unidades de intercambio: 1 de carbohidratos (1½ de verdura), 1 de grasa

Hongos balsámicos grandes asados

- **2 cucharadas de vinagre balsámico**
- **2 cucharadas de agua**
- **2 cucharaditas de aceite de oliva**
- **½ cucharadita de tomillo seco**
- **12 onzas (336 g) de hongos *portobello* limpios y cortados en rodajas gruesas**

Precaliente el asador (*broiler*) del horno. Forre la parrilla de la charola del asador con papel aluminio.

En un tazón (recipiente) grande, bata a mano el vinagre, el agua, el aceite y el tomillo. Agregue los hongos y mézclelo todo bien. Disponga los hongos en una sola capa sobre la parrilla y áselos 2 minutos a 3" (7.5 cm) de la fuente de calor. Voltéelos y áselos 2 minutos más o hasta que se doren.

Para 4 porciones

Por porción: 49 calorías, 2 g de proteínas, 6 g de carbohidratos, 1 g de fibra dietética, 3 g de grasa total, 0 g de grasa saturada, 0 mg de colesterol, 5 mg de sodio

Unidades de intercambio: ½ de carbohidratos (1½ de verdura)

Quinua con pimientos y frijoles

   1 **taza de quinua**

 2½ **tazas de consomé de pollo**

   2 **cucharadas de aceite de oliva extra virgen**

   3 **dientes de ajo picados en trocitos**

   1 **cucharada de jengibre fresco pelado y finamente picado**

  ¾ **cucharadita de cominos en grano**

   2 **pimientos morrones (ajíes) rojos medianos, cortados en tiras delgadas**

   1 **cebolla grande cortada en pedazos delgados**

   1 **lata (14 a 19 onzas/392 a 532 g) de frijoles (habichuelas) negros, enjuagados y escurridos**

  ¼ **taza de cilantro fresco picado**

Ponga la quinua en un colador fino y enjuáguela bajo el chorro del agua fría hasta que el agua salga limpia.

Deje que 2 tazas de consomé rompan a hervir a fuego alto en una cacerola mediana. Agregue la quinua y deje que rompa a hervir nuevamente. Baje el fuego a lento, tape la cacerola y hierva la quinua suavemente 20 minutos o hasta que se suavice.

Mientras tanto, ponga el aceite a calentar a fuego mediano en una sartén antiadherente grande. Agregue el ajo, el jengibre y los cominos y fríalos 2 minutos, revolviendo constantemente, hasta que suelten su aroma. Agregue los pimientos y la cebolla y fríalos 8 minutos, sin dejar de revolver, hasta que se suavicen. Incorpore los frijoles y la ½ taza restante de consomé y cocínelo todo 2 minutos.

Separe la quinua con un tenedor e incorpore el cilantro. Pásela a un platón hondo y cúbrala con la mezcla de los pimientos.

Para 4 porciones

POR PORCIÓN: 307 calorías, 14 g de proteínas, 50 g de carbohidratos, 9 g de fibra dietética, 10 g de grasa total, 1 g de grasa saturada, 0 mg de colesterol, 637 mg de sodio

UNIDADES DE INTERCAMBIO: 2½ de carbohidratos (2 de pan/fécula, 1½ de verdura), 2 de carne

Frijoles al horno al estilo del mediterráneo

- 1 **taza de frijoles (habichuelas) *Great Northern*, limpios y enjuagados**
- 1 **taza de frijoles colorados, limpios y enjuagados**
- 2 **tazas de consomé de pollo**
- 1½ **tazas de agua**
- 6 **dientes de ajo picados en trocitos**
- 2 **cucharadas de aceite de oliva extra virgen**
- 1 **ramita grande de salvia fresca o ½ cucharadita de salvia seca, machacada**
- ½ **cucharadita de pimienta negra recién molida**

Ponga los frijoles *Great Northern* y colorados en un tazón (recipiente) grande. Agregue agua fría suficiente para quedar 2" (5 cm) arriba de la superficie de los frijoles. Tape el tazón y déjelo reposar toda la noche.

Precaliente el horno a 325°F (164°C). Escurra los frijoles y páselos a un caldero (caldera) de hierro para asar (*Dutch oven*) resistente al horno. Agregue el consomé, el agua, el ajo, el aceite, la salvia y la pimienta.

Tape el caldero y métalo al horno 1 hora y 45 minutos o hasta que los frijoles queden cremosos y suaves. (Agregue un poco más de agua mientras se estén horneando, de ser necesario).

Para 4 porciones

Por porción: 292 calorías, 15 g de proteínas, 42 g de carbohidratos, 16 g de fibra dietética, 8 g de grasa total, 1 g de grasa saturada, 0 mg de colesterol, 408 mg de sodio

Unidades de intercambio: 2 de carbohidratos (2 de pan/fécula), 2 de carne

Frijoles *adzuki* con aliño de *miso*

- 1¼ **tazas de frijoles (habichuelas) *adzuki*, frijoles colorados pequeños o frijoles negros, limpios y enjuagados**
- ¼ **cucharadita de pimienta negra recién molida**
- 2 **cucharadas de *miso* blanco ligero (*mellow white miso*)**
- 3 **cucharadas de jugo de naranja (china)**

2 cucharadas de jugo de limón

2 cucharadas de aceite de oliva

½ cucharadita de jengibre fresco rallado

3 cebollines (cebollas de cambray) cortados en rodajas en diagonal

2 pepinos medianos pelados, partidos a la mitad, sin semilla y cortados en finas rodajas en diagonal

1 zanahoria pequeña rallada

¼ taza de nueces cortadas en trozos grandes

Ponga los frijoles en un tazón (recipiente) grande. Agregue agua suficiente para quedar 2" (5 cm) arriba de la superficie de los frijoles. Tape el tazón y déjelo reposar toda la noche.

Escurra los frijoles y páselos a una cacerola mediana. Agregue agua suficiente para quedar 2" arriba de la superficie de los frijoles y deje que rompan a hervir a fuego alto. Incorpore la pimienta. Baje el fuego a lento, tape la cacerola y hierva los frijoles 30 minutos, revolviendo de vez en cuando, hasta que queden muy suaves. Escurra los frijoles, páselos a un platón hondo y déjelos reposar 20 minutos.

Mientras tanto, en un tazón grande, bata a mano el *miso*, el jugo de naranja, el jugo de limón, el aceite y el jengibre. Agregue el cebollín, el pepino, la zanahoria, las nueces y los frijoles. Déjelo reposar 15 minutos para que los sabores se mezclen.

Para 4 porciones

POR PORCIÓN: 351 calorías, 15 g de proteínas, 49 g de carbohidratos, 10 g de fibra dietética, 12 g de grasa total, 2 g de grasa saturada, 0 mg de colesterol, 327 mg de sodio

UNIDADES DE INTERCAMBIO: 3 de carbohidratos (3 de pan/fécula), 3 de carne

Habichuelas verdes con nueces y jengibre

1 cucharada de aceite de *canola*

1 cucharadita de salsa de soya de sodio reducido

¼ cucharadita de jengibre molido

¼ cucharadita de ajo en polvo

$\frac{3}{4}$ **taza de nueces en mitades**

1 **libra (450 g) de habichuelas verdes (ejotes) lavadas y con las puntas cortadas**

2 **cucharaditas de jugo de limón**

1 **cucharada de aceite de oliva**

Precaliente el horno a 250°F (122°C).

Unte un molde para hornear pequeño con el aceite de *canola* y métalo al horno. Cuando esté caliente, sáquelo y agregue la salsa de soya, el jengibre y el ajo en polvo. Agregue las nueces y mézclelo todo bien. Hornee la mezcla 25 minutos, revolviéndola de vez en cuando, hasta que las nueces queden crujientes y se doren. Saque el molde del horno. Deje enfriar las nueces sobre una toalla de papel.

En una cacerola mediana, cocine las habichuelas al vapor unos 5 minutos o hasta que estén cocidas pero aún crujientes. En un platón hondo, mézclelas con el jugo de limón y el aceite. Agregue las nueces y mézclelo todo bien. Sirva las habichuelas de inmediato.

Para 4 porciones

Por porción: 180 calorías, 4 g de proteínas, 9 g de carbohidratos, 4 g de fibra dietética, 15 g de grasa total, 2 g de grasa saturada, 0 mg de colesterol, 50 mg de sodio

Unidades de intercambio: ½ de carbohidratos (2 de verdura), 3 de grasa

Platos fuertes de pollo y pavo

Pollo al *curry* con coco

   2   cucharaditas de aceite de cacahuate (maní) o de nuez
   1   cucharadita de mantequilla
 ½   cebolla grande picada
   2   dientes de ajo picados en trocitos
 ¾   taza de bulbo de hinojo o apio picado
 ½   pimiento morrón (ají) verde o rojo grande picado
   4   mitades (de 6 onzas/168 g cada una) de pechuga de pollo sin
        pellejo y deshuesada, picada en cubos de 1" (2.5 cm)
 ½   cucharadita de sal
 ¼   cucharadita de pimienta negra molida
   1   cucharada de polvo de *curry*
 ⅔   taza de tomates (jitomates) de lata machacados
 ½   taza de consomé de pollo
   3   cucharadas de cacahuate (maní) picado
   3   cucharadas de coco sin azúcar rallado

Ponga el aceite y la mantequilla a calentar a fuego mediano en una cacerola grande hasta que la mantequilla se haya derretido. Incorpore la cebolla, el ajo, el hinojo o apio y el pimiento. Tape la cacerola y fría todos los ingredientes de 8 a 10 minutos, revolviendo de vez en cuando, apenas hasta que queden traslúcidos.

Agregue el pollo, la sal y la pimienta negra. Fríalo de 3 a 5 minutos, revolviendo frecuentemente, hasta que la mayor parte del pollo ya no esté de color rosado. Espolvoréelo con el *curry* y siga friendo 30 segundos sin dejar de revolver. Agregue el tomate y el consomé y deje que rompa a hervir. Tape la cacerola, baje el fuego a mediano-lento y cocínelo todo hasta que el pollo esté bien cocido, unos 30 minutos.

Sirva el cacahuate y el coco aparte, para que espolvoree cada cual a su gusto encima del pollo.

Para 8 porciones

Por porción: 165 calorías, 22 g de proteínas, 12 g de carbohidratos, 4 g de fibra dietética, 6 g de grasa total, 2 g de grasa saturada, 51 mg de colesterol, 292 mg de sodio

Unidades de intercambio: 3 de carne

Pechugas de pollo con *mozzarella*, pimientos y aceitunas

4 mitades (de 6 onzas/168 g cada una) de pechuga de pollo sin pellejo y deshuesada

1 cucharada de albahaca fresca o ½ cucharadita de albahaca seca

4 rebanadas (6 onzas) de queso *mozzarella* ahumado o normal, de ¼" (6 mm) de grueso cada una

½ cucharadita de sal

¼ cucharadita de pimienta negra molida

2 cucharadas de aceite de oliva

1 pimiento morrón (ají) verde o rojo grande, cortado en tiras delgadas

⅓ taza de vino blanco seco o consomé de pollo

⅓ taza (3 onzas/84 g) de aceitunas *kalamata* maduras sin hueso, cortadas en cuartos a lo largo

Precaliente el horno a 350°F (178°C).

Abra una bolsa horizontal de 3" (7.5 cm) de largo en cada pieza de pollo (realice un corte a través del lado más grueso hasta ½" (1 cm) del lado contrario). Espolvoree la albahaca sobre las rebanadas de queso. Introduzca una rebanada de queso en cada bolsa, doblando el queso según sea necesario para que quepa. Cierre las bolsas de las orillas y sujételas con palillos de dientes. Sazónelas con ¼ cucharadita de sal y la pimienta.

Ponga el aceite a calentar a fuego mediano-lento en una sartén grande resistente al horno. Agregue el pimiento y sazónelo con la ¼ cucharadita restante de sal. Fría el pimiento de 4 a 5 minutos, revolviéndolo de vez en cuando, hasta que se dore levemente y comience a marchitarse. Junte el pimiento de un lado de la sartén y agregue el pollo. Fríalo de 2 a 3 minutos o hasta que se dore levemente. Voltee el pollo y acomode el pimiento a su alrededor. Agregue el vino o el consomé y las aceitunas.

Meta la sartén en el horno y hornee el pollo de 12 a 15 minutos, volteándolo una o dos veces, hasta que los jugos salgan transparentes y un termómetro de carne registre 170°F (77°C).

Sirviéndose de una cuchara calada (espumadera), pase el pollo a platos individuales y cúbralo con el pimiento y las aceitunas. Deben quedar unas 2 cucharadas de jugo en la sartén. Si es más ponga la sartén a fuego mediano hasta que el líquido se reduzca, de 1 a 3 minutos. Espárzalo sobre el pollo.

Para 8 porciones

POR PORCIÓN: 210 calorías, 24 g de proteínas, 2 g de carbohidratos, 0 g de fibra dietética, 10 g de grasa total, 4 g de grasa saturada, 66 mg de colesterol, 307 mg de sodio

UNIDADES DE INTERCAMBIO: 3 de carne, 1 de grasa

Pollo a la parmesana

SALSA

1 cucharada de aceite de oliva

2 dientes de ajo picados en trocitos

1¼ tazas de tomates (jitomates) de lata machacados

2 cucharadas de pasta de tomate estilo italiano

⅛ cucharadita de orégano seco

½ cucharadita de albahaca seca

¼ cucharadita de sal

⅛ cucharadita de pimienta negra molida

POLLO

6 rebanadas de pan de trigo integral ligero

2 huevos grandes

2 cucharadas de agua

4 mitades (de 6 onzas/168 g cada una) de pechuga de pollo sin pellejo y deshuesada, aplanadas a un grosor de ¼" (6 mm)

¼ cucharadita de sal

½ cucharadita de pimienta negra molida

¼ taza de harina de soya o de trigo integral

2 cucharaditas de aceite de oliva

6 onzas de queso *mozzarella* semidescremado rallado

Para preparar la salsa: Ponga el aceite a calentar a fuego lento en una cacerola pequeña. Agregue el ajo y fríalo 30 segundos, revolviendo con frecuencia. Agregue el tomate, la pasta de tomate, el orégano y la albahaca. Cocínelo todo de 12 a 15 minutos, revolviéndolo de vez en cuando, hasta que esté espeso y sustancioso. Sazónelo con la sal y la pimienta. Tápelo para mantenerlo caliente.

Para preparar el pollo: Precaliente el horno a 250°F (122°C).

Coloque el pan sobre una bandeja de hornear y hornéelo de 10 a 12 minutos o hasta que se seque completamente. Deje que se enfríe un poco. Pase el pan a un procesador de alimentos y muélalo para obtener aproximadamente 1 taza de pan molido. Páselo a un plato grande.

En un tazón (recipiente) poco profundo, bata los huevos y el agua levemente. Sazone el pollo con la sal y la pimienta y enharínelo. Páselo por la mezcla del huevo y luego oprímalo sobre el pan molido para recubrirlo por ambos lados.

Coloque la parrilla del asador del horno (*broiler*) a 4" o 5" (10 ó 12.5 cm) de la fuente de calor y precaliente el asador. Ponga a calentar 1 cucharadita de aceite a fuego mediano en una sartén grande. Agregue 2 de las pechugas de pollo empanadas (empanizadas) y fríalas de 2 a 3 minutos o hasta que se doren de un lado. Voltéelas y déjelas en el fuego de 2 a 3 minutos más, hasta que el pollo ya no esté de color rosado y los jugos salgan transparentes. Pase el pollo a una fuente para hornear (refractario) de 13" × 9" (33 cm × 23 cm).

Repita con la cucharadita restante de aceite y las otras piezas de pollo. Cubra el pollo con la salsa y espolvoréelo con el queso. Áselo hasta que el queso se derrita, de 1 a 2 minutos.

Para 6 porciones

POR PORCIÓN: 366 calorías, 40 g de proteínas, 16 g de carbohidratos, 2 g de fibra dietética, 16 g de grasa total, 5 g de grasa saturada, 153 mg de colesterol, 572 mg de sodio

UNIDADES DE INTERCAMBIO: ½ de carbohidratos (1 de pan/fécula, ½ de verdura), 5 de carne, 2 de grasa

Pollo *tetrazzini*

2 cucharaditas + 1 cucharada de mantequilla

1¼ tazas (4½ onzas/126 g) de *rotelle* o alguna otra pasta corta de trigo integral

2¼ tazas de consomé de pollo

¼ taza de vino blanco seco o consomé de pollo

1 hoja de laurel

4 mitades (de 6 onzas/168 g cada una) de pechuga de pollo sin pellejo y deshuesada, cortada horizontalmente en tiras de ¼" (6 mm) de ancho

6 a 8 hongos grandes (8 onzas/224 g), rebanados

½ taza de crema pesada

2 cucharadas de maicena

2 cucharadas + 1¼ cucharaditas de agua

¼ cucharadita de pimienta negra molida

⅔ taza de queso parmesano rallado

Ponga la parrilla del horno en la posición superior y precaliéntelo a 425°F (220°C). Unte una fuente para hornear (refractario) de 8" × 8" (20 cm × 20 cm) con 2 cucharaditas de mantequilla.

Prepare la pasta de acuerdo con las indicaciones del paquete. Escúrrala bien y pásela a un tazón (recipiente) grande precalentado.

Mientras tanto, ponga 1½ tazas de consomé, el vino o consomé y la hoja de laurel en una cacerola grande. Deje que rompa a hervir a fuego mediano. Agregue el pollo y hiérvalo suavemente 8 minutos, revolviendo una sola vez, hasta que esté bien cocido. Sirviéndose de una cuchara escurridora, pase el pollo al tazón de la pasta. Agregue los hongos al consomé y cocínelos hasta que se suavicen, de 3 a 4 minutos. Agregue los hongos al tazón de la pasta. Deseche la hoja de laurel.

Mida el consomé que quedó en la cacerola. Si es más de 1½ tazas, hiérvalo hasta que se reduzca. Si es menos que 1½ tazas, agregue más consomé. Agregue la crema y cocínela suavemente 1 minuto. Suba el fuego a mediano-alto y deje que el consomé rompa a hervir. Ponga la maicena y el agua en una taza. Batiendo constantemente a mano, incorpore el agua con la maicena a la mezcla del consomé y cocine de

30 a 60 segundos, batiendo constantemente hasta que se espese. Sazónelo con la pimienta y agréguelo al tazón de la pasta. Revuelva bien.

Vierta la mezcla a la fuente para hornear ya preparada, extendiéndola de manera uniforme. Espolvoréela con el queso y reparta encima la cucharada restante de mantequilla cortada en pequeños trozos. Hornéela en la parrilla superior de 15 a 20 minutos, hasta que se dore levemente.

Para 12 porciones

POR PORCIÓN: 163 calorías, 18 g de proteínas, 9 g de carbohidratos, 2 g de fibra dietética, 6 g de grasa total, 3 g de grasa saturada, 46 mg de colesterol, 182 mg de sodio

UNIDADES DE INTERCAMBIO: 1 de carbohidratos (1 de pan/fécula), 2 de carne

Pollo frito a lo saludable

½ **taza de suero de leche (*buttermilk*)**
½ **taza de pan blanco fresco rallado (molido)**
½ **taza de pan de trigo integral fresco rallado (molido)**
½ **cucharadita de pimentón (paprika)**
1 **cucharadita de pimienta negra molida**
½ **cucharadita de tomillo o salvia secos**
1 **cucharada de perejil fresco picado en trocitos**
1 **pizca de sal (opcional)**
4 **piernas de pollo enteras sin pellejo**

Precaliente el horno a 425°F (220°C). Rocíe una parrilla de horno (*baking rack*) con aceite en aerosol. Coloque la parrilla sobre una bandeja de hornear cubierta con papel aluminio.

Ponga el suero de leche en un plato poco profundo. Ponga el pan rallado (tanto el blanco como el integral) en otro plato poco profundo. Mezcle el pimentón, la pimienta, el tomillo o la salvia, el perejil y la sal (si la está usando) en una taza o tazón (recipiente) pequeño. Agregue 1 cucharadita de esta mezcla al pan rallado y el resto al suero de leche.

Pase las piezas de pollo por el suero de leche y luego recúbralas con el pan rallado sazonado. Ponga el pollo sobre la parrilla ya preparada y rocíelo levemente con aceite en aerosol.

Hornéelo 15 minutos. Voltee el pollo y rocíelo con aceite en aerosol. Hornéelo 15 minutos o hasta que se dore y los jugos salgan transparentes al introducir un cuchillo filoso en una articulación.

Para 4 porciones

Por porción: 226 calorías, 28 g de proteínas, 8 g de carbohidratos, o g de fibra dietética, 9 g de grasa total, 2 g de grasa saturada, 90 mg de colesterol, 178 mg de sodio

Unidades de intercambio: 4 de carne

Muslos de pollo al horno con pimiento y aceitunas

- 1 cucharadita de aceite de oliva
- 1½ tazas de cebolla cortada en rodajas
- 1 cucharada de ajo picado en trocitos
- 1 pimiento morrón (ají) verde cortado en finas rodajas
- 1 pimiento morrón rojo o amarillo cortado en finas rodajas
- 5 aceitunas negras sin hueso cortadas en rodajas
- ¼ cucharadita de tomillo seco
- ¼ cucharadita de romero seco
- 1 pizca de pimienta roja molida
- 1¼ libras (565 g) de muslos de pollo sin pellejo y deshuesados, cortándoles toda la grasa visible
- 2 cucharaditas de jugo de limón
- ⅛ cucharadita de pimienta negra molida
- 1 cucharada de queso parmesano rallado
- 2 tazas de arroz cocido caliente

Precaliente el horno a 425°F (220°C).

Rocíe una sartén antiadherente con aceite en aerosol. Ponga el aceite a calentar a fuego mediano. Agregue la cebolla y el ajo y sofríalos (saltéelos) de 4 a 5 minutos o hasta que la cebolla se suavice casi por completo.

Agregue los pimientos verde y rojo o amarillo y sofríalos de 5 a 6 minutos o hasta que se suavicen. Agregue las aceitunas, el tomillo, el romero y la pimienta roja molida y sofríalo todo 1 minuto.

Rocíe una fuente para hornear (refractario) antiadherente poco profunda, de 3 cuartos de galón (2.8 l) de capacidad, con aceite en aerosol. Disponga las piezas de pollo en una sola capa en la fuente para hornear. Esparza encima el jugo de limón y espolvoréelas con la pimienta negra. Cubra el pollo con las verduras y espolvoréelo todo con el queso.

Hornee el pollo de 25 a 30 minutos o hasta que esté bien cocido. Sírvalo con el arroz.

Para 4 porciones

Por porción: 310 calorías, 21 g de proteínas, 35 g de carbohidratos, 3 g de fibra dietética, 10 g de grasa total, 4 g de grasa saturada, 59 mg de colesterol, 111 mg de sodio

Unidades de intercambio: 2 de carbohidratos (2 de pan/fécula), 2 de carne, 1 de grasa

VARIACIÓN

Muslos de pollo al horno con tomate y piñones: Omita el pimiento y sustitúyalo por 2 tomates (jitomates) medianos, cortado cada uno en 8 trozos. En lugar de sofreírlo, agregue el tomate a la fuente para hornear después del pollo. Sustituya las aceitunas, el tomillo y el romero por 1 cucharada de piñones tostados y 1 cucharada de albahaca fresca picada. Espolvoréelos encima del pollo y el tomate.

Pechugas de pollo a la parrilla con vinagreta de salvia

- ¼ taza de vinagre balsámico
- 1 cucharada de aceite de oliva extra virgen
- 2 cucharaditas de salvia fresca picada
- 4 mitades (de 4 onzas/112 g cada una) de pechuga de pollo sin pellejo y deshuesada

Precaliente la parrilla (*grill*) de gas, de brasas o eléctrica o el asador (*broiler*) del horno. En un tazón (recipiente) pequeño, bata a mano el vinagre, el aceite y la salvia. Unte el pollo con esta mezcla y déjelo adobando (remojando) 15 minutos a temperatura ambiente.

Saque el pollo del adobo (escabeche, marinado). Áselo sobre la parrilla medianamente caliente o en el asador del horno a unas 5" (12.5 cm) de la fuente de calor de 6 a 8 minutos o hasta que el pollo esté bien cocido. Voltéelo una vez y báñelo de vez en cuando con el adobo.

Para 4 porciones

Por porción: 219 calorías, 21 g de proteínas, 6 g de carbohidratos, 0 g de fibra dietética, 4 g de grasa total, 3 g de grasa saturada, 94 mg de colesterol, 41 mg de sodio

Unidades de intercambio: 3 de carne, 1 de grasa

Nota: *Para preparar una salsa ligera para el pollo, duplique los ingredientes del adobo. Una vez que el pollo se haya adobado y mientras se esté asando, vierta el adobo en una cacerola a fuego mediano-lento. Deje que rompa a hervir, baje el fuego a lento y hiérvalo suavemente durante 2 minutos, sin dejar de batir. Esparza la salsa sobre el pollo o sírvalo por separado.*

Pechugas de pollo rellenas

- 1 *zucchini* (calabacita) rallado
- 1 cebolla pequeña picada
- 1½ cucharaditas de orégano seco
- ½ cucharadita de tomillo seco
- ½ taza (4 onzas/112 g) de requesón bajo en grasa
- ¼ taza (1 onza/28 g) de queso parmesano rallado
- ½ taza de pan rallado (molido) fresco
- ¼ cucharadita + ⅛ cucharadita de sal
- 4 mitades (de 4 onzas/112 g cada una) de pechuga de pollo sin pellejo y deshuesada, cortándole toda la grasa visible

Precaliente el horno a 450°F (234°C). Rocíe una bandeja de hornear con aceite en aerosol.

Rocíe una sartén grande con aceite en aerosol. Agregue el *zucchini*, la cebolla, 1 cucharadita de orégano y el tomillo. Rocíelo todo con aceite en aerosol. Ponga la sartén a calentar a fuego mediano de 5 a 6 minutos, revolviendo de vez en cuando, hasta que el líquido producido por el *zucchini* se haya evaporado. Retire la sartén del calor. Agregue el requesón, el queso parmesano, el pan rallado y ¼ cucharadita de sal. Revuélvalo todo.

Ponga el pollo sobre una mesa. Realice un corte mariposa en cada pieza efectuando un corte horizontal en el lado grueso de cada mitad de pechuga de pollo para crear una especie de solapa. No vaya a atravesar todo el pollo con el corte. Abra la parte cortada como si fuera un libro. Cubra el pollo con un pedazo de envoltura autoadherente de plástico y aplánelo con el lado plano de un mazo para carne o sartén pesada hasta lograr un grosor de aproximadamente ¼" (6 mm).

Coloque un cuarto de la mezcla del *zucchini* en el centro de cada mitad de pechuga. Enrolle cada una hasta formar un bulto, metiendo los lados al hacerlo. Ate cada bulto con cordón de cocina (*kitchen string*). Ponga el pollo sobre la bandeja de hornear ya preparada y rocíelo con aceite en aerosol. Sazónelo con la ½ cucharadita restante de orégano y ⅛ cucharadita de sal.

Hornéelo 10 minutos. Baje la temperatura del horno a 350°F (178°C). Hornéelo 15 minutos más o hasta que un termómetro registre 160°F (71°C) en la parte más gruesa del pollo y los jugos salgan transparentes.

Sáquelo del horno y déjelo reposar 5 minutos. Quite el cordón antes de servirlo.

Para 4 porciones

Por porción: 262 calorías, 35 g de proteínas, 17 g de carbohidratos, 2 g de fibra dietética, 5 g de grasa total, 2 g de grasa saturada, 73 mg de colesterol, 638 mg de sodio

Unidades de intercambio: ½ de carbohidratos (¼ de pan/fécula, 1 de verdura), 4 de carne

Hamburguesas de pavo rellenas de chile y queso

- 1 **chile jalapeño grande (1 a 1½ onzas/28 a 42 g)**
- 1½ **libras (680 g) de carne molida de pavo (chompipe) baja en grasa al 7 por ciento**
- 4 **rebanadas (de ¾ onza/21 g cada una) de queso *Muenster***
- 4 **aceitunas verdes rellenas de pimiento (1 onza/28 g), cortadas en rodajas**
- ¾ **cucharadita de sal**

   ¼ cucharadita de pimienta negra molida

   1 cucharada de aceite vegetal

Ponga el chile jalapeño (cuaresmeño) en una sartén pesada pequeña. Áselo a fuego muy lento de 10 a 15 minutos, volteándolo con frecuencia, hasta que se formen ampollas en la piel y se ennegrezca un poco. Retírelo de la sartén y deje que se enfríe. Pele el chile y córtelo a la mitad a lo largo, desechando el tallo, las semillas y las venas (póngase guantes de plástico al tocarlo). Píquelo en trozos grandes.

Divida la carne de pavo en 8 partes. Oprímalas suavemente para formar tortas para hamburguesa con un diámetro de aproximadamente 4" (10 cm) cada una. Disponga el queso, el chile jalapeño y las aceitunas en capas sobre 4 de las tortas de carne. Cúbralas con las 4 tortas de carne restantes y pellizque las orillas para sellarlas. Sazónelas con la sal y la pimienta.

Ponga el aceite a calentar a fuego mediano-alto en una sartén antiadherente grande. Agregue las tortas de carne y fríalas hasta que se doren de un lado, de 3 a 4 minutos. Voltéelas y fríalas para que se doren del otro lado, de 2 a 3 minutos. Baje el fuego a lento y fríalas hasta que la carne ya no esté de color rosado pero siga jugosa, de 6 a 8 minutos.

Para 4 porciones

Por porción: 370 calorías, 41 g de proteínas, 1 g de carbohidratos, 0 g de fibra dietética, 21 g de grasa total, 7 g de grasa saturada, 143 mg de colesterol, 799 mg de sodio

Unidades de intercambio: 6 de carne, 3 de grasa

Muslos empanados de pavo con salsa de mostaza

   ¼ taza de vinagre de manzana

   2 cucharadas de mostaza *Dijon*

   2 cucharadas de azúcar morena (mascabado)

   1 cucharadita de jengibre fresco rallado

   ½ cucharadita de tomillo seco

   2 muslos de pavo (chompipe) sin pellejo y deshuesados

   ½ taza de pan rallado (molido) fresco

Mezcle el vinagre, la mostaza, el azúcar morena, el jengibre y el tomillo en un tazón (recipiente) pequeño o una taza.

Corte cada muslo de pavo a la mitad. Ponga los muslos de pavo entre dos pedazos de papel encerado y aplánelos para que tengan el mismo grosor. Páselos a un plato poco profundo y vierta encima la mitad de la salsa de mostaza. Tápelos y déjelos adobando (remojando) 15 minutos.

Precaliente el asador (*broiler*) del horno. Rocíe una parrilla de horno con aceite en aerosol y colóquela sobre una bandeja de hornear antiadherente cubierta con papel aluminio. Saque el pavo del adobo (escabeche, marinado), sacudiéndolo suavemente para quitar el exceso de adobo. Deseche el adobo. Recubra el pavo con el pan rallado.

Coloque el pavo sobre la parrilla ya preparada y áselo a unas 8" (20 cm) de la fuente de calor de 6 a 8 minutos por lado, hasta que el pavo esté bien cocido y el pan rallado se dore.

Ponga el resto de la salsa de mostaza a calentar a fuego lento en una cacerola pequeña. Sírvala junto con el pavo.

Para 4 porciones

Por porción: 195 calorías, 22 g de proteínas, 12 g de carbohidratos, 0 g de fibra dietética, 7 g de grasa total, 2 g de grasa saturada, 63 mg de colesterol, 817 mg de sodio

Unidades de intercambio: ½ de carbohidratos (½ de pan/fécula), 3 de carne

Rebanadas de pechuga de pavo con semillas de sésamo

- 2 **cucharadas de salsa *hoisin* (vea la nota)**
- 2 **cucharadas de agua**
- 1 **libra (450 g) de pechuga de pavo (chompipe) en rebanadas Pimienta negra molida**
- 1 **cucharada de semillas de sésamo (ajonjolí) tostadas (vea la nota)**

En un tazón (recipiente) pequeño, mezcle la salsa *hoisin* y el agua; póngala aparte.

Enjuague el pavo y séquelo cuidadosamente con toallas de papel. Espolvoree cada pieza con pimienta. Rocíe una sartén antiadherente grande con aceite en aerosol y póngala a calentar a fuego mediano-alto. Agregue el pavo y fríalo 1 minuto. Voltee las rebanadas de pavo y fríalas de 2 a 3 minutos más o hasta que ya no estén de color rosado.

Vierta la mezcla de la salsa *hoisin* reservada sobre el pavo y deje que rompa a hervir. Espolvoréelo con las semillas de sésamo.

Para 4 porciones

Por porción: 142 calorías, 28 g de proteínas, 3 g de carbohidratos, 0 g de fibra dietética, 2 g de grasa total, 75 mg de colesterol, 148 mg de sodio

Unidades de intercambio: 3 de carne

Nota: *Para tostar las semillas de sésamo, póngalas en una sartén antiadherente pequeña. Caliéntelas a fuego mediano de 2 a 3 minutos, revolviendo constantemente, hasta que se doren y suelten su aroma. La salsa* hoisin *se encuentra en la sección de productos asiáticos del supermercado (colmado).*

Filetes de pavo rellenos

- 2 **filetes de pechuga de pavo (chompipe) (de 8 a 12 onzas/224 a 336 g cada una)**
- ¼ **taza de queso ricotta sin grasa**
- 2 **cucharadas de queso crema sin grasa**
- 2 **cucharadas de pimiento morrón (ají) rojo picado en cubitos**
- 1 **cucharada de queso parmesano rallado**
- 1 **cucharada de orégano fresco picado**
- 1 **cucharada de alcaparras escurridas**
  Sal y pimienta negra molida
- 1 **taza de consomé de pollo sin grasa**
- 2 **cucharadas de crema agria sin grasa**
- 2 **cucharaditas de jugo de limón**

Realice un corte horizontal de 3" (7.5 cm) de profundidad en el centro de cada filete de pavo. En un tazón (recipiente) pequeño, mezcle el queso ricotta, el queso crema, el pimiento rojo, el queso parmesano, el orégano y las alcaparras. Agregue sal y pimienta negra al gusto. Rellene las bolsas que abrió en los filetes.

En una sartén antiadherente grande a fuego mediano, dore el pavo unos 2 minutos por lado. Agregue el consomé. Tape la sartén, baje el fuego y deje que hierva suavemente 15 minutos o hasta que el pavo esté bien cocido y ya no se vea de color rosado al cortarlo con un cuchillo.

Pase el pavo a un plato y cúbralo con papel aluminio para mantenerlo caliente. Suba el fuego y cocine el consomé 3 minutos, hasta que se reduzca a la mitad. Incorpore la crema agria y el jugo de limón, batiendo a mano constantemente. Para servir el pavo, corte cada filete a la mitad en forma horizontal y báñelo con la salsa.

Para 4 porciones

Por porción: 164 calorías, 30 g de proteínas, 3 g de carbohidratos, 0 g de fibra dietética, 1 g de grasa total, 3 g de grasa saturada, 78 mg de colesterol, 285 mg de sodio

Unidades de intercambio: 4 de carne

Platos fuertes de carne de res, cerdo y cordero

Albóndigas picantes con leche de coco

1½ **libras (680 g) de carne de res molida extra magra (baja en grasa)**
3 **cebollines (cebollas cambray) finamente picados**
1 **huevo grande levemente batido**
5 **cucharaditas + ½ taza de leche de coco**
2 **cucharadas de salsa de soya**
1½ **cucharaditas de cominos molidos**
¾ **cucharadita de semillas de cilantro en polvo (*ground coriander seeds*)**
½ **cucharadita de pimienta roja molida**

Coloque la parrilla del asador del horno (*broiler*) a 3" o 4" (7.5 cm o 10 cm) de la fuente de calor y precaliente el asador. Rocíe una parrilla grande para charola de asador (*broiler-pan rack*) con aceite en aerosol.

En un tazón (recipiente) grande, mezcle la carne de res, el cebollín, l huevo, 5 cucharadas de leche de coco, 1½ cucharadas de salsa de soya, los cominos, las semillas de cilantro en polvo y la pimienta roja molida. Forme albóndigas con un diámetro de 1½" (3.8 cm) con esta mezcla y dispóngalas en la charola ya preparada, colocándolas a una distancia de por lo menos ½" (1 cm) entre una y otra. Ase las albóndigas (sin voltearlas) el tiempo suficiente para que apenas se doren por encima, pierdan su color rosado por dentro y sus jugos salgan transparentes. Páselas a una fuente y deseche la grasa que se haya acumulado en la charola.

Vierta la ½ taza restante de leche de coco en la charola y ráspela para desprender los trocitos dorados que se le hayan pegado, revolviendo hasta disolverlos. Sazone la salsa con la ½ cucharada restante de salsa de soya y viértala sobre las albóndigas.

Para 6 porciones

POR PORCIÓN: 213 calorías, 24 g de proteínas, 2 g de carbohidratos, 1 g de fibra dietética, 12 g de grasa total, 8 g de grasa saturada, 95 mg de colesterol, 389 mg de sodio

UNIDADES DE INTERCAMBIO: 3 de carne, 1 de grasa

Pan de carne

½ **cebolla pequeña picada**

1 **tallo de apio picado**

⅓ **taza de pimiento morrón (ají) rojo o verde finamente picado**

1 **diente de ajo picado en trocitos**

1 **lata (de 15 onzas/420 g) de tomates (jitomates) picados, escurridos**

⅓ **taza de perejil fresco picado**

⅓ **taza de leche descremada (*fat-free milk* o *nonfat milk*)**

1 **huevo**

2 **cucharaditas de salsa *Worcestershire***

2 **cucharaditas de hierbas a la italiana**

1 **libra (450 g) de carne de res molida extra magra (baja en grasa)**

1 **libra de pechuga de pavo (chompipe) molida**

1½ **tazas de pan rallado (molido) fresco**

Precaliente el horno a 350°F (178°C). Rocíe un molde de caja de 9" × 5" (23 cm × 12.5 cm) con aceite en aerosol.

Rocíe una sartén mediana con aceite en aerosol. Agregue la cebolla, el apio, el pimiento y el ajo. Rocíe las verduras con aceite en aerosol y póngalas a freír a fuego mediano. Fríalas de 4 a 5 minutos, revolviendo con frecuencia, hasta que se suavicen. Pase las verduras a un tazón (recipiente) grande. Agregue 1 taza de los tomates, el perejil, la leche, el huevo, la salsa *Worcestershire*, las hierbas a la italiana, las carnes de res y de pavo y el pan rallado. Mezcle todo muy bien. Pase la mezcla al molde de caja ya preparado y aplánela con la mano.

Hornee la carne durante 1 hora o hasta que un termómetro registre 160°F (71°C) en el centro y la carne ya no esté de color rosado. Durante los últimos 15 minutos del tiempo de horneado, extienda los tomates restantes sobre la parte central del pan de carne.

Sáquelo del horno y escurra los jugos que se hayan acumulado en el molde. Déjelo reposar 5 minutos antes de rebanarlo.

Para 8 porciones

Por porción: 287 calorías, 33 g de proteínas, 20 g de carbohidratos, 2 g de fibra dietética, 8 g de grasa total, 3 g de grasa saturada, 94 mg de colesterol, 368 mg de sodio

Unidades de intercambio: 1 de carbohidratos (1 de pan/fécula), 4 de carne

Nota: *Al preparar el pan de carne, puede duplicar la receta sin invertir mucho esfuerzo adicional. Hornee uno de los panes para la cena y envuelva el otro, sin hornearlo, con envoltura autoadherente de plástico y luego con papel aluminio. Puede guardarlo hasta por 1 mes en el congelador. Descongélelo por completo en el refrigerador antes de hornearlo.*

Alambres de res

- 8 onzas (240 ml) de jugo de naranja (china) fresco
- 2 cucharadas de salsa de soya de sodio reducido
- 1 cucharada de vinagre de vino de arroz o de manzana
- 2 dientes de ajo grandes picados en trocitos o 1 cucharadita de ajo en polvo
- 1 cucharada de jengibre fresco rallado o 1 cucharadita de jengibre molido
- 2 cucharaditas de pimienta roja molida
- 2 cucharaditas de pimienta negra recién molida
- 1 cucharadita de cáscara de naranja
- 1 libra (450 g) de *bottom round* al que ha cortado toda la grasa visible, picado en cubos de 1½" (3.8 cm)
- 1 *zucchini* (calabacita) grande, cortado en rodajas de ½" (1 cm) de grueso
- 1 pimiento morrón (ají) amarillo, picado en trozos de 2" (5 cm)
- 1 pimiento morrón rojo, picado en trozos de 2" (5 cm)

En una fuente para hornear (refractario) plana, bata a mano el jugo de naranja, la salsa de soya, el vinagre, el ajo, el jengibre, las pimientas roja y negra y la cáscara de naranja. Agregue la carne de res y las verduras y recúbralas bien con el adobo (escabeche, marinado). Cubra la fuente con envoltura autoadherente de plástico. Ponga la carne a adobar (remojar) en el refrigerador por lo menos de 2 a 3 horas.

Precaliente la parrilla (*grill*) de gas, de brasas o eléctrica.

Ensarte los cubos de carne y las verduras de forma alternada en 8 alambres (pinchos, brochetas) de 8" (20 cm) o 4 de 10" ó 12" (25 cm ó 30 cm). Coloque los alambres sobre el calor y áselos de 4 a 5 minutos por lado, hasta que estén bien cocidos.

POR PORCIÓN: 237 calorías, 27 g de proteínas, 14 g de carbohidratos, 3 g de fibra dietética, 8 g de grasa total, 3 g de grasa saturada, 66 mg de colesterol, 348 mg de sodio

UNIDADES DE INTERCAMBIO: 1 de carbohidratos (½ de fruta, 1 de verdura), 3 de carne

Flank steak a la parrilla con salsa de chile y tomate

    2   cucharadas de cominos molidos
    3   dientes de ajo picados en trocitos
    3   cucharadas de jugo de limón verde (lima)
    1   cucharadita de pimienta negra de molido grueso
  ³⁄₄   cucharadita de sal
    1   *flank steak* o *top round steak* de res (1¼ libras/565 g), cortándole toda la grasa visible
    1   tomate (jitomate) grande finamente picado
    1   lata (4½ onzas/126 g) de chiles verdes picados no muy picantes, escurridos
    3   cebollines (cebollas de cambray) cortados en finas rodajas

Unte una parrilla de gas, de brasas o eléctrica o una parrilla para la charola del asador del horno (*broiler*) con una leve capa de aceite. Precaliente la parrilla o el asador del horno.

Ponga los cominos a fuego mediano en una sartén pequeña y áselos 3 minutos, revolviéndolo de manera constante, hasta que suelten su aroma y se oscurezcan un poco. Páselos a un tazón (recipiente) pequeño y deje que se enfríen.

Ponga 1 cucharadita de cominos tostados en un tazón mediano. Al otro tazón agregue el ajo, 2 cucharadas de jugo de limón verde, la pimienta negra y ½ cucharadita de sal. Mézclelo todo muy bien. Coloque la carne sobre la parrilla ya preparada y frótela por ambos lados con la mezcla de los cominos. Déjela reposar a temperatura ambiente.

Mientras tanto, en el tazón mediano con los cominos que reservó, mezcle el tomate, el chile, el cebollín y la cucharada restante de jugo de limón verde así como la ¼ cucharadita restante de sal. Deje reposar esta salsa a temperatura ambiente.

Ase la carne a la parrilla o en el asador del horno durante 4 minutos por lado, o hasta que un termómetro registre 145°F (63°C) al insertarse en el centro de la carne, si la quiere entre término medio e inglés (medio cocido, *medium rare*).

Coloque la carne sobre una tabla para picar y déjela reposar 5 minutos. Córtela en rebanadas delgadas y sírvala acompañada de la salsa.

Para 4 porciones

POR PORCIÓN: 269 calorías, 33 g de proteínas, 7 g de carbohidratos, 2 g de fibra dietética, 11 g de grasa total, 5 g de grasa saturada, 58 mg de colesterol, 605 mg de sodio

UNIDADES DE INTERCAMBIO: ½ de carbohidratos (1½ de verdura), 4 de carne

Nota: *Puede frotar la carne con la mezcla de las especias y guardarla en el refrigerador hasta con 1 día de anticipación.*

Hamburguesas de res al estilo italiano

1½ **libras (680 g) de carne de res molida extra magra (baja en grasa)**

5 **cucharadas (1 onza/28 g) de queso romano rallado**

2 **cucharadas (1 onza/28 g) de piñones tostados y finamente picados**

½ **cucharadita de sal**

1 **cucharadita de orégano seco**

¾ **cucharadita de ajo en polvo**

¼ **cucharadita de pimienta negra molida**

Coloque la parrilla del asador del horno (*broiler*) a 2" ó 3" (5 cm ó 7.5 cm) de la fuente de calor y precaliente el asador.

Ponga la carne molida en un tazón (recipiente) grande y desmorónela. Agregue el queso, los piñones, la sal, el orégano, el ajo en polvo y la pimienta. Mezcle la carne y los sazonadores cuidadosamente con un tenedor. Divida la carne en 4 trozos iguales y forme unas tortas con un diámetro aproximado de 4" (10 cm) y 1" (2.5 cm) de grueso.

Coloque las tortas sobre una parrilla para charola de asador y áselas de 4 a 6 minutos o hasta que se doren de arriba. Voltéelas y áselas de 4 a 6 minutos más o hasta que un termómetro de carne registre 160°F (71°C) si las quiere término medio.

Para 4 porciones

Por porción: 252 calorías, 37 g de proteínas, 2 g de carbohidratos, 0 g de fibra dietética, 12 g de grasa total, 5 g de grasa saturada, 98 mg de colesterol, 482 mg de sodio

Unidades de intercambio: 4½ de carne

Tortitas de carne con salsa

- 1 libra (450 g) de *eye round* molido
- ¼ cucharadita de pimienta negra molida
- 3 tomates (jitomates) italianos pequeños (*plum tomatoes*), finamente picados
- 1 pimiento morrón (ají) rojo de frasco o recién asado, finamente picado (vea la nota)
- 2 cucharadas de cebolla morada finamente picada
- 1 cucharada de cilantro fresco finamente picado
- 1 a 2 cucharaditas de chile jalapeño finamente picado (póngase guantes de plástico al tocarlo)
- 4 panecillos de trigo integral, partidos a la mitad
   Hojas de lechuga romana (orejona)

Precaliente el horno a 450°F (234°C).

Forme 4 tortitas de ½" (1 cm) de grueso con la carne molida. Sazónelas con la pimienta. Colóquelas sobre la parrilla de la charola del asador del horno y hornéelas 8 minutos. Voltéelas y hornéelas de 8 a 10 minutos o hasta que ya no estén de color rosado al centro.

Mezcle el tomate, el pimiento, la cebolla y el cilantro en un tazón (recipiente) pequeño. Agregue el chile jalapeño al gusto.

Cubra las mitades inferiores de los panecillos con las hojas de lechuga y agregue la mitad de la salsa. Coloque las tortas de carne sobre la salsa. Agregue la salsa restante y las tapas de los panecillos.

Para 4 porciones

Por tortita: 356 calorías, 26 g de proteínas, 22 g de carbohidratos, 3 g de fibra dietética, 18 g de grasa total, 5 g de grasa saturada, 68 mg de colesterol, 323 mg de sodio

UNIDADES DE INTERCAMBIO: 1½ de carbohidratos (1 de pan/fécula, 1 de verdura), 3 de carne, 2 de grasa

Nota: *Ponga un pimiento rojo a chamuscarse por todos los lados en el asador (broiler) del horno. Envuélvalo en papel aluminio y póngalo aparte hasta que se haya enfriado lo suficiente para tocarlo. Quítele y deseche la piel chamuscada, las semillas y las venas. Pique la pulpa.*

Chuletas de cerdo con jugo de manzana, nueces y ciruela seca

- 4 chuletas de cerdo de ¾" (18 mm) de grueso (de 6 onzas/168 g cada una)
- ½ cucharadita de sal
- ½ cucharadita de salvia desmoronada (*rubbed sage*)
- ¼ cucharadita de pimienta negra molida
- 1 cucharada de aceite de nuez o de oliva
- 6 ciruelas secas sin hueso (2 a 3 onzas/56 a 84 g), picadas
- ½ taza de jugo de manzana (*apple cider*)
- ¼ taza de vino blanco seco o jugo de manzana
- 2 cucharadas de nueces picadas

Sazone la carne con la sal, la salvia y la pimienta. Ponga el aceite a calentar a fuego mediano-alto en una sartén grande. Agregue la carne y fríala de un lado hasta que se dore, de 4 a 5 minutos. Si lo desea, sosténgala de canto sobre la sartén para freír y dorarla de las orillas, de 1 a 2 minutos. Voltee las chuletas y dórelas del otro lado, aproximadamente 1 minuto. Baje el fuego a lento y deseche la grasa que se haya acumulado en la sartén. Agregue la ciruela seca, el jugo de manzana y el vino o jugo de manzana. Cocine la carne de 12 a 15 minutos, volteándola una o dos veces, hasta que los jugos salgan transparentes y un termómetro de carne registre 155°F (68°C).

Pase las chuletas a los platos y cúbralas con las ciruelas. Deben quedar unas 2 cucharadas de jugo en la sartén. Si es más, ponga la sartén a fuego lento o mediano hasta que el líquido se haya reducido. Viértalo encima de la carne y espolvoréela con las nueces picadas.

Para 4 porciones

Por porción: 296 calorías, 22 g de proteínas, 11 g de carbohidratos, 1 g de fibra dietética, 17 g de grasa total, 5 g de grasa saturada, 60 mg de colesterol, 342 mg de sodio
Unidades de intercambio: 3 de carne

Costillitas de cerdo asadas a la barbacoa

- 2 latas (de 6 onzas/180 ml) de jugo de tomate (jitomate)
- 1/3 taza de jugo de manzana (*apple cider*) o néctar de melocotón (durazno)
- 2 cucharadas de salsa *Worcestershire*
- 1½ cucharadas de vinagre de manzana
- 2 cucharaditas de mostaza *Dijon*
- ¾ cucharadita de pimienta negra molida
- ½ cucharadita de chile en polvo
- ¼ cucharadita de sal
- ¼ cucharadita de ajo en polvo
- 8 costillitas de cerdo sin hueso (*boneless country spareribs*) (de 3½ onzas/98 g cada una), cortándoles toda la grasa visible

Precaliente el horno a 350°F (178°C).

En una olla (charola) para asar o fuente para hornear (refractario) plana, mezcle el jugo de tomate, el jugo de manzana o el néctar de melocotón, la salsa *Worcestershire*, el vinagre, la mostaza, la pimienta, el chile en polvo, la sal y el ajo en polvo. Agregue las costillas y recúbralas bien con la salsa.

Tape la olla con el papel aluminio y métala al horno de 1¾ a 2 horas, volteando la carne una vez, hasta que quede muy suave. Si la salsa se espesa demasiado, dilúyala con un poco de agua caliente.

Para 6 porciones

Por porción: 304 calorías, 32 g de proteínas, 5 g de carbohidratos, 0 g de fibra dietética, 16 g de grasa total, 6 g de grasa saturada, 102 mg de colesterol, 488 mg de sodio
Unidades de intercambio: 4½ de carne, 1 de grasa

Guiso mexicano de cerdo

- 2 cucharadas de aceite de oliva
- 1 libra (450 g) de lomo (*tenderloin*) de cerdo, picado en cubos de 1½" (3.8 cm)
- 1 cebolla grande picada
- 2 dientes de ajo picados en trocitos
- ½ cucharadita de cominos molidos
- ¼ cucharadita de canela en polvo
- 2 tazas de caldo de verduras bajo en sodio
- 1 lata (15 onzas/420 g) de tomates (jitomates) picados en cubitos
- 1 lata (4½ onzas/126 g) de chiles verdes picados, escurridos
- ¼ cucharadita de pimienta negra recién molida
- 1 *butternut squash* o calabaza (calabaza de Castilla) pequeño (2 libras/900 g), pelado, partido a la mitad, sin semilla y picado en trozos de ¾" (1.8 cm) de grosor
- 1 *zucchini* (calabacita) mediano, partido a la mitad y cortado en rodajas de ½" (1 cm) de grosor
- 1 pimiento morrón (ají) rojo grande, cortado en tiras delgadas
- ¼ taza de almendras enteras mondadas y molidas

Ponga el aceite a calentar a fuego alto en una cacerola grande o caldero (caldera) de hierro para asar (*Dutch oven*). Agregue la carne, la cebolla, el ajo, los cominos y la canela. Fríalos 5 minutos, sin dejar de revolver, hasta que la carne se dore levemente.

Agregue el caldo, el tomate (con su jugo), los chiles y la pimienta negra y deje que rompan a hervir. Baje el fuego a lento, tape la cacerola y hierva todo 25 minutos, revolviéndolo de vez en cuando.

Incorpore el *butternut squash* o la calabaza, el *zucchini* y el pimiento. Tape la cacerola y hierva todo suavemente durante 1 hora, revolviéndolo de vez en cuando, o hasta que la carne y el *squash* estén suaves. Incorpore la almendra molida. Tape la cacerola y hiérvala suavemente 5 minutos más o hasta que el guiso se espese un poco.

Para 4 porciones

Por porción: 244 calorías, 24 g de proteínas, 18 g de carbohidratos, 4 g de fibra dietética, 10 g de grasa total, 2 g de grasa saturada, 45 mg de colesterol, 594 mg de sodio

Unidades de intercambio: 1 de carbohidratos (½ de pan/fécula, 1½ de verdura), 3 de carne

Chuletas de cerdo con salsa de frutas

  1 **cucharadita de cominos molidos**

¾ **cucharadita de cilantro en polvo (*ground coriander*)**

¼ **cucharadita de canela en polvo**

¼ **cucharadita de sal**

¼ **cucharadita de pimienta negra recién molida**

  4 **chuletas de cerdo (1 libra/450 g) sin hueso a las que ha cortado toda la grasa visible**

  2 **cucharadas de mantequilla**

  1 **cebolla pequeña picada en trozos grandes**

2 a 3 **manzanas ácidas pequeñas, descorazonadas y picadas en trozos de ¾" (18 mm)**

⅓ **taza de orejones de albaricoque (chabacano, damasco), partidos a la mitad**

¼ **taza de ciruela seca sin hueso, partida a la mitad**

¼ **taza de agua**

  3 **cucharadas de jugo de manzana concentrado congelado**

Mezcle los cominos, el cilantro en polvo y la canela en una taza. Reserve ½ cucharadita para la salsa de frutas. Incorpore la sal y la pimienta a la mezcla de especias en la taza. Frote las chuletas por ambos lados con esta mezcla. Colóquelas sobre un plato, tápelas y déjelas reposar a temperatura ambiente.

Mientras tanto, derrita 1 cucharada de la mantequilla a fuego mediano-alto en una cacerola mediana. Agregue la cebolla y fríala 3 minutos, revolviendo frecuentemente, hasta que se suavice.

Agregue la manzana, los orejones, las ciruelas secas, el agua, el jugo de manzana concentrado y la ½ cucharadita reservada de la mezcla de especias. Deje que rompa a hervir a fuego alto. Baje el fuego a lento, tape la cacerola y hierva suavemente 20 minutos, revolviendo de vez en cuando, hasta que la fruta quede muy suave y los jugos se hayan espesado a punto de barniz. Retire la cacerola del fuego y tápela para mantener todo caliente.

Derrita la cucharada restante de mantequilla a fuego mediano-alto en una sartén antiadherente grande. Agregue las chuletas y fríalas

6 minutos, volteándolas una vez, hasta que un termómetro registre 160°F (71°C) al insertarse en el centro de una chuleta y los jugos salgan transparentes. Sirva la carne acompañada de la salsa de frutas.

Para 4 porciones

Por porción: 320 calorías, 25 g de proteínas, 33 g de carbohidratos, 4 g de fibra dietética, 11 g de grasa total, 5 g de grasa saturada, 90 mg de colesterol, 271 mg de sodio

Unidades de intercambio: 2 de carbohidratos (2 de fruta), 3 de carne

Alambres de cordero

- 2 cucharadas de jugo de limón
- 1 cucharada de aceite de oliva
- 2 cucharadas de orégano fresco picado
- 1 libra (450 g) de pierna de cordero, cortándole toda la grasa visible y picada en cubos de 1" (2.5 cm)
- 16 tomates pequeños
- 2 pimientos morrones (ajíes) amarillos, picado cada uno en 8 trozos
- 2 *zucchinis* (calabacitas), picado cada uno en 8 trozos
- 1 cebolla morada grande, picada en 16 trozos
- ½ cucharadita de sal
- ¼ cucharadita de pimienta negra recién molida

En un tazón (recipiente) mediano, mezcle el jugo de limón, el aceite y el orégano. Agregue la carne y mezcle todo hasta recubrirla bien. Tape el tazón y póngalo en el refrigerador 2 horas como mínimo y 8 como máximo.

Rocíe la parrilla o la rejilla de la charola del asador del horno con aceite en aerosol. Precaliente la parrilla o el asador del horno (*broiler*).

Divida los cubos de carne de cordero por igual entre 4 alambres (pinchos, brochetas) de metal, dejando un espacio de ¼" (6 mm) entre los trozos. Deseche el adobo (escabeche, marinado).

Divida los tomates, el pimiento, el *zucchini* y la cebolla por igual entre 8 alambres de metal, alternando las verduras. Espolvoree la carne y las verduras con la sal y la pimienta negra.

Ase los alambres a 4 pulgadas (10 cm) de la fuente de calor durante 8 minutos, volteándolos de vez en cuando, hasta que la carne esté de color rosado por dentro y las verduras se suavicen.

Para 4 porciones

Por porción: 284 calorías, 31 g de proteínas, 15 g de carbohidratos, 3 g de fibra dietética, 11 g de grasa total, 3 g de grasa saturada, 90 mg de colesterol, 368 mg de sodio

Unidades de intercambio: 1 de carbohidratos (3 de verdura), 4 de carne

Chuletas de cordero a la menta con habas blancas

3 filetes de anchoa, enjuagados y secados con cuidado

1 cucharadita de aceite de oliva extra virgen

3 cucharadas de menta fresca picada o 3 cucharaditas de menta seca machacada

½ cucharadita de pimienta negra recién molida

4 chuletas de lomo de cordero (aproximadamente 1¼ libras/ 570 g), cortándoles bien toda la grasa visible

4 tomates (jitomates) italianos pequeños (*plum tomatoes*), picados en trozos grandes

1 diente de ajo machacado

3 tazas de habas (frijoles, habichuelas, alubias) blancas italianas tipo *cannellini* de lata, enjuagadas y escurridas

2 cucharadas de consomé de res

¼ cucharadita de sal

Ramitas de menta (hierbabuena) + menta picada adicional para adornar (opcional)

Rocíe una parrilla para la charola del asador del horno con aceite en aerosol. Precaliente el asador (*broiler*) del horno.

Pique finamente las anchoas sobre una tabla para picar. Esparza encima el aceite, 1 cucharada de menta fresca o 1 cucharadita de menta seca, y ¼ cucharadita de pimienta y machaque todo con el lado plano de un cuchillo de *chef* o con un tenedor, hasta obtener una pasta. Coloque las chuletas sobre la parrilla ya preparada y frótelas por ambos lados con la pasta de anchoas. Deje reposar a temperatura ambiente.

Mientras tanto, ponga el tomate y el ajo en una sartén antiadherente mediana y áselos a fuego mediano-alto 2 minutos, revolviéndolos con frecuencia, hasta que el tomate empiece a soltar su jugo. Baje el fuego a mediano, tape la sartén y déjela 3 minutos en el fuego, hasta que el tomate esté muy suave.

Incorpore las habas, el consomé, la sal, las 2 cucharadas restantes de menta fresca o 2 cucharaditas de menta seca, y la ¼ cucharadita restante de pimienta. Deje que rompa a hervir a fuego alto. Baje el fuego a lento, tape la sartén y hierva todo suavemente 10 minutos, revolviéndolo de vez en cuando, para mezclar los sabores.

Mientras tanto, ase las chuletas 8 minutos a 4" (10 cm) de la fuente de calor, hasta que un termómetro de carne registre 145°F (63°C), si la quiere entre término medio e inglés (medio cocido, *medium rare*).

Para servir el plato, divida la mezcla de las habas por partes iguales entre 4 platos y ponga encima una chuleta de cordero. Adorne los platos con la menta, si la está usando.

Para 4 porciones

Por porción: 515 calorías, 47 g de proteínas, 45 g de carbohidratos, 12 g de fibra dietética, 13 g de grasa total, 4 g de grasa saturada, 98 mg de colesterol, 667 mg de sodio

Unidades de intercambio: 3 de carbohidratos (3 de pan/fécula), 5 de carne

Platos fuertes de pescado y mariscos

Bacalao fresco empanado al horno con salsa tártara

SALSA TÁRTARA

- ¹/₂ **taza de mayonesa de grasa reducida**
- 1¹/₂ **cucharadas de jugo de limón**
- 1 **cucharada de eneldo o pepinillos dulces finamente picados**
- 2 **cucharaditas de mostaza**
- 2 **cucharaditas de alcaparras, escurridas y picadas**
- 2 **cucharaditas de perejil picado (opcional)**

PESCADO

- 2 **rebanadas de pan de trigo integral partido en trozos con las manos**
- 2 **huevos**
- 1 **cucharada de agua**
- 1¹/₄ **libras (570 g) de bacalao inmaduro (*scrod*) o maduro (*cod*) fresco, picado en trozos de 1" a 1¹/₂" (2.5 a 3.8 cm)**
- ¹/₂ **cucharadita de sal**
- ¹/₄ **cucharadita de pimienta negra molida**

Para preparar la salsa tártara: Mezcle la mayonesa, el jugo de limón, el pepinillo, la mostaza, las alcaparras y el perejil (si lo está usando) en un tazón (recipiente) pequeño. Tápelo y métalo al refrigerador.

Para preparar el pescado: Precaliente el horno a 400°F (206°C). Rocíe una bandeja de hornear con aceite en aerosol.

Ponga el pan en un procesador de alimentos y procéselo hasta rallarlo (molerlo) finamente.

Pase el pan a un plato poco hondo. En otro plato, bata los huevos con el agua. Sazone el pescado con la sal y la pimienta. Páselo por el huevo y luego por el pan rallado. Colóquelo sobre la bandeja de hornear ya preparada y rocíe el pescado empanado (empanizado) generosamente con aceite en aerosol. Hornéelo 10 minutos o hasta que quede opaco por dentro. Sírvalo con la salsa tártara.

Para 4 porciones

POR PORCIÓN: 268 calorías, 30 g de proteínas, 14 g de carbohidratos, 1 g de fibra dietética, 10 g de grasa total, 2 g de grasa saturada, 174 mg de colesterol, 734 mg de sodio

UNIDADES DE INTERCAMBIO: 1 de carbohidratos (1 de pan/fécula), 3½ de carne

Filete de atún sofrito con salsa de ajo

- 2 **dientes de ajo grandes picados en trocitos**
- 1 **cucharada + 1½ cucharaditas de aceite de oliva**
- 1 **cucharada de vinagre balsámico**
- ¼ **cucharadita de sal**
- ⅛ **cucharadita de pimienta negra molida**
- 4 **filetes de atún de 1" (2.5 cm) de grosor (6 onzas/168 g cada uno)**
- 1½ **cucharaditas de perejil o albahaca fresca picada**

Ponga una sartén antiadherente grande y pesada a calentar a fuego muy lento y fría el ajo en 1 cucharada de aceite, revolviéndolo de 30 a 60 segundos o hasta que suelte su aroma. De inmediato agregue el vinagre, ⅛ cucharadita de sal y la mitad de la pimienta. Pase todo a un tazón (recipiente) y cúbralo con papel aluminio para mantenerlo caliente.

Sazone el pescado con la ⅛ cucharadita restante de sal y la pimienta restante. Ponga a calentar las 1½ cucharaditas restantes de aceite a fuego mediano en la misma sartén. Agregue el pescado y fríalo hasta que se dore de un lado, de 4 a 5 minutos. Voltéelo y fríalo justo hasta que quede opaco por dentro, de 3 a 4 minutos. Corte cada filete en dos porciones de 3 onzas (84 g) cada una. Sírvalos bañados con la salsa de ajo así como el perejil o la albahaca.

Para 8 porciones

POR PORCIÓN: 148 calorías, 20 g de proteínas, 0 g de carbohidratos, 0 g de fibra dietética, 7 g de grasa total, 2 g de grasa saturada, 33 mg de colesterol, 107 mg de sodio

UNIDADES DE INTERCAMBIO: 3 de carne

Salmón a la parrilla con yogur de menta y cilantro

- ¼ taza + 2 cucharadas de yogur natural bajo en grasa
- 2 cucharadas de crema agria
- 1 cucharada de cilantro fresco picado
- 2 cucharaditas de menta (hierbabuena) fresca picada
- ¼ cucharadita de sal
- ¼ cucharadita de pimienta negra molida
- 1 pizca de pimienta roja molida (opcional)
- 4 lonjas (lascas) o filetes de salmón de ¾" a 1" (1.8 a 2.5 cm) de grueso (de 6 onzas/168 g cada uno)
- 2 cucharaditas de aceite vegetal

En un tazón (recipiente) pequeño, mezcle el yogur, la crema agria, el cilantro, la menta, la sal, ⅛ cucharadita de pimienta negra y la pimienta roja (si la está usando).

Rocíe una parrilla con aceite en aerosol. Precaliente la parrilla (*grill*) de gas, de brasas o eléctrica.

Unte el pescado con el aceite vegetal y sazónelo con la ⅛ cucharadita restante de pimienta negra. Colóquelo sobre la parrilla ya preparada y áselo de 5 a 6 minutos, hasta que se dore. Voltéelo y áselo hasta que quede completamente opaco pero aún jugoso, de 3 a 4 minutos. Corte cada filete en dos porciones de 3 onzas (84 g) cada una. Sírvalo cubierto con el yogur de menta y el cilantro.

Para 8 porciones

Por porción: 143 calorías, 18 g de proteínas, 0 g de carbohidratos, 0 g de fibra dietética, 7 g de grasa total, 1 g de grasa saturada, 49 mg de colesterol, 108 mg de sodio
Unidades de intercambio: 3 de carne

Lenguado con verduras sofritas al estilo asiático

- 3 cucharadas de salsa de soya
- 3 cucharadas de vino de jerez seco o consomé de pollo de sodio reducido sin grasa
- 2 dientes de ajo picados en trocitos
- 2 cucharaditas de jengibre fresco rallado o ½ cucharadita de jengibre molido

2 cucharaditas de maicena

1½ cucharaditas de azúcar

2 cucharaditas de aceite vegetal

4 onzas (112 g) de comelotodos (arvejas chinas, *snow peas*)

¼ libra (115 g) de hongos *shiitake* o champiñones (setas, *button mushrooms*), rebanados

1 pimiento morrón (ají) rojo pequeño, picado en tiras

1 taza de brotes (germinados) de frijoles *mung* (*mung beans*)

1 cucharadita de aceite de sésamo (ajonjolí) tostado

4 filetes de lenguado (de 5 onzas/140 g cada uno)

Mezcle la salsa de soya, el vino de jerez o consomé, el ajo, el jengibre, la maicena y el azúcar en un tazón (recipiente) pequeño. Revuélvalo bien y póngalo aparte.

Ponga el aceite vegetal a calentar a fuego alto en una sartén grande o *wok*. Agregue los comelotodos, los hongos y el pimiento. Fría las verduras de 3 a 4 minutos, revolviéndolas constantemente, hasta que el pimiento empiece a suavizarse. Agregue los brotes de frijoles y el aceite de sésamo. Revuelva bien. Baje el fuego a mediano. Agregue la salsa que reservó y cocine todo de 2 a 3 minutos o hasta que se espese.

Disponga los filetes en una sola capa sobre las verduras. Tape la sartén y cocine el pescado de 10 a 12 minutos o hasta que se desmenuce fácilmente.

Para 4 porciones

Por porción: 203 calorías, 30 g de proteínas, 10 g de carbohidratos, 0 g de fibra dietética, 4 g de grasa total, 1 g de grasa saturada, 68 mg de colesterol, 522 mg de sodio

Unidades de intercambio: ½ de carbohidratos (1½ de verdura), 3 de carne

Tortas de camarón y cangrejo

2 rebanadas de pan blanco

1 clara de huevo

2 cucharadas de mayonesa baja en grasa

1 cucharadita de salsa *Worcestershire*

1 cucharadita de mostaza *Dijon*

½ **libra (225 g) de camarones grandes, pelados, sin vena y finamente picados**

½ **libra de carne de cangrejo maciza (*lump crabmeat*), sin vestigios de caparazón y desmoronada**

1 **tallo de apio finamente picado**

3 **cebollines (cebollas cambray), sólo la parte blanca, picados**

2 **cucharadas de perejil picado**

Tueste el pan y deje que se enfríe. Desmorónelo finamente en un tazón (recipiente) pequeño. Póngalo aparte.

Ponga la clara de huevo, la mayonesa, la salsa *Worcestershire* y la mostaza en un tazón grande. Bátalo todo a mano. Agregue el camarón, la carne de cangrejo, el apio, el cebollín, el perejil y la tercera parte del pan desmoronado que reservó. Revuelva bien.

Forme 8 tortitas de aproximadamente ½" (1 cm) de grueso. Extienda el resto del pan desmoronado en un plato poco profundo. Pase las tortas por el pan, oprimiéndolas ligeramente para que el pan se les adhiera.

Rocíe una sartén antiadherente grande con aceite en aerosol. Ponga las tortas en la sartén y fríalas a fuego mediano de 2 a 3 minutos, hasta que se doren levemente de un lado. Retire la sartén del fuego y rocíe las tortas con un poco de aceite en aerosol. Devuelva la sartén al fuego y voltéelas cuidadosamente. Fríalas 2 minutos o hasta que se doren levemente. Voltee las tortas otras dos veces de la misma forma, rociándolas cada vez con aceite en aerosol. Fríalas 2 minutos más por lado o hasta que estén bien cocidas.

Para 4 porciones

POR PORCIÓN: 248 calorías, 25 g de proteínas, 24 g de carbohidratos, 1 g de fibra dietética, 5 g de grasa total, 1 g de grasa saturada, 121 mg de colesterol, 678 mg de sodio
UNIDADES DE INTERCAMBIO: 1 de carbohidratos (1 de pan/fécula), 3 de carne

Pez espada asado con hierbas

4 **lonjas (lascas) de pez espada (de 5 onzas/140 g cada uno)**

1 **cucharada de jugo de limón**

⅓ **taza de pan finamente rallado (molido) seco, sin sazonadores**

1½ **cucharaditas de hierbas secas a la italiana**

1 **cucharada de perejil fresco picado en trocitos**

½ **cucharadita de sal**

¼ **cucharadita de pimienta negra molida**

Precaliente el horno a 400° (206°C). Rocíe una fuente para hornear (refractario) antiadherente de 9" × 13" (23 cm × 33 cm) con aceite en aerosol.

Esparza el jugo de limón sobre el pez espada y déjelo reposar 10 minutos.

Mezcle el pan rallado, las hierbas a la italiana, el perejil, la sal y la pimienta en un plato poco profundo. Pase el pescado por el pan rallado y oprímalo suavemente para recubrirlo bien por ambos lados.

Disponga el pez espada en una sola capa en la fuente para hornear ya preparada. Rocíelo generosamente con aceite en aerosol. Hornéelo de 20 a 25 minutos o hasta que quede opaco y se desmorone fácilmente al apretarlo con un tenedor.

Para 4 porciones

POR PORCIÓN: 220 calorías, 29 g de proteínas, 7 g de carbohidratos, 0 g de fibra dietética, 6 g de grasa total, 2 g de grasa saturada, 56 mg de colesterol, 474 mg de sodio

UNIDADES DE INTERCAMBIO: 4 de carne

Nota: *Puede sustituir el pez espada por atún, tiburón o* mahi mahi.

Platija a la florentina

1 **paquete (de 10 onzas/280 g) de espinaca congelada, descongelada; comprímala para secarla**

2 **chalotes picados en trocitos**

⅓ **taza de caldo de pescado o consomé de pollo sin grasa**

⅛ **cucharadita de nuez moscada molida**

1 **libra (450 g) de filetes de platija sin piel**

½ **taza de suero de leche (***buttermilk***)**

½ **taza de sustituto líquido de huevo sin grasa**

⅛ **cucharadita de salsa picante**

2 **cucharadas de queso romano rallado**

Ponga la espinaca, los chalotes, el caldo o el consomé y la nuez moscada a fuego mediano en una cacerola mediana. Revuélvalo todo, tape la cacerola y déjela en el fuego 5 minutos, revolviendo una sola vez.

Rocíe una sartén antiadherente mediana resistente al horno o un molde grande para pastel (pay, tarta, *pie*) con aceite en aerosol. Extienda la mezcla de la espinaca en una capa uniforme dentro de la sartén o el molde. Disponga los filetes de platija en una sola capa encima de la espinaca.

Precaliente el asador (*broiler*) del horno.

Mezcle muy bien el suero de leche, el sustituto de huevo y la salsa picante en un tazón (recipiente) pequeño. Extienda esta mezcla de manera uniforme sobre el pescado. Espolvoréelo con el queso. Áselo 15 minutos a 8" (20 cm) de la fuente de calor, hasta que la salsa se dore de manera uniforme y la platija quede opaca y se desmorone fácilmente al apretarla con un tenedor. Sáquela del horno y déjela reposar 5 minutos. Corte el pescado en porciones con una pala y sírvalo caliente.

Para 4 porciones

POR PORCIÓN: 161 calorías, 28.1 g de proteínas, 5.6 g de carbohidratos, 2.7 g de grasa total, 0 g de fibra dietética, 65 mg de colesterol, 289 mg de sodio

UNIDADES DE INTERCAMBIO: ¼ de carbohidratos (1 de verdura), 3 de carne

Nota: *Puede sustituir la platija por bacalao inmaduro (*scrod*), lenguado o reloj anaranjado.*

Reloj anaranjado a la veracruzana

4 filetes de reloj anaranjado o de pargo (huachinango, chillo) (de 5 onzas/140 g cada uno)

1 cucharada de jugo de limón verde (lima)

1 cucharadita de orégano seco machacado

1 cucharada de aceite de oliva

1 cebolla picada

1 diente de ajo picado en trocitos

1 **lata (de 15 onzas/420 g) de tomates (jitomates) tipo mexicano picados en cubitos**

12 **aceitunas verdes rellenas de pimiento, picadas en trozos grandes**

2 **cucharadas de perejil picado**

Precaliente el horno a 350°F (178°C). Rocíe una fuente para hornear (refractario) de 9" × 13" (23 cm × 33 cm) con aceite en aerosol.

Coloque los filetes de pescado en la fuente para hornear ya preparada. Espolvoréelas con el jugo de limón verde y el orégano.

Ponga el aceite a calentar en una sartén mediana a fuego mediano. Agregue la cebolla y el ajo y fríalos 5 minutos, revolviendo de vez en cuando, hasta que se suavicen. Agregue el tomate (con su jugo), las aceitunas y el perejil. Cocine todo 5 minutos, revolviendo de vez en cuando, hasta que espese. Viértalo sobre los filetes y cubra la fuente muy bien con papel aluminio. Hornéela 15 minutos o hasta que el pescado se desmorone fácilmente al apretarlo con un tenedor.

Para 4 porciones

Por porción: 185 calorías, 22 g de proteínas, 11 g de carbohidratos, 2 g de fibra dietética, 6 g de grasa total, 1 g de grasa saturada, 28 mg de colesterol, 510 mg de sodio

Unidades de intercambio: ½ de carbohidratos (1½ de verdura), 3 de carne

Cacerolas y otras cenas sencillas

Papas al horno con *stroganoff* de hongos

- 4 papas al horno medianas
- 1 cebolla pequeña finamente picada
- 1 cucharada de aceite de *canola*
- 8 onzas (224 g) de hongos *shiitake* cortados en finas rebanadas
- ¼ cucharadita de tomillo seco
- ¼ cucharadita de sal
- ¼ cucharadita de pimienta negra molida
- 2 cucharadas de vinagre balsámico
- 1 taza de yogur natural bajo en grasa
- ½ taza de crema agria de grasa reducida

Precaliente el horno a 400°F (206°C).

Ponga las papas sobre una bandeja de hornear y hornéelas 1 hora, o bien píquelas varias veces con un tenedor y cocínelas 15 minutos con el horno de microondas en *high*. Cuando se puedan picar fácilmente con un cuchillo estarán cocidas.

En una sartén antiadherente grande a fuego mediano, fría la cebolla 3 minutos en el aceite. Agregue los hongos, el tomillo, la sal y la pimienta. Cocínelo todo durante 5 minutos. Incorpore el vinagre y deje la sartén en el fuego durante 1 minuto más, hasta que el líquido se evapore.

En una cacerola pequeña, bata a mano el yogur y la crema agria. Cocine la salsa 5 minutos a fuego lento, hasta que se entibie. (No permita que la mezcla se caliente demasiado, para que no se separe).

Realice un corte en la parte superior de las papas. Cúbralas con la mezcla del yogur y los hongos.

Para 4 porciones

POR PORCIÓN: 250 calorías, 9 g de proteínas, 38 g de carbohidratos, 4 g de fibra dietética, 8 g de grasa total, 3 g de grasa saturada, 4 mg de colesterol, 209 mg de sodio

UNIDADES DE INTERCAMBIO: 2 de carbohidratos (1½ de pan/fécula, ½ de leche), 2 de grasa

Berenjenas rellenas de carne de res

- **2 berenjenas (de 16 onzas/448 g cada una)**
- **3 cucharadas de aceite de oliva**
- **1 cebolla grande picada**
- **1 pimiento morrón (ají) rojo picado**
- **2 dientes de ajo picados en trocitos**
- **1 libra (450 g) de carne de res molida extra magra (baja en grasa)**
- **1½ cucharaditas de orégano seco**
- **1 cucharada + 1½ cucharaditas de pasta de tomate (jitomate)**
- **2 filetes de anchoa finamente picados (opcional)**
- **1 cucharada de alcaparras, escurridas y picadas en trozos grandes (opcional)**
- **½ taza (2 onza/56 g) de queso parmesano rallado**
- **¼ cucharadita de sal**
- **¼ cucharadita de pimienta negra molida**

Precaliente el horno a 400°F (206°C). Pique las berenjenas 2 ó 3 veces y colóquelas sobre una bandeja de hornear. Áselas de 20 a 25 minutos, volteándolas una o dos veces, hasta que se sientan suaves al picarlas con un tenedor. Deje que se enfríen lo suficiente para tocarlas con las manos. Píquelas a la mitad a lo largo y ahuéquelas, sacando suficiente pulpa para dejar una concha de ½" (1 cm) a ¾" (18 mm) de grueso. Pique la pulpa y deje que se escurra en un colador.

Ponga a calentar 2 cucharadas de aceite a fuego mediano en una sartén grande. Agregue la cebolla y el pimiento y fríalos de 8 a 10 minutos, revolviendo de vez en cuando, hasta que se suavicen. Agregue el ajo y la carne molida. Fríalos de 5 a 6 minutos, revolviendo para desmoronar la carne, hasta que esta pierda su color rosado. Incorpore la pulpa de la berenjena, el orégano, la pasta de tomate, las anchoas (si las está usando) y las alcaparras (si las está usando). Baje el fuego a lento y cocínelo todo de 15 a 20 minutos, revolviéndolo de vez en cuando, hasta que se espese. Incorpore ¼ taza de queso, la sal y la pimienta negra.

Coloque las conchas de berenjena sobre una bandeja de hornear y reparta la mezcla de la carne entre ellas. Espolvoréelas con la ¼ taza restante de queso y espárzales encima la cucharada restante de aceite. Áselas de 15 a 20 minutos o hasta que se doren levemente.

Para 4 porciones

POR PORCIÓN: 372 calorías, 31 g de proteínas, 22 g de carbohidratos, 8 g de fibra dietética, 20 g de grasa total, 6 g de grasa saturada, 74 mg de colesterol, 380 mg de sodio

UNIDADES DE INTERCAMBIO: 1 de carbohidratos (3 de verdura), 4 de carne, 2 de grasa

Chili al estilo de Cincinnati

1 cucharada + 1½ cucharaditas de aceite vegetal

1 cebolla grande picada

1 pimiento morrón (ají) verde grande picado

2 dientes de ajo picados

1⅓ libras (590 g) de carne molida de pavo (chompipe)

1¾ tazas de consomé de pollo

3 cucharadas de pasta de tomate (jitomate)

2 a 3 cucharadas de chile en polvo

1½ cucharaditas de orégano seco

1 cucharadita de cilantro en polvo (*ground coriander*)

¼ cucharadita de sal

½ cucharadita de cominos molidos

¼ cucharadita de canela en polvo

1 lata (de 15 onzas/420 g) de frijoles (habichuelas) colorados

6 onzas (168 g) de espaguetis de trigo integral partidos en pedazos pequeños

½ taza (2 onzas/56 g) de queso *Monterey Jack* o *Muenster* rallado

Ponga el aceite a calentar a fuego mediano en una olla grande y pesada. Agregue la cebolla, el pimiento y el ajo. Fríalos de 8 a 10 minutos, revolviendo de vez en cuando, hasta que la cebolla empiece a dorarse. Agregue la carne de pavo y fríala de 8 a 10 minutos, revolviendo para desmoronarla en trozos grandes, hasta que pierda su color rosado. Incorpore el consomé, la pasta de tomate, el chile en polvo, el orégano, el cilantro en polvo, la sal, los cominos y la canela. Deje que rompa a hervir suavemente. Tape la olla parcialmente y cocínelo todo unos 30 minutos, revolviendo de vez en cuando, hasta que la carne esté bien cocida y el caldo se espese un poco.

Mientras tanto, vierta los frijoles (con su jugo) en un tazón (recipiente) resistente al horno de microondas. Póngalos a calentar de 1 a 2 minutos con el horno en *high*, hasta que queden bien calientes. Escúrralos y tápelos para mantenerlos calientes.

Prepare la pasta de acuerdo con las indicaciones del paquete. Escúrrala y repártala entre 4 platos hondos. Reparta la mezcla de la carne sobre la pasta, encima agregue los frijoles y espolvoréelo todo con el queso.

Para 4 porciones

POR PORCIÓN: 306 calorías, 22 g de proteínas, 29 g de carbohidratos, 7 g de fibra dietética, 13 g de grasa total, 3 g de grasa saturada, 66 mg de colesterol, 519 mg de sodio

UNIDADES DE INTERCAMBIO: 2 de carbohidratos (1½ de pan/fécula), 2 de carne, 1 de grasa

Berenjena a la parmesana

- **2 berenjenas (32 onzas/900 g en total), peladas y cortadas a lo largo en rodajas de ¼" (6 mm) de grosor**
- **3 cucharadas de aceite de oliva**
- **½ cucharadita de sal**
- **1 lata (de 15½ onzas/430 g) de tomates (jitomates) machacados o picados**
- **1 cucharada + 1½ cucharaditas de pasta de tomate (jitomate)**
- **1 cucharadita de albahaca seca picada o 3 hojas grandes de albahaca fresca, picadas**
- **½ cucharadita de romero seco desmoronado**
- **¼ cucharadita de pimienta negra molida**
- **1 taza (4 onzas/112 g) de queso *mozzarella* o *Fontina* rallado**
- **½ taza (2 onzas/56 g) de queso parmesano rallado**

Precaliente el asador (*broiler*) del horno.

Coloque la berenjena sobre una bandeja de hornear grande y úntela por ambos lados con el aceite (hágalo por partes, de ser necesario).

Espolvoréela con ¼ cucharadita de sal. Ásela a 5" (12.5 cm) de la fuente de calor apenas hasta que empiece a dorarse, de 2 a 3 minutos por lado.

Precaliente el horno a 375°F (192°C).

Ponga el tomate (con su jugo), la pasta de tomate, la albahaca y el romero en una cacerola mediana. Cocínelo todo unos 15 minutos a fuego mediano-lento, revolviéndolo de vez en cuando, hasta que se espese un poco. Sazónelo con la ¼ cucharadita restante de sal y la pimienta.

Extienda una capa de la mezcla de tomate sobre el fondo de una fuente para hornear (refractario) de 1½ cuartos de galón (1.4 l) de capacidad. Agregue una capa de berenjena y extienda encima otra capa de la mezcla de tomate. Espolvoréelo con una delgada capa de queso *mozzarella* o *Fontina* y parmesano. Continúe de la misma forma, agregando otras 2 capas de berenjena, mezcla de tomate y quesos, terminando con una gruesa capa de queso. Ponga la fuente en el horno y caliéntela hasta que eche burbujas, de 25 a 30 minutos. Deje reposar el guiso 10 minutos antes de cortarlo.

Para 6 porciones

Por porción: 224 calorías, 11 g de proteínas, 16 g de carbohidratos, 5 g de fibra dietética, 14 g de grasa total, 5 g de grasa saturada, 22 mg de colesterol, 628 mg de sodio

Unidades de intercambio: 1 de carbohidratos (3 de verdura), 1 de carne, 2 de grasa

Verduras picantes al *curry*

   2 **cucharadas de aceite vegetal**
   1 **cebolla picada**
   2 **dientes de ajo picados en trocitos**
   1 **cucharada de jengibre fresco picado en trocitos**
¼ a ½ **cucharadita de pimienta roja molida**
   2 **cucharaditas de polvo de *curry***
   ½ **cucharadita de cominos molidos**
   ½ **cucharadita de semillas de cilantro en polvo (*ground coriander seeds*) (opcional)**
1 a 1½ **tazas de caldo de verduras**

- 1 **coliflor pequeña (24 onzas/670 g), picada en floretes de 1 $^1/_2$" (3.8 cm)**
- 2 **papas (criollas) rojas pequeñas (de 3 onzas/84 g cada una), picadas en cubos de 1" (2.5 cm)**
- 6 **onzas (168 g) de habichuelas verdes (ejotes) cortadas a la mitad**
- $^1/_2$ **taza de tomates (jitomates) de lata machacados**
- 1 $^1/_2$ **tazas de yogur natural (opcional)**

Ponga el aceite a calentar a fuego lento-mediano en una sartén o cacerola grande y honda. Incorpore la cebolla, el ajo, el jengibre y la pimienta roja molida. Fríalo todo de 2 a 3 minutos, revolviendo de vez en cuando, hasta que la cebolla se suavice un poco. Agregue el polvo de *curry*, los cominos y el cilantro en polvo (si lo está usando). Siga friendo 30 segundos sin dejar de revolver. Incorpore 1 taza de caldo, la coliflor, las papas, las habichuelas verdes y el tomate. Tape la sartén o la cacerola y cocínelo todo de 20 a 25 minutos a fuego mediano, revolviendo de vez en cuando, hasta que las verduras estén cocidas; agregue hasta $^1/_2$ taza de caldo según sea necesario. Deben quedar de 2 a 3 cucharadas de una salsa líquida en la sartén. Retire la cacerola del calor e incorpore el yogur cuidadosamente (si lo está usando).

Para 4 porciones

POR PORCIÓN: 180 calorías, 7 g de proteínas, 26 g de carbohidratos, 8 g de fibra dietética, 7 g de grasa total, 1 g de grasa saturada, 0 mg de colesterol, 448 mg de sodio

UNIDADES DE INTERCAMBIO: 1 de carbohidratos ($^1/_2$ de pan/fécula, 1 $^1/_2$ de verdura), 1 de grasa

Lasaña mexicana

- 1 **libra (450 g) de pechuga de pollo sin pellejo y deshuesada, picada en tiras**
- 1 **cebolla grande partida a la mitad y picada en pedazos delgados**
- 1 **diente de ajo grande picado en trocitos**
- 2 **tazas (16 onzas/448 g) de queso ricotta sin grasa**
- 1 **taza (8 onzas/224 g) de crema agria de grasa reducida**

  1 frasco (de 4 onzas/112 g) de chile verde picado
 ½ taza de cilantro fresco picado (opcional)
  2 cucharaditas de cominos molidos
 ⅛ cucharadita de sal
  6 tomates (jitomates) italianos pequeños (*plum tomatoes*), picados
  8 tortillas de maíz (elote, choclo) (con un diámetro de 6"/15 cm), cortadas a la mitad
1¼ tazas (5 onzas/140 g) de queso *Monterey Jack* bajo en grasa rallado

Precaliente el horno a 350°F (178°C). Rocíe una fuente para hornear (refractario) de 13" × 9" (33 cm × 23 cm) con aceite en aerosol.

Rocíe una sartén antiadherente grande con aceite en aerosol. Agregue el pollo. Fríalo 5 minutos a fuego mediano, volteándolo varias veces, hasta que pierda su color rosado. Páselo a un tazón (recipiente) mediano. Limpie la sartén con una toalla de papel y rocíela con aceite en aerosol. Agregue la cebolla y el ajo. Tape la sartén y fría la cebolla y el ajo a fuego mediano de 7 a 8 minutos, revolviendo de vez en cuando, hasta que se doren levemente. Agréguelos al pollo en el tazón.

En otro tazón mediano, mezcle el queso ricotta, la crema agria, el chile, el cilantro (si lo está usando), los cominos y la sal.

Extienda 1 taza de tomates en la fuente para hornear ya preparada. Disponga la mitad de las tortillas de manera uniforme encima. Espolvoréelas con la mitad de la mezcla del queso ricotta. Encima ponga la mitad de la mezcla del pollo. Extienda encima 1 taza del tomate restante y ½ taza del queso *Monterey Jack*. Repita con el resto de las tortillas, la mezcla del queso ricotta y la mezcla del pollo. Extienda encima la taza restante de tomate y la ¾ taza restante de queso *Monterey Jack*. Meta la fuente al horno 30 minutos o hasta que la lasaña quede bien caliente. Cúbrala con papel aluminio —dejándolo suelto— si el queso empieza a dorarse muy pronto.

Para 8 porciones

POR PORCIÓN: 259 calorías, 28 g de proteínas, 23 g de carbohidratos, 2 g de fibra dietética, 5 g de grasa total, 3 g de grasa saturada, 62 mg de colesterol, 333 mg de sodio

UNIDADES DE INTERCAMBIO: 1 de carbohidratos (1 de pan/fécula), 3 de carne

Cacerola de pasta con pollo y hongos

- ½ **libra (225 g) de pechuga de pollo sin pellejo y deshuesada**
- 1 **sombrerete grande de hongo *portobello*, picado en tiras**
- 1 **cebolla partida a la mitad y cortada en rodajas**
- 8 **onzas (224 g) de pasta *rigatoni* pequeña, cocida y escurrida**
- 2 **latas (de 10 onzas/300 ml cada una) de sopa de crema de hongos condensada de sodio reducido**
- 2 **tazas de agua**
- 2 **pimientos morrones (ajíes) rojos asados y picados en trozos grandes**
- ¼ **taza de perejil picado**
- ¼ **cucharadita de sal**
- ⅓ **taza (1½ onzas/42 g) de queso parmesano rallado**

Precaliente el horno a 375°F (192°C). Rocíe una fuente para hornear (refractario) de 13" × 9" (33 cm × 23 cm) con aceite en aerosol.

Seque el pollo cuidadosamente y rocíelo por ambos lados con aceite en aerosol. Póngalo en una sartén grande a fuego mediano-alto. Fríalo de 3 a 4 minutos por lado o hasta que se dore. Retire el pollo de la sartén y déjelo aparte.

Agregue el hongo a la sartén y rocíelo con aceite en aerosol. Fríalo 5 minutos, sin dejar de revolver, hasta que se suavice. Retire el hongo de la sartén y póngalo aparte, junto con el pollo.

Agregue la cebolla a la sartén y rocíela con aceite en aerosol. Fríala 5 minutos, sin dejar de revolver, hasta que se dore levemente.

Pique el pollo en tiras y póngalas en un tazón (recipiente) grande. Agregue el hongo, la cebolla, la pasta, la sopa, el agua, el pimiento, el perejil y la sal. Revuélvalo todo. Pase la mezcla a la fuente para hornear ya preparada. Espolvoréela con el queso.

Cubra la fuente con papel aluminio —dejándolo suelto— y hornéela 20 minutos o hasta que la cacerola esté bien caliente y eche burbujas.

Para 6 porciones

POR PORCIÓN: 271 calorías, 17 g de proteínas, 39 g de carbohidratos, 3 g de fibra dietética, 5 g de grasa total, 2 g de grasa saturada, 29 mg de colesterol, 757 mg de sodio
UNIDADES DE INTERCAMBIO: 2 de carbohidratos (2 de pan/fécula), 2 de carne

Quiche de espárragos en una concha de arroz integral

CONCHA

- 2½ tazas de arroz integral cocido frío
- ⅓ taza de queso parmesano rallado
- 2 claras de huevo, levemente batidas, o ¼ taza de sustituto líquido de huevo

RELLENO

- 12 tazas (336 g) de *tofu* blando (*silken tofu*) bajo en grasa
- 4 huevos, levemente batidos, o 1 taza de sustituto líquido de huevo
- 1 cucharada de maicena
- ½ cucharadita de sal
- ⅛ cucharadita de nuez moscada molida
- 1 libra (450 g) de espárragos limpios, picados en trozos de 1" (2.5 cm) y cocidos al vapor
- 3 onzas (84 g) de queso suizo (gruyere) de grasa reducida, rallado
- 2 onzas (56 g) de lonjas (lascas) de soya (*soya deli slices*) con sabor a jamón, finamente picadas
- 2 cebollines (cebollas cambray) finamente picados

Precaliente el horno a 350°F (178°C). Rocíe un molde hondo de 10" (25 cm) para pastel (pay, tarta, *pie*) con aceite en aerosol.

Para preparar la concha: En un tazón (recipiente) grande, mezcle el arroz, el queso y las claras de huevo o el sustituto de huevo. Extienda esta masa de manera uniforme sobre el fondo y los lados del molde para pastel, oprimiéndola con los dedos para recubrirlo bien. Hornéelo 15 minutos.

Para preparar el relleno: Ponga el *tofu*, los huevos o el sustituto de huevo, la maicena, la sal y la nuez moscada en un procesador de alimentos. Procese todo hasta lograr una consistencia uniforme, interrumpiendo de vez en cuando para desprender la mezcla de los lados del recipiente.

Espolvoree la concha horneada con los espárragos, el queso, las lonjas de soya y el cebollín. Agregue la mezcla del *tofu* e incorpórelo con mucho cuidado para mezclar los ingredientes un poco. Hornee la *quiche* 45 minutos o hasta que quede firme al centro. Déjela reposar 5 minutos antes de rebanarla.

Para 6 porciones

POR PORCIÓN: 261 calorías, 27 g de proteínas, 25 g de carbohidratos, 2 g de fibra dietética, 8.3 g de grasa total, 3 g de grasa saturada, 151 mg de colesterol, 524 mg de sodio

UNIDADES DE INTERCAMBIO: 1 de carbohidratos (½ de pan/fécula, 1½ de verdura), 3 de carne

Cacerola de *spaghetti squash*

- 1 *spaghetti squash*, picado a la mitad a lo largo y sin semilla
- 1 cucharada de aceite vegetal
- 2 dientes de ajo picados
- 1 cebolla pequeña picada
- 1 cucharadita de albahaca seca, machacada
- 2 tomates (jitomates) italianos pequeños (*plum tomatoes*), picados
- 8 onzas (224 g) de requesón bajo en grasa
- ½ taza (2 onzas/56 g) de queso *mozzarella* bajo en grasa rallado
- ¼ taza de perejil picado
- ¼ cucharadita de sal
- ¼ taza (1 onza/28 g) de queso parmesano recién rallado
- 3 cucharadas de pan rallado (pan molido) seco sazonado

Precaliente el horno a 400°F (206°C). Rocíe una fuente para hornear (refractario) de 13" × 9" (33 cm × 23 cm) y una bandeja de hornear con aceite en aerosol.

Coloque el *squash*, con el lado cortado hacia abajo, sobre la bandeja de hornear ya preparada. Hornéelo 30 minutos o hasta que se suavice. Con un tenedor, raspe las fibras del *squash* sobre un tazón (recipiente) grande.

Mientras tanto, ponga el aceite a calentar en una sartén mediana a fuego mediano. Agregue el ajo, la cebolla y la albahaca y fríalos 4 minutos o hasta que se suavicen. Agregue el tomate y fríalo 3 minutos más o hasta que la mezcla se seque.

Al tazón con el *squash*, agregue el requesón, el queso *mozzarella*, el perejil, la sal y la mezcla del tomate. Mezcle bien todos los ingredientes. Pase la mezcla a la fuente para hornear ya preparada. Espolvoréela con el queso parmesano y el pan rallado. Hornéelo 30 minutos o hasta que esté bien caliente y eche burbujas.

Para 6 porciones

POR PORCIÓN: 219 calorías, 12 g de proteínas, 28 g de carbohidratos, 4 g de fibra dietética, 7 g de grasa total, 3 g de grasa saturada, 10 mg de colesterol, 528 mg de sodio

UNIDADES DE INTERCAMBIO: 2 de carbohidratos (2 de pan/fécula), 1 de carne

Nota: El spaghetti squash *también puede prepararse en el horno de microondas. Píquelo varias veces con un cuchillo. Colóquelo sobre un plato resistente al horno de microondas y cúbralo con un pedazo de envoltura autoadherente de plástico, dejándola suelta. Cocine el* squash *en high 20 minutos, volteándolo dos veces, hasta que se sienta suave al picarlo con un cuchillo. Sáquelo y déjelo reposar hasta que se haya enfriado lo suficiente para tocarlo con las manos.*

Cacerola exquisita de chiles de Anaheim

- 12 **chiles de Anaheim**
- 6 **claras de huevo**
- 1 **huevo**
- 2½ **tazas de queso ricotta de grasa reducida**
- ½ **cucharadita de sal**
- 2 **cucharaditas de orégano seco**
- ½ **cucharadita de comino en polvo**
- 2 **dientes de ajo picados en trocitos**
- 1 **cebolla finamente picada**
- 1 **tomate (jitomate) sin semilla y picado**
- 1 **taza de granos de maíz (elote, choclo) de lata bien escurridos**
- ½ **taza de queso *Cheddar* de grasa reducida rallado**

Precaliente el horno a 400°F (206°C).

Coloque los chiles sobre una bandeja de hornear y hornéelos 15 minutos. Retírelos del horno y deje que se enfríen. Quíteles los tallos y realice un corte a lo largo de cada uno de ellos. Sáqueles la semilla y póngalos aparte. Baje la temperatura del horno a 350°F (178°C).

Bata a mano las claras de huevo, el huevo, el queso ricotta, la sal, el orégano, los cominos y el ajo.

Rocíe una fuente para hornear (refractario) de 9" × 9" (23 cm × 23 cm) con aceite en aerosol. Disponga la mitad de los chiles reservados en el fondo de la fuente. Distribuya de manera uniforme la cebolla, el tomate y los granos de maíz encima de los chiles. Sirviéndose de una cuchara, extienda la mezcla del queso sobre las verduras. Coloque los chiles restantes sobre las verduras y espolvoréelo todo con el queso *Cheddar*.

Cubra la fuente para hornear con papel aluminio y métala 45 minutos al horno. Retire el papel aluminio y hornéela 10 minutos más. Déjela enfriar 10 minutos antes de servirla.

Para 8 porciones

PORPORCIÓN: 190 calorías, 15 g de proteínas, 18 g de carbohidratos, 2 g de fibra dietética, 8 g de grasa total, 5 g de grasa saturada, 50 mg de colesterol, 370 mg de sodio

UNIDADES DE INTERCAMBIO: 1 de carbohidratos (3 de verdura), 2 de carne

Postres

Galletitas de crema de cacahuate

- **6 cucharadas de mantequilla sin sal, suavizada**
- **½ taza de crema de cacahuate (maní) sin trozos ni edulcorante, a temperatura ambiente**
- **¼ taza de azúcar morena (mascabado) clara apretada**
- **¼ taza de Splenda (sustituto de azúcar)**
- **1 huevo grande a temperatura ambiente, levemente batido**
- **1 cucharadita de extracto de vainilla**
- **1¼ tazas de harina de avena cernida**
- **¼ cucharadita de polvo de hornear**
- **3 cucharadas de cacahuate salado picado**

Ponga una parrilla del horno en la posición central y precaliéntelo a 350°F (178°C).

En un tazón (recipiente) grande, bata la mantequilla y la crema de cacahuate aproximadamente 1 minuto hasta lograr una consistencia uniforme. Agregue el azúcar morena y el *Splenda* y bata todos los ingredientes de 1 a 2 minutos, hasta que queden perfectamente mezclados y se pongan de color claro. Incorpore el huevo y el extracto de vainilla poco a poco, batiendo de 1 a 2 minutos o hasta lograr una consistencia uniforme y un poco esponjada. Agregue la harina y el polvo de hornear, batiendo hasta obtener una masa (pasta) húmeda pero consistente. Incorpore el cacahuate picado.

Sirviéndose de una cuchara sopera, ponga cucharadas colmadas (copeteadas) de masa a unas 2" (5 cm) la una de la otra sobre bandejas de hornear antiadherentes. Utilice los dientes de un tenedor humedecidos con agua fría para aplanar cada cucharada de masa hasta formar una galletita de 2" de diámetro, dejando marcadas unas rayas cruzadas en su superficie. Hornéelas de 22 a 25 minutos o hasta que se doren. Páselas a una rejilla para que se enfríen.

Para 24 galletitas

Por galletita: 94 calorías, 3 g de proteínas, 7 g de carbohidratos, 1 g de fibra dietética, 7 g de grasa total, 2 g de grasa saturada, 17 mg de colesterol, 56 mg de sodio

Unidades de intercambio: 1 de carbohidratos (1 de pan/fécula), ½ de carne, ½ de grasa

Pastel sin harina de avellana y chocolate

- 2 **cucharadas de mantequilla sin sal**
- 3 **cucharadas de cacao en polvo sin edulcorante (*unsweetened cocoa powder*)**
- ½ **taza de avellanas o almendras mondadas**
- 8 **cucharadas de azúcar**
- 3 **onzas (84 g) de chocolate semiamargo**
- ½ **taza de crema agria de grasa reducida**
- 2 **yemas de huevo**
- 1 **cucharada de *Frangelico* o amaretto (opcional)**
- 1 **cucharadita de extracto de vainilla**
- ½ **cucharadita de canela en polvo**
- 5 **claras de huevo a temperatura ambiente**
- ¼ **cucharadita de sal**
  Fresas frescas en rodajas (opcional)

Precaliente el horno a 350°F (178°C). Unte generosamente un molde redondo de lados desprendibles de 8" ó 9" (20 cm ó 23 cm) de diámetro con 2 cucharaditas de mantequilla y espolvoréelo con 1 cucharada de cacao en polvo (no deseche el cacao que quede suelto; déjelo en el molde).

En un procesador de alimentos, procese las avellanas y 1 cucharada de azúcar hasta que queden finamente molidos.

En la parte de arriba de una cacerola para baño María, encima de agua que apenas esté hirviendo, derrita el chocolate y las 4 cucharaditas restantes de mantequilla, revolviendo de vez en cuando, hasta lograr una consistencia uniforme.

Retire la cacerola del calor. Pase la mezcla del chocolate a un tazón (recipiente) grande. Agregue la mezcla de avellanas, la crema agria, las yemas de huevo, el *Frangelico* o amaretto (si lo está usando), la vainilla, la canela, 5 cucharadas del azúcar restante y las 2 cucharadas restantes de cacao en polvo. Mezcle todo muy bien.

En otro tazón grande, bata las claras de huevo y la sal con la procesadora de alimentos (mezcladora) eléctrica en la velocidad más rápida. Incorpore poco a poco las 2 cucharadas restantes de azúcar, batiendo hasta que las claras formen picos tiesos al levantar las aspas de la procesadora.

Incorpore un cuarto de la clara de huevo batida a la mezcla del chocolate para aligerarla. Incorpore suavemente las claras restantes. Sirviéndose de una cuchara, pase la masa al molde ya preparado y alise la superficie cuidadosamente.

Hornéela 30 minutos o hasta que el pastel (bizcocho, torta, *cake*) se esponje, esté seco por arriba y un palillo de dientes introducido en el centro de la masa salga con unas pocas migajas húmedas adheridas. Póngalo a enfriar sobre una rejilla hasta que esté tibio. El pastel se encogerá mucho. Pase un cuchillo alrededor de la orilla del molde y desprenda los lados de este. Sirva el pastel con las fresas (si las está usando).

Para 12 porciones

Por porción: 160 calorías, 4 g de proteínas, 15 g de carbohidratos, 1 g de fibra dietética, 10 g de grasa total, 4 g de grasa saturada, 46 mg de colesterol, 80 mg de sodio

Unidades de intercambio: 1 de carbohidratos (1 de pan/fécula), 2 de grasa

Brownies con nueces

- 2 cucharadas de mantequilla derretida
- 1/3 taza de compota de manzana (*applesauce*) sin edulcorante
- 3/4 taza de azúcar
- 1/2 taza de cacao en polvo sin edulcorante
- 1 huevo o 1/4 taza de sustituto líquido de huevo sin grasa
- 1 cucharadita de extracto de vainilla

½ taza de harina de trigo integral

⅓ taza de nueces finamente picadas

Azúcar glas (opcional)

Precaliente el horno a 350°F (178°C). Rocíe una fuente para hornear (refractario) de vidrio de 8" × 8" (20 cm × 20 cm) con aceite en aerosol.

En un tazón (recipiente) grande, mezcle la mantequilla y la compota de manzana. Incorporando un ingrediente cada vez, agregue el azúcar, el cacao en polvo, el huevo o el sustituto de huevo, la vainilla, la harina y las nueces, hasta que todo quede bien mezclado. Extienda la masa en la fuente ya preparada.

Hornéela 25 minutos o hasta que la masa empiece a desprenderse de la fuente por los lados. Deje que se enfríe sobre una rejilla. Corte el pan en cuadros y espolvoréelo con el azúcar glas (si la está usando).

Para 16 brownies

Por *brownie*: 88 calorías, 2 g de proteínas, 14 g de carbohidratos, 1 g de fibra dietética, 4 g de grasa total, 2 g de grasa saturada, 17 mg de colesterol, 21 mg de sodio

Unidades de intercambio: 1 de carbohidratos (1 de pan/fécula)

Pastel de *zucchini* y chispitas de chocolate

1¾ tazas de harina pastelera integral

1½ cucharaditas de polvo de hornear

½ cucharadita de bicarbonato de sodio

1½ cucharaditas de canela en polvo

¼ cucharadita de sal

2 huevos

⅓ taza de azúcar morena (mascabado) apretada

½ taza de yogur natural

⅓ taza de aceite de *canola*

2 cucharaditas de extracto de vainilla

1½ tazas de *zucchini* (calabacita) rallado

¾ taza de minichispitas (pedacitos) de chocolate semiamargo

Precaliente el horno a 350°F (178°C). Forre una fuente para hornear (refractario) de 8" × 8" (20 cm × 20 cm) con papel aluminio, dejando dos franjas sueltas de papel aluminio en dos lados opuestos de la fuente, las cuales deberán servirle de asa cuando el pastel (bizcocho, torta, *cake*) esté listo. Rocíe el papel aluminio con aceite en aerosol.

Mezcle la harina, el polvo de hornear, el bicarbonato de sodio, la canela y la sal en un tazón (recipiente) grande.

Sirviéndose de un batidor de alambre, bata a mano el huevo, el azúcar morena, el yogur, el aceite y la vainilla en un tazón mediano hasta lograr una consistencia uniforme. Incorpore el *zucchini* y las chispitas de chocolate.

Agregue la mezcla del *zucchini* a la de la harina y revuélvalas hasta que apenas se mezclen. Pase esta masa a la fuente para hornear ya preparada. Hornéela 40 minutos o hasta que el pastel se sienta esponjoso al tocarlo y un palillo de dientes introducido en el centro salga limpio.

Deje enfriar el pastel 30 minutos sobre una rejilla dentro de la fuente. Sáquelo del molde utilizando las asas de papel aluminio. Deseche el papel aluminio y deje que el pastel se termine de enfriar sobre la rejilla.

Para 16 porciones

Por porción: 146 calorías, 3 g de proteínas, 18 g de carbohidratos, 2 g de fibra dietética, 8 g de grasa total, 2 g de grasa saturada, 27 mg de colesterol, 127 mg de sodio

Unidades de intercambio: 1 de carbohidratos (1 de pan/fécula), 1½ de grasa

Galletitas de chispitas de chocolate

- 2¼ **tazas de harina sin blanquear o multiuso**
- ¼ **taza de maicena**
- 1 **cucharadita de bicarbonato de sodio**
- ½ **cucharadita de sal**

¼ **cucharadita de mantequilla o margarina, suavizada**

2 **onzas (56 g) de queso crema de grasa reducida, suavizado**

¾ **taza de azúcar granulada**

¾ **taza de azúcar morena (mascabado) clara apretada**

1 **huevo**

1 **clara de huevo**

1 **cucharadita de extracto de vainilla**

¾ **taza de chispitas (pedacitos) de chocolate**

Precaliente el horno a 375°F (192°C). Rocíe una bandeja de hornear con una ligera capa de aceite en aerosol.

Mezcle la harina, la maicena, el bicarbonato de sodio y la sal en un tazón (recipiente) mediano.

Ponga la mantequilla o margarina y el queso crema en un tazón grande y revuelva bien. Bátalos 1 minuto con una mezcladora eléctrica a velocidad mediana, hasta que adquieran una consistencia uniforme. Agregue el azúcar granulada y el azúcar morena. Bata hasta que la masa esté ligera y cremosa. Agregue el huevo, la clara de huevo y la vainilla. Bata hasta que la masa adquiera una consistencia uniforme. Baje la velocidad de la procesadora de alimentos a lenta. Agregue la mezcla de la harina por 2 partes, batiendo después de cada adición hasta apenas mezclar los ingredientes. Incorpore las chispitas de chocolate con una cuchara. Sirviéndose de una cucharita de té, ponga cucharaditas colmadas (copeteadas) de masa sobre la bandeja de hornear ya preparada. Hornee las galletitas de 9 a 12 minutos o hasta que se doren. Páselas a una rejilla para enfriarlas. Repita el proceso hasta terminar de hornear todas las galletitas.

Para 40 galletitas

Por galletita: 90 calorías, 1 g de proteínas, 16 g de carbohidratos, 0 g de fibra dietética, 3 g de grasa total, 1 g de grasa saturada, 6 g de colesterol, 72 mg de sodio

Unidades de intercambio: 1 de carbohidratos (1 de pan/fécula)

Pastelillo de frambuesa y almendra

CONCHA

- ²/₃ **taza de copos de avena tradicionales (*old-fashioned oats*) o de cocción rápida**
- ¹/₂ **taza de harina pastelera integral**
- 1 **cucharada de azúcar**
- 1 **cucharadita de canela en polvo**
- ¹/₄ **cucharadita de bicarbonato de sodio**
- 2 **cucharadas de aceite de *canola***
- 2 a 3 **cucharadas de yogur natural**
- ¹/₃ **taza de minichispitas (pedacitos) de chocolate semiamargo (opcional)**

RELLENO

- ¹/₄ **mermelada de frambuesa sin azúcar**
- ³/₄ **cucharadita de extracto de almendra**
- 2¹/₂ **tazas de frambuesas**
- 2 **cucharadas de almendras rebanadas**

Precaliente el horno a 375°F (192°C). Rocíe una bandeja de hornear con aceite en aerosol.

Para preparar la concha: Mezcle la avena, la harina, el azúcar, la canela y el bicarbonato de sodio en un tazón (recipiente) mediano. Incorpore el aceite y 2 cucharadas de yogur para obtener una masa suave y un poco pegajosa. Si está demasiado tiesa agregue la cucharada restante de yogur.

Ponga la masa sobre la bandeja de hornear ya preparada y moldee un círculo uniforme de 10" (25 cm) con las manos levemente aceitadas. Coloque un molde para hornear de 9" (23 cm) de diámetro sobre la masa y utilice un cuchillo filoso para trazar una línea alrededor del fondo del molde, cuidando de sólo marcar la superficie de la masa. Utilizando los dedos, levante y apriete la masa alrededor de la orilla exterior del molde para moldear una concha con un diámetro de 9" y un borde que mida ¹/₄" (6 mm) de alto. Quite el molde para hornear. Hornee la concha 12 minutos sobre la bandeja de hornear. Esparza las chispitas de chocolate (si las está usando) de manera uniforme sobre la superficie de la concha y métala al horno otra vez hasta que el chocolate se derrita y la concha quede firme y dorada, de 3 a 4 minutos. Saque la bandeja de hornear del horno y extienda el chocolate de manera uniforme sobre la concha. Póngala aparte para que se enfríe.

Para preparar el relleno y armar el pastelillo: Mezcle la mermelada y el extracto de almendra en un pequeño tazón resistente al horno de microondas. Póngalo a calentar de 10 a 15 segundos con el horno en *high*, hasta que la mermelada se derrita. Unte una cucharada generosa de manera uniforme sobre la concha. Distribuya las frambuesas sobre la concha. Úntelas con la mermelada restante, asegurándose de introducir un poco de mermelada entre ellas para fijarlas. Espolvoree el pastelillo con las almendras.

Métalo al refrigerador durante por lo menos 30 minutos o hasta que la mermelada cuaje.

Para 8 porciones

Por porción: 138 calorías, 3 g de proteínas, 21 g de carbohidratos, 4 g de fibra dietética, 5 g de grasa total, 0 g de grasa saturada, 0 mg de colesterol, 43 mg de sodio

Unidades de intercambio: 1 de carbohidratos (½ de pan/fécula, ½ de fruta), 1 de grasa

Rico pudín de arroz integral

- **3 tazas de leche de soya de vainilla**
- **½ taza de arroz integral sin cocer**
- **½ cucharadita de sal**
- **¼ cucharadita de nuez moscada recién rallada**
- **2 huevos levemente batidos**
- **½ taza de cerezas secas**

Mezcle la leche de soya, el arroz, la sal y la nuez moscada en una cacerola mediana. Deje que rompa a hervir a fuego alto. Baje el fuego a lento, tape la cacerola y hierva todo suavemente 45 minutos. Retire la cacerola del fuego y deje que se enfríe 5 minutos.

Incorpore ½ taza de la mezcla del arroz a los huevos, sin dejar de revolver. Incorpore la mezcla del huevo poco a poco a la cacerola. Incorpore las cerezas.

Ponga la cacerola a fuego mediano-lento unos 5 minutos, sin dejar de revolver, hasta que la mezcla se espese. Sirva el pudín (budín) caliente o frío.

Para 4 porciones

POR PORCIÓN: 242 calorías, 11 g de proteínas, 38 g de carbohidratos, 3 g de fibra dietética, 7 g de grasa total, 1 g de grasa saturada, 106 mg de colesterol, 347 mg de sodio

UNIDADES DE INTERCAMBIO: 2 de carbohidratos (½ de pan/fécula, ½ de fruta, 1 de leche), 1 de carne, ½ de grasa

Hojaldre de fresas con especias

  3 **tazas de fresas (si son muy grandes, píquelas en cuartos)**
 ¼ **taza de miel**
  2 **cucharaditas de jugo de limón**
 ¾ **cucharadita de canela en polvo**
  4 **cucharadas de azúcar glas**
  4 **trozos de pasta hojaldrada (*phyllo dough*)**
 ¼ **taza de leche descremada (*fat-free milk* o *nonfat milk*)**
 ¼ **taza de almendra finamente picada**

Ponga las fresas, la miel, el jugo de limón y la mitad de la canela en un tazón (recipiente) grande. Incorpore los ingredientes suavemente con una pala. En un tazón pequeño, mezcle la canela restante con el azúcar.

Precaliente el horno a 350°F (178°C). Rocíe un molde antiadherente para 6 *muffins* o 6 moldes antiadherentes individuales con aceite en aerosol.

Extienda un trozo de pasta hojaldrada sobre una superficie plana limpia. Utilice una brocha pastelera para untar la pasta con leche; espolvoree encima la mitad de la mezcla de canela con azúcar. Coloque el segundo trozo de pasta sobre el primero y espolvoréelo con la almendra. Coloque el tercer trozo de pasta, úntelo con la leche restante y espolvoréele encima la mezcla restante de canela con azúcar. Coloque encima el cuarto trozo de pasta. Corte la pasta a la mitad a lo largo y luego de manera horizontal para formar 6 secciones individuales.

Sirviéndose de un plato redondo con un diámetro de 6" (15 cm) o de una flanera puesta boca abajo, corte 6 discos de pasta hojaldrada y moldee cada uno de manera tal que quepa en un hueco del molde para 6 *muffins* o bien en uno de los moldes individuales. Hornéelos 10 minutos o hasta que las conchas queden crujientes y doradas por los lados y el fondo. Retírelas del horno y deje que se enfríen completamente dentro de sus moldes.

Saque las conchas hojaldradas de los moldes y llene cada una con ½ taza de fresas. Sírvalas a temperatura ambiente.

Para 6 porciones

Por porción: 160 calorías, 3 g de proteínas, 30 g de carbohidratos, 2 g de fibra dietética, 5 g de grasa total, 0 g de grasa saturada, 0 mg de colesterol, 65 mg de sodio

Unidades de intercambio: 2 de carbohidratos (1 de pan/fécula, 1 de fruta)

Batido de fresa y sandía

- **4 cubos de hielo**
- **6 fresas congeladas**
- **2 tazas de sandía sin semilla picada en cubos y congelada**
- **¾ taza de jugo de naranja (china) enriquecido con calcio**
- **1 cucharada de jugo de limón verde (lima)**

Ponga los cubos de hielo, las fresas, la sandía y los jugos de naranja y de limón verde en una licuadora (batidora). Licúe todo hasta que adquiera una consistencia uniforme.

Para 3 tazas

Por 1½ tazas: 112 calorías, 2 g de proteínas, 26 g de carbohidratos, 3 g de fibra dietética, 0 g de grasa total, 0 g de grasa saturada, 0 mg de colesterol, 6 mg de sodio

Unidades de intercambio: 1½ de carbohidratos (1½ de fruta)

Nota: *Para congelar los trozos de sandía, colóquelos sobre una bandeja de hornear y tápelos con envoltura autoadherente de plástico. Métalos al congelador durante más o menos 1 hora. Para asegurar la mejor calidad posible, guarde la fruta en recipientes de plástico para el congelador y úsela dentro de un plazo de 2 a 3 meses.*

Pastel de chocolate

- ½ cucharadita + 1 cucharada de harina sin blanquear o multiuso
- 2 onzas (56 g) de chocolate semiamargo picado
- 1 taza de azúcar granulada
- 2 cucharadas de mantequilla o margarina, suavizada
- 5 cucharadas (2½ onzas/70 g) de crema agria sin grasa
- 1 yema de huevo
- ¼ cucharadita de extracto de vainilla
- 3 cucharadas de cacao en polvo
- 4 claras de huevo a temperatura ambiente
- ⅛ cucharadita de crémor tártaro
- 2 cucharadas de azúcar glas

Precaliente el horno a 350°F (178°C). Rocíe un molde redondo de lados desprendibles con un diámetro de 8" (20 cm) con aceite en aerosol. Espolvoréelo con ½ cucharadita de harina.

Ponga el chocolate en un tazón (recipiente) resistente al horno de microondas. Caliéntelo 1 minuto en *high*. Revuélvalo hasta que adquiera una consistencia uniforme. Agregue ¾ taza del azúcar granulada, la mantequilla o margarina, la crema agria, la yema de huevo y la vainilla. Mezcle todo muy bien. Agregue el cacao y la cucharada restante de harina. Revuélvalo hasta que la masa adquiera una consistencia uniforme.

Ponga la clara de huevo y el crémor tártaro en un tazón grande. Bátalos con una mezcladora eléctrica a velocidad mediana hasta que se formen picos suaves. Siga batiendo a velocidad alta, incorporando poco a poco la ¼ taza restante de azúcar granulada, hasta que se formen picos tiesos. Agregue a la mezcla del chocolate más o menos la tercera parte de la mezcla de la clara de huevo e incorpórela. Incorpore cuidadosamente la mezcla restante de clara de huevo, en dos partes. Sirviéndose de una cuchara, pase la masa al molde ya preparado y alise la superficie.

Hornee el pastel (bizcocho, torta, *cake*) de 30 a 35 minutos o hasta que un palillo de dientes introducido en el centro salga casi limpio.

Póngalo a enfriar sobre una rejilla. El centro del pastel se hundirá al enfriarse, dejando las orillas más altas. Oprima las orillas suavemente de vez en cuando mientras se esté enfriando.

Para servir el pastel, desprenda los lados del molde y pase el pastel a una bandeja (platón). Espolvoree el azúcar glas sobre su superficie.

Para 10 porciones

POR PORCIÓN: 160 calorías, 3 g de proteínas, 28 g de carbohidratos, 1 g de fibra dietética, 5 g de grasa total, 2 g de grasa saturada, 21 mg de colesterol, 29 mg de sodio

UNIDADES DE INTERCAMBIO: 2 de carbohidratos (2 de pan/fécula)

Glosario

Algunos de los términos usados en este libro no son muy comunes o se conocen bajo distintos nombres en diferentes regiones de América Latina. Por lo tanto, hemos preparado este glosario para ayudarle. Para algunos términos, una definición no es necesaria, así que sólo incluimos los términos que usamos en este libro, sus sinónimos y sus nombres en inglés. Esperamos que le sea útil.

Aceite de *canola*. Este aceite proviene de la semilla de la colza, la cual es baja en grasas saturadas. Sinónimo: aceite de colza.

Ají. *Vea* **Pimiento.**

Albaricoque. Sinónimos: chabacano, damasco. En inglés: *apricot*.

Aliño. Sinónimo: aderezo. En inglés: *salad dressing*.

Arándano. Baya de color azul y sabor dulce. En inglés: *blueberry*.

Arándano agrio. Baya de color rojo y sabor agrio. En inglés: *cranberry*.

***Bagel*.** Panecillo de sabor soso con forma de rosca que se prepara al hervirse y luego hornearse. Se puede preparar con una gran variedad de sabores y normalmente se sirve con queso crema.

Batata dulce. Tubérculo cuya cáscara y pulpa tiene el mismo color naranja. No se deben confundir con las batatas de Puerto Rico (llamadas "boniatos" en Cuba), que son tubérculos redondeados con la cáscara rosada y la pulpa blanca. Sinónimos de batata dulce: boniato, camote, moniato. En inglés: *sweet potatoes*. Además, existe una variante de la batata dulce de color amarillo que se conoce como *"yam"* en inglés. En este libro distinguimos ambos refiriéndonos a las batatas dulces (camotes) anaranjadas y las batatas dulces (camotes) amarillas.

Berza. Un tipo de repollo cuyas hojas no forman una cabeza. Son muy nutritivas y pueden aguantar tanto temperaturas muy altas como las muy bajas. Además de ser muy populares entre los latinos, las berzas son una parte integral de la cocina del sur de los EE. UU. Sinónimos: bretón, col, posarro, repollo, tallo. En inglés: *collard greens*.

***Biscuit*.** Un tipo de panecillo muy popular en los EE. UU.

***Brownie*.** Una especie de pastel (vea la definición de este en la página 459) cremoso de chocolate cortado en trozos cuadrados; a veces se rellena con frutos secos.

***Butternut squash*.** *Vea* **Squash.**

Cacahuate. Sinónimos: cacahuete, maní. En inglés: *peanut*.

Cacerola. En este libro esta palabra tiene dos significados. Cuando se habla de usar una cacerola en las indicaciones de recetas, nos referimos a un recipiente metálico de forma cilíndrica que se usa para cocinar que por lo general no es muy hondo y tiene un mango o unas asas. Sinónimo: cazuela. En inglés: *saucepan*. Cuando hablamos de una receta para una cacerola, nos referimos a un plato que se prepara al hornear alimentos en un recipiente hondo tipo cacerola. En inglés: *casserole*.

Cantaloup. Sinónimo: melón chino. En inglés: *cantaloupe*.

Cebollín. Una variante de la familia de las cebollas. Tiene una base blanca que todavía no se ha convertido en bulbo y hojas verdes que son largas y rectas. Ambas partes son comestibles. Son parecidos a los chalotes, y la diferencia se encuentra en que los chalotes son más maduros y tienen el bulbo ya formado. Sinónimos: cebolla de rábano, escalonia, cebolla de cambray, cebollino. En inglés: *scallion*.

Cebollino. Hierba que es pariente de la cebolla y de los puerros (poros). Tienen tallos verdes y brillantes con un sabor suave parecido al de la cebolla. Se consiguen frescos el año entero. Algunos hispanos le dicen "cebollín" al cebollino, por lo tanto debe consultar la definición de este que aparece arriba. Sinónimos: cebolletas, cebollines. En inglés: *chives*.

Cereales integrales. *Vea* Integral.

Chalote. Hierba que es pariente de la cebolla y los puerros (poros). Sus bulbos están agrupados y sus tallos son huecos y de un color verde vívido. De sabor suave, se recomienda agregarlo al final del proceso de cocción. Es muy utilizado en la cocina francesa. En inglés: *chives*.

Champiñón. *Vea* Hongo.

Chícharos. Sinónimos: alverjas, arvejas, guisantes. En inglés: *peas*. Los pequeños se conocen como petit pois o *sweet peas*.

Chile. *Vea* Pimiento.

Chili. Un guiso (estofado) oriundo del suroeste de los Estados Unidos que consiste en carne de res molida, chiles, frijoles (habichuelas) y otros condimentos. En este libro se recomienda omitir la carne al hacer el *chili* para que sea más saludable.

Coleslaw. Ensalada de col (repollo) con mayonesa.

Crema de cacahuate. Una pasta para untar hecha de cacahuates. También conocida como mantequilla de maní o de cacahuate. En inglés: *peanut butter*.

Dip. Una salsa o mezcla blanda (como el guacamole, por ejemplo), en el que se mojan los alimentos para picar, como por ejemplo: hojuelas de maíz, papitas fritas, nachos, zanahorias o apio.

Donut. Un pastelito con forma de rosca que se leuda con levadura o polvo de hornear. Se puede hornear pero normalmente se fríe. Hay muchas variedades de *donuts*; algunas se cubren con una capa de chocolate y otras se rellenan con jalea o crema.

Ejotes. *Vea* **Habichuelas verdes.**

Eye round. *Vea* **Round.**

Frijoles. Sinónimos: alubias, arvejas, caraotas, fasoles, fríjoles, habas, habichuelas, judías, porotos, trijoles. En inglés: beans. En este libro nos referimos a un tipo de frijoles llamados "frijoles blancos" que son más pequeños que las habas blancas (vea la página 458) y que en inglés se llaman *"white beans"* o *"navy beans"*.

Frijoles de caritas. Frijoles pequeños de color beige con una "carita" negra. Sinónimos: guandúes, judías de caritas. En inglés: *black-eyed peas*.

Frittata. *Vea* **Omelette.**

Fruto seco. Alimento común que generalmente consiste en una semilla comestible encerrada en una cáscara. Entre los ejemplos más comunes de este alimento están las almendras, las avellanas, los cacahuates (maníes), los pistachos y las nueces. Aunque muchas personas utilizan el termino "nueces" para referirse a los frutos secos en general, en realidad "nuez" es un tipo común de fruto seco en particular.

Galletas y galletitas. Tanto "galletas" como "galletitas" se usan en Latinoamérica para referirse a dos tipos diferentes de alimentos. El primer tipo es un barquillo delgado no dulce (en muchos casos es salado) hecho de trigo que se come como merienda o que acompaña una sopa. El segundo es un tipo de pastel (vea la definición de este en la página 459) plano y dulce que normalmente se come como postre o merienda. En este libro, usamos "galleta" para describir los barquillos salados y "galletita" para los pastelitos pequeños y dulces. En inglés, una galleta se llama *"cracker"* y una galletita se llama *"cookie"*.

Gnocchi. Bolas de masa suaves hechas de harina que se hierven o se hornean y se sirven con queso rallado o salsa de tomate. Es un plato típico de la cocina italiana.

Graham crackers. Galletitas (vea la definición de estas arriba) dulces hechas de harina de trigo integral.

Granola. Una mezcla de copos de avena y otros ingredientes como azúcar morena, pasas, cocos y frutos secos. Se prepara al horno y se sirve en pedazos o barras.

Gravy. Una salsa hecha del jugo (zumo) de carne asada.

Guiso. Un plato que generalmente consiste en carne y verduras (o a veces tubérculos) que se cocina en una olla a una temperatura baja con poco líquido. Sinónimo: estofado. En inglés: *stew.*

Habas. Frijoles planos de color oscuro de origen mediterráneo que se consiguen en las tiendas de productos naturales. En inglés: *fava beans.*

Habas blancas. Frijoles planos de color verde pálido originalmente cultivados en la ciudad de Lima en el Perú. Sinónimos: alubias, ejotes verdes chinos, frijoles de Lima, judías blancas, porotos blancos. En inglés: *lima beans.*

Habas blancas secas. Frijoles largos y delgados de color amarillo. En inglés: *butterbeans, wax beans.*

Habichuelas verdes. Frijoles verdes, largos y delgados. Sinónimos: habichuelas tiernas, ejotes. En inglés: *green beans* o *string beans.*

Half and half. Mezcla comercial de partes iguales de crema y leche que en los EE. UU. comúnmente se agrega al café matutino.

Hongo. En este libro usamos este término para los hongos grandes como el *portobello.* Usamos "champiñones" para referirnos a la variedad pequeña y blanca, la que se conoce como "seta" en Puerto Rico. En inglés esta variedad se llama *"button mushroom"* mientras que *"mushroom"* se usa para referirse a los hongos en general.

Hummus. Una pasta hecha de garbanzos aplastados mezclados con jugo de limón, aceite de oliva, ajo y pasta de sésamo (ajonjolí). Es muy común en la cocina del Medio Oriente, donde se come con pan árabe, (pan de *pita*).

Integral. Este término se refiere a la preparación de los cereales (granos) como arroz, maíz, avena, pan, etcétera. En su estado natural, los cereales tienen una capa exterior muy nutritiva que aporta fibra dietética, carbohidratos complejos, vitaminas del complejo B, vitamina E, hierro, zinc y otros minerales. No obstante, para que tengan una presentación más atractiva, muchos fabricantes les quitan las capas exteriores a los cereales. La mayoría de los nutricionistas y médicos recomiendan que comamos los productos integrales para aprovechar los nutrientes que aportan. Estos productos se consiguen en algunos supermercados y en las tiendas de productos naturales. Entre los productos integrales más comunes están el arroz integral (*brown rice*), el pan integral (*whole-wheat bread* o *whole-grain bread*), la cebada integral (*whole-grain barley*) y la avena integral (*whole oats*).

Lechuga repollada. Cualquiera de los diversos tipos de lechugas que tienen cabezas compactas de hojas grandes y crujientes que se enriscan. En inglés: *iceberg lettuce.*

Lechuga romana. Variedad de lechuga con un largo y grueso tallo central y hojas verdes y estrechas. Sinónimo: lechuga orejona. En inglés: *romaine lettuce.*

Melocotón. Sinónimo: durazno. En inglés: *peach.*

Merienda. En este libro, es una comida entre las comidas principales del día, sin importar ni lo que se come ni a la hora en que se come. Sinónimos: bocadillo, bocadito, botana, refrigerio, tentempié. En inglés: *snack.*

Mirtillo. Una planta cuyas bayas se consideran buenas para los problemas de la vista. Se consigue en las tiendas de productos naturales. En inglés: *bilberry.*

Mostaza *Dijon*. Un tipo de mostaza francesa con una base de vino blanco. En inglés: *Dijon mustard.*

***Omelette*.** Plato a base de huevos con relleno. Para preparar un *omelette*, se baten huevos hasta que tengan una consistencia cremosa y después se cocinan en una sartén, sin revolverlos, hasta que se cuajen. Se sirve el *omelette* doblado a la mitad con un relleno (como jamón, queso, espinacas) colocado en el medio. Algunos hispanohablantes usan el término "tortilla" para referirse al *omelette*, aunque la tortilla no se dobla sino se dora en ambos lados. Una *frittata* es un tipo de *omelette* en que el relleno se agrega a los huevos batidos antes de que se cocinen. Típicamente esta se hornea y no se sirve doblada.

Naranja. Sinónimo: china. En inglés: *orange.*

Palomitas de maíz. Sinónimos: rositas de maíz, rosetas de maíz, copos de maíz, cotufo, canguil. En inglés: *popcorn.*

Panqueque. Un pastel (vea la definición de este abajo) plano generalmente hecho de alforjón (trigo sarraceno) que se dora por ambos lados en una plancha o sartén engrasada.

Parrilla. Esta rejilla de hierro fundido se usa para asar diversos alimentos sobre brasas o una fuente de calor de gas o eléctrica en toda Latinoamérica, particularmente en Argentina y Uruguay. En inglés: *grill.* También puede ser un utensilio de cocina usado para poner dulces hasta que se enfríen. Sinónimo: rejilla. En inglés: *rack.*

Pastel. El significado de esta palabra varía según el país. En Puerto Rico, un pastel es un tipo de empanada servido durante las fiestas navideñas. En otros países, un pastel es una masa de hojaldre horneada que está rellena de frutas en conserva. No obstante, en este libro, un pastel es un postre horneado generalmente preparado con harina, mantequilla, edulcorante y huevos. Sinónimos: bizcocho, torta, cake. En inglés: *cake.*

Pastel blanco esponjoso. Un tipo de pastel (vea la definición de este en la página anterior) ligero que se prepara sin levadura y con varias claras de huevo batidas. En inglés: *angel food cake.*

Pay. Una masa de hojaldre horneada que está rellena de frutas en conserva. Sinónimos: pai, pastel, tarta. En inglés: *pie.*

Pesto. Una salsa italiana hecha de albahaca machacada, ajo, piñones y queso parmesano en aceite de oliva. Es una salsa robusta para *minestrone* o pasta.

Pimiento. Fruto de las plantas del género *Capsicum.* Hay muchísimas variedades de esta hortaliza. Los que son picantes se conocen en México como chiles, y en otros países como pimientos o ajíes picantes. Por lo general, en este libro usamos la palabra "chile" para referirnos a los chiles picantes y pimientos morrones (ajíes) para referirnos a los pimientos rojos o verdes que tienen forma de campana, los cuales no son nada picantes. En inglés, estos se llaman *bell peppers.*

Plátano amarillo. Fruta cuya cáscara es amarilla y que tiene un sabor dulce. Sinónimos: banana, cambur, guineo y topocho. No lo confunda con el plátano verde (plátano macho), que si bien es su pariente, es una fruta distinta.

Pretzel. Golosina hecha de una pasta de harina y agua. A la pasta se le da la forma de una soga, se le hace un nudo, se le echa sal y se hornea. Es una merienda muy popular en los EE. UU.

Pumpernickel. Un tipo de pan de centeno de origen alemán; es de color oscuro y su sabor es algo agrio.

Queso azul. Un queso suave con vetas de moho comestible de color azul verdoso. En inglés: *blue cheese.*

Reloj anaranjado. Pescado de origen neozelandés que se ha hecho muy popular en los EE. UU. por su carne blanca y firme, contenido bajo de grasa y sabor suave. En inglés: *orange roughy.*

Repollo. Sinónimo: col. En inglés: *cabbage.*

Requesón. Un tipo de queso hecho de leche descremada. No es seco y tiene relativamente poca grasa y calorías. En inglés: *cottage cheese.*

Round. Corte de carne de res estadounidense que abarca desde el trasero del animal hasta el tobillo. Es menos tierno que otros cortes, ya que la pierna del animal ha sido fortalecida por el ejercicio. El *top round* es un corte del *round* que se encuentra en el interior de la pierna y es el más tierno de todos los cortes de esta sección del animal. A los cortes gruesos del *top round* frecuentemente se les dice *London Broil* y a los cortes finos de esta zona se les dice *top round steak.* El *eye round* es el corte menos tierno de esta sección pero tiene un sabor excelente. Todos estos cortes requieren cocción lenta con calor húmedo.

Salsa *Worcestershire*. Nombre comercial de una salsa inglesa muy condimentada cuyos ingredientes incluyen salsa de soya, vinagre, melado, anchoas, cebolla, chiles y jugo de tamarindo. La salsa se cura antes de embotellarla.

Sándwich. Sinónimo: emparedado. En inglés: *sandwich*.

Shiitake. Tipo de hongo japonés. Se consigue en las tiendas de productos naturales.

Spaghetti squash. *Vea Squash.*

Splenda. Una marca de edulcorante artificial que se recomienda usar en lugar del azúcar.

Squash. Nombre genérico de varios tipos de calabaza oriundos de América. Los *squash* se dividen en dos categorías: *summer squash* (el veraniego) y *winter squash* (el invernal). Los veraniegos tienen cáscaras finas y comestibles, una pulpa blanda, un sabor suave y requieren poca cocción. Entre los ejemplos de estos está el *zucchini*. Los invernales tienen cáscaras dulces y gruesas, su pulpa es de color entre amarillo y naranja y más dura que la de los veraniegos. Por lo tanto, requieren más tiempo de cocción. Entre las variedades comunes de los *squash* invernales están los *acorn squash*, el *spaghetti squash* y el *butternut squash*. Aunque la mayoría de los *squash* se consiguen todo el año en los EE. UU., los invernales comprados en otoño e invierno tienen mejor sabor.

Stuffing. Preparado comercial de cubitos de pan utilizado para rellenar aves como pavo, por ejemplo.

Tahini. Una pasta hecha de semillas de sésamo (ajonjolí) machacadas que se usa para sazonar platos medioorientales. A veces se combina con un poco de aceite y se unta en pan.

Tarta de queso. Un tipo de pastel (vea la página 459) hecho de requesón (o queso crema, o bien ambos), huevos, azúcar y saborizantes, como cáscara de limón o vainilla. Se sirve con una salsa de frutas o crema batida. En inglés: *cheesecake*.

Tazón. Recipiente cilíndrico sin asas usado para mezclar ingredientes, especialmente al hacer postres y panes. Sinónimos: recipiente, bol. En inglés: *bowl*.

Tirabeque. Una variedad de chícharos (vea la definición de estos en la página 456) en vaina que se come completo, es decir, tanto la vaina como las semillas (los chícharos). Es parecido a la arveja china (*snow pea*), pero su vaina es más gorda que la de la arveja china y su sabor es más dulce. En inglés: *sugar snap peas*.

Tofu. Un alimento un poco parecido al queso que se hace de la leche de soya cuajada. Es soso pero cuando se cocina junto con otros alimentos, adquiere el sabor de estos.

Toronja. Sinónimos: pamplemusa, pomelo. En inglés: *grapefruit.*

Torreja. Sinónimo: tostada francesa. En inglés: *French toast.*

Waffles. Una especie de pastel hecho de una masa líquida horneada en una plancha especial cuyo interior tiene la forma de un panal. Se hornea en la plancha y se sirve con almíbar. Sinónimos: wafle, gofre.

Zanahorias cambray. Zanahorias pequeñas, delgadas y tiernas que son 1½" (4 cm) de largo. En inglés: *baby carrots.*

Zucchini. Tipo de calabaza con forma de cilindro un poco curvo y que es un poco más chico en la parte de abajo que en la parte de arriba. Su color varía entre un verde claro y un verde oscuro, y a veces tiene marcas amarillas. Su pulpa es color hueso y su sabor es ligero y delicado. Sinónimos: calabacita, hoco, zambo, zapallo italiano. En inglés: *zucchini.*

Índice de términos

Las referencias subrayadas indican que el tema señalado se encuentra dentro de los recuadros. Las referencias en negritas indican las ilustraciones.

Índice de recetas